Heinrich Iro , Alessandro Bozzato , Johannes Zenk
with contributions by
Gert Hetzel , Werner Lang , Deike Strobel

Atlas of Head and Neck Ultrasound

头颈部超声影像学实用教程

		海因里希·艾洛
主 编	〔德〕	亚历山大·巴泽图
		约翰尼斯·岑克
		哥特·黑泽尔
编 者	〔德〕	沃纳·朗
		杰伊克·斯特罗贝尔
主 译		朱 强
副 主 译		荣雪余

天津出版传媒集团

天津科技翻译出版有限公司

著作权合同登记号：图字：02-2014-152

图书在版编目（CIP）数据

头颈部超声影像学实用教程／（德）海因里希·艾洛(Heinrich Iro)，（德）亚历山大·巴泽图
(Alessandro Bozzato)，（德）约翰尼斯·岑克(Johannes Zenk)主编；朱强等译.—天津：天津科技
翻译出版有限公司，2016.7
　书名原文：Atlas of Head and Neck Ultrasound
　ISBN 978 - 7 - 5433 - 3604 - 9

Ⅰ.①头… Ⅱ.①海… ②亚… ③约… ④朱… Ⅲ.①头部—疾病—超声波诊断—教材
②颈—疾病—超声波诊断—教材　Ⅳ.①R651.04　②R653.04

中国版本图书馆 CIP 数据核字（2016）第 107975 号

中文简体字版权属天津科技翻译出版有限公司。

授权单位：Georg Thieme Verlag KG.
出　　　版：天津科技翻译出版有限公司
出 版 人：刘 庆
地　　　址：天津市南开区白堤路 244 号
邮政编码：300192
电　　　话：(022)87894896
传　　　真：(022)87895650
网　　　址：www. tsttpc. com
印　　　刷：山东鸿君杰文化发展有限公司
发　　　行：全国新华书店
版本记录：889×1194　16 开本　15.5 印张　380 千字　配图 523 幅
　　　　　2016 年 7 月第 1 版　2016 年 7 月第 1 次印刷
　　　　　定价：168.00 元

（如发现印装问题，可与出版社调换）

译者名单

主　译　朱　强

副主译　荣雪余

译　者　(按姓氏笔画顺序排序)

马　腾　王丽梅　王曦曦　方亚琦　石文媛

刘　娟　李江萍　范秀萍　周　帅　周亚静

荣雪余　胡敏霞　夏春霞　郭　宁　冀鸿涛

编 者 名 单

Heinrich Iro, MD
Professor
Medical Director
Department of Otolaryngology—Head and Neck Surgery
Friedrich-Alexander University Hospital Erlangen—Nuremberg
Germany

Alessandro Bozzato,MD
Attending Physician
Department of Otolaryngology—Head and Neck Surgery
Friedrich-Alexander University Hospital Erlangen—Nuremberg
Germany

Johannes Zenk, MD
Professor
Deputy Medical Director
Department of Otolaryngology—Head and Neck Surgery
Friedrich-Alexander University Hospital Erlangen—Nuremberg
Germany

Dipl. Ing. Gert Hetzel
Siemens AG Healthcare Sector
Siemens Germany

Werner Lang, MD
Professor
Department of Vascular Surgery
Friedrich-Alexander University Hospital Erlangen—Nuremberg
Germany

Deike Strobel, MD
Professor, Attending Physician
Department of Internal Medicine
Friedrich-Alexander University Hospital Erlangen—Nuremberg
Germany

中文版前言

头颈部超声影像学检查已是临床上一种不可或缺的影像诊断方法,随着超声设备和技术的不断发展,仪器性能不断改善,图像质量明显提高,尤其是近远场显示俱佳、中心频率可达 15MHz 甚至 20MHz 的高频探头的应用,使得此区域的声像图更清晰、更细腻,浅深侧均匀度更优。这一方面使得很多细微结构或病灶得以清晰显示,如甲状腺内微小至 2mm 的癌灶也能被检出,再如锁骨上窝淋巴结的显示率也明显提高;另一方面对于病变内部的观察也更加细微,如对微钙化形态也可进行分析,病变内部小型的坏死区、纤细的分隔等均可得以很好的显示。这些进一步促进了超声影像检查在头颈部的应用。然而,有关头颈部超声诊断的专著与教材不多,特别是在国内较为欠缺。值此,译者认为这本由德国的 Iro 等三位医师以丰富的临床经验和大量的病例为素材、领衔撰写的头颈部超声图谱式教材不失为一本可读之物。

本书内容甚为全面,总论与各论并举。总论部分涵盖了灰阶超声的基本原理、多普勒和彩色多普勒的基本原理、超声检查的操作技巧,还规范了超声报告术语、报告书写的要点及注意事项等。各论部分简练又不失细致地介绍了甲状腺、颈部淋巴结、颅外神经、口底、涎腺、面部软组织、鼻旁窦和面中部、喉下咽、颅外血管等器官与结构的超声诊断要点与误区。该书的另一个可圈之处是无论是示意图还是声像图均具优良品质,图解和图标简明易懂、与正文密切呼应,能很好地帮助读者加深理解,准确掌握核心要点。

由于著书在时间上不可避免有滞后,本书尚未对当前在某些领域已经逐渐成熟应用的超声影像新技术,即超声造影和超声弹性成像进行详细的描述,这确实是有些缺憾。然而,鉴于其全面而又精练,具有较强的实用性,译者愿将其翻译出版,目的是让更多的超声同仁及相关专业的医师能更好地掌握和了解超声影像诊断在头颈部领域中的应用,提高诊断率,促进诊疗的规范化。

在翻译过程中,译者力求做到准确与流畅,但限于水平,难免会有疏漏之处,敬请广大读者谅解并指正。

2015 年 10 月 25 日于北京

前 言

自 20 世纪下半叶超声首次应用于头颈部诊断检查以来,其设备与技术已经得到了飞速发展,同时也促进了对头颈部解剖和疾病诊断的深入了解和把握。时至当今,数字图像处理技术和新型超声探头工艺使超声图像分辨率可达亚毫米水平,能检测出微小的组织学变化。在某些部位或条件下,其图像质量可以优于 CT 和 MR 成像。许多新的成像技术不断出现,如组织谐波成像、复合成像、弹性成像、宽景成像、超声造影等,与灰阶超声和彩色多普勒技术融合于同一系统,不仅能够显示器官的形态解剖结构,还能进一步提供功能等方面的信息。

CT 和 MR 成像可以全面评价头颈部病变,然而与超声相比,这些检查方法也有一些明显的缺点:难以较广泛的普及,同时检查操作不够简便快速,可能会导致疾病诊治的延误。此外,超声检查操作的同时,可以详细了解患者的其他重要信息,如现病史、既往史、体格检查、实验室检查等,使做出的超声诊断更加客观和全面。

随着技术的提高与进展,其应用范围会越加宽广,同时也会变得越加复杂,从而设备系统参数的调整和分析诊断就越显难度。这就需要有扎实的设备仪器知识和解剖学基础,全面掌握典型的超声影像学表现。

鉴于以上所述,超声诊断检查的质量取决于具体操作的个人专业水准,即"操作者依赖性"较强,这是根本的不利因素。克服这一常受诟病的缺陷,以达到或超越 CT 和 MR 诊断的程度,唯一的途径是不断实践、不断学习。为此,基于编者们 20 多年的临床经验,试图编写一本与日常实践工作内容十分贴近、实用性较强、简明扼要的继续教育教材,力图为大家解决临床实际难题。

本书虽是图谱式的简明教程,但在为初学者系统地介绍头颈部超声的基本知识的同时,也是较高年资医师学习提高的可读之物。在编排上,采用了符合日常临床工作需要尽快解决问题的书写风格。第 1 部分的超声基础内容分 4 个章节予以逐一的介绍。为了对头颈部超声影像学有全面的了解,本书纳入了多学科交叉较明显的器官结构内容,如甲状腺和血管。为保证图片的高质量,尽可能选用了在最新的超声仪器上所采集的图像。并且除了书中所呈现的静态图像外,为使读者更容易地辨认解剖学知识、更清晰地阅读疾病影像、加深理解典型征象,网络在线内容还配备有更清晰的动态视频。

超声诊断无创、信息量大,在头颈部疾病诊断和治疗中必不可少。作者所在单位每年达 3500 多人次的有关检查量便是最佳的印证。

海因里希·艾洛
亚历山大·巴泽图
约翰尼斯·岑克
2012 年 11 月

致　谢

如果没有科室内外同事的精诚合作和鼎力支持，本书是无法得以完成和出版的。故特此感谢 Markus Grunewald 博士在互联网平台方面所做的准备工作，感谢 Nils Klintworth 和 Konstantinos Mantsopoulos 两位博士在图像资料方面所做的工作。另外，感谢西门子公司（Healthcare Sector of Siemens AG）有关超声部门的大力协助，感谢 Thieme Verlag 出版社的 S. Konnry 先生为本书的出版给予的大力支持。

缩 略 语

AACE	美国临床内分泌医师协会	ICA	颈内动脉
ARFI	声辐射力脉冲	IJV	颈内静脉
ATA	美国甲状腺协会	IMT	内–中膜厚度
BCC	基底细胞癌	MALT	黏膜相关性淋巴组织
bTSH	基础 TSH	MEN2	多发性内分泌瘤病
CCA	颈总动脉	MI	机械指数
CCDS	彩色编码双功能超声	MIP	最大密度投影
CEA	癌胚抗原	MRI	磁共振成像
CHD	冠状动脉性心脏病	NASCET	北美症状性颈动脉内膜切除试验
CI	复合成像	NTM	非结核分枝杆菌
CPS	对比脉冲序列	PEIT	经皮乙醇注射治疗
CRP	C- 反应蛋白	PET-CT	正电子发射计算机断层显像
CT	计算机断层成像	PI	相位反转(第 14 章)
CW	连续波	PI	搏动指数(第 2 章)
DGC	深度增益补偿	PRF	脉冲重复频率
ECA	颈外动脉	PSV	收缩期峰值流速
ECST	欧洲颈动脉内膜切除试验	PW	脉冲波
ENT	耳鼻喉	RI	阻力指数
ESR	红细胞沉降率	TB	结核
FFT	快速傅里叶变换	TGC	时间增益补偿
FNAB	细针穿刺活检	THI	组织谐波成像
FNAC	细针抽吸细胞学检查	TPO Ab	抗甲状腺过氧化物酶抗体
GSM	灰阶介质	VA	椎动脉

目　录

视频目录

第 1 部分

总论

第1章 超声成像基本原理

Gert Hetzel

掌握超声的物理特性和技术原理是理解超声图像及其意义的关键,同时也有助于了解超声的优缺点。

B型超声的物理原理

声波是一种纯净的机械波。发射超声至组织内部而产生的反射波是超声成像的基础,经过后处理,形成与人体断层结构一致的切面图像。

超声频率

人耳可听到的声波频率范围是 16~20kHz,高于此范围上限并且不能为人耳听到的声音即为"超声"。医学诊断使用的超声频率一般为 2~30MHz(图 1-1)。

目前在大部分耳鼻喉(ENT)学科领域,超声中心频率一般为 5~18MHz,常用的频率是 7.5MHz。这一频率区间可同时兼顾穿透力和较高空间分辨率的需求。

声波的传播速度取决于传播介质。假定声波在人体不同组织内的平均传播速度为:$c=1540m/s$(为不同软组织中的均值,与声波在水中的传播速度相近,是公认的国际标准值)。如果测得声波信号的传播时间,就可以根据已知的声波传播速度准确定位反射源。

声波频率(f)和声速(c)决定波长(λ):

$$\lambda=c/f$$

例如:$f=7.5MHz$,则 $\lambda=0.2mm$。

波长 λ 是理论上分辨率的极限,事实上不可能获得。一般而言,波长越短,频率越高;因此,为获得较高的分辨率,就需采用较高的频率。

频率是影响图像质量的一个重要因素。

声波穿越介质时会产生衰减,也就是通过吸收过程转化成热量,发生声能损耗。随着声波在介质中传播距离的增加,损耗亦随之增加。衰减取决于组织的吸收常数和声波频率(图 1-2)。

基于声能衰减的频率依赖性,穿透深度不仅取决于介质,在很大程度上也取决于频率。

在一定限度内,超声仪器内与深度相关的回波放大控制器(DGC,深度增益补偿;或 TGC,时间增益补偿),可以补偿吸收所致的声损耗。

穿透深度是指超声探头(表面)与人体内能被清晰显示、不为噪声干扰的组织结构深侧之间的最大距离。如前所述,频率对穿透力有着显著影响,穿透深度与频率成反比。因此,根据不同的部位,采取不同的探头频率(范围),高频率适用于近体表结构成像,而低频率则适用于深部结构成像。

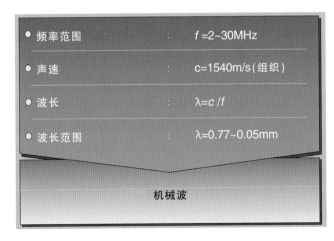

图 1-1 频率与波长的关系。(Courtesy of Siemens AG.)

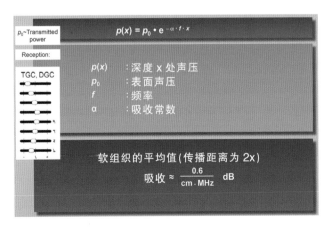

图 1-2 基于吸收定律的超声频率依赖性衰减。DGC,深度增益补偿;TGC,时间增益补偿。(Courtesy of Siemens AG.)

超声的产生

压电效应

当电压作用于压电元件时,元件会发生机械形变;反之,压电元件的机械形变也会产生电压。压电元件用于产生超声(图1-3)。交变电脉冲激励元件振荡。振荡频率取决于元件的结构(如厚度)和工艺特点。反过来,超声回波的声压撞击压电元件,会产生电信号,其振幅与声压成正比。

超声换能器由超薄陶瓷板前后表面贴覆薄层电触头材质制成。将其背衬吸声材料,用于维持较短的脉冲发送和接收间隔,以获得良好空间分辨率。在探头与体表间涂抹一层或多层耦合介质有助于将发送的声能及回波脉冲的损失减到最小(提高敏感性)。

脉冲回波技术

超声换能器(探头)是含有超声发射器和接收器的部件。电脉冲激励换能器元件(脉冲长度0.5~2个周期,例如<1μs)。所产生的声压传播到组织,并由目标组织反射。返回的声波于超声换能器元件中再一次转换成电信号。脉冲发射和回波接收的时间差(t)是用于计算换能器与反射物之间距离(x)的一个参数(脉冲回波法;图1-4)。成像时,所有超声系统均设定组织内部平均声速:$c=1540\text{m/s}$。由于骨骼具有较高的声音传播速度,在图像中骨骼会比同样深度的软组织看起来更薄。

声传播的物理定律

声波在具有不同声阻抗的组织中传播时产生反射(图1-5)。介质声阻抗定义为该介质(组织)密度与

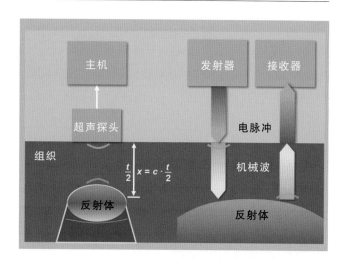

图1-4　脉冲回波成像。(Courtesy of Siemens AG.)

该介质(组织)中声速的乘积。不同组织间只要存在声阻抗的差异就会产生反射。声阻抗的差异越大,反射的声波(回声或回波)幅度就越大。

软组织的声阻抗值与水相近,而与空气或致密骨的声阻抗值差异巨大。

由于人体组织与空气和致密骨的声阻抗差异巨大,在两者之界面几乎全部的声能量都被反射,使得位于界面后方的物体(组织)不能接受到超声,也就无回波产生,故超声探测不到此物体(组织)。而软组织之间声阻抗差异较小,部分透过界面的声束仍有足够的能量再次产生反射。

与光学定律一样,声波反射受到入射角的极大影响。如果垂直入射两个组织的界面,所产生的反射回声将会全部返回到换能器;如果入射角不是90°,则只有部分反射回声能够返回到换能器用于成像。

界面粗糙度也是重要因素,任何粗糙的组织界面都会导致散射(图1-6)。这一原则适用于所有的组织。

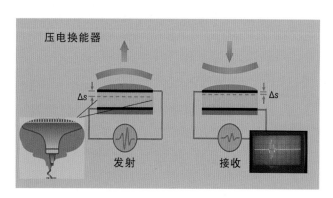

图1-3　超声的产生:压电效应。△s表示对压电材料施加电压时其厚度的变化。(Courtesy of Siemens AG.)

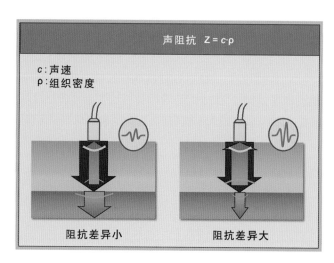

图1-5　反射(回声或回波)。(Courtesy of Siemens AG.)

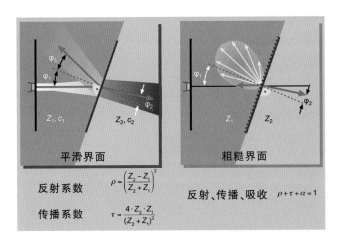

$$\rho=\left(\frac{Z_2-Z_1}{Z_2+Z_1}\right)^2$$

反射系数

$$\tau=\frac{4\cdot Z_2\cdot Z_1}{(Z_2+Z_1)^2}$$

传播系数

反射、传播、吸收　$\rho+\tau+\alpha=1$

图 1-6　反射、散射、折射的角度依赖性。(Courtesy of Siemens AG.)

当组织结构的规格尺寸小于或等于波长时,也会导致声能量向各个方向的散射,继而导致声传播方向上的衰减。散射会使均匀的软组织图像受到干扰,图像精细程度会发生改变,并与频率有关。邻近结构的散射还会产生软组织图像中的"斑点噪声"。

当两种介质的声速差异较大时,声波会发生折射,这与光的折射类似。

因此,超声通过组织传播时会发生衰减。除了在大于波长 λ 的界面发生反射和折射之外,散射和吸收是构成衰减的主要机制。

空间分辨率

空间分辨率定义为能被分辨的两个点或点样物体之间的最小间距。

空间分辨率包括轴向分辨率(沿声波传播方向)和侧向分辨率(垂直于声波传播方向)(图 1-7)。

轴向分辨率主要取决于脉冲长度。宽频换能器发射的短激励脉冲可以获得良好的轴向分辨率。轴向分

辨率要优于侧向分辨率。

轴向分辨率通常≥1λ。短激励脉冲联合宽频换能器能够提供极佳的轴向分辨率。

侧向分辨率是关系到超声图像质量的关键参数之一,对整个超声系统(主机和探头)的诊断性能起着至关重要的作用。

> 超声探头的分辨率随着频率的增大而提高。

发射聚焦

在超声发射过程中,焦点深度可以通过发射聚焦进行调节(图 1-8)。通过多段发射聚焦可以使侧向分辨率在较大深度范围内得到优化。也就是说,不同发射脉冲聚焦于不同深度,各自对应图像的一部分:例如,脉冲 1 对应 F1 区域,脉冲 2 对应 F2 区域,依此类推。

相对发射技术,接收聚焦被设计成一个动态过程,即对产生回声的不同深度始终进行着自动的电子聚焦。

B 型图像采集:2D 成像

B 型超声(B 超)成像过程中,解调后的回声振幅被转变为辉度值。一个发射脉冲后,按照回声从不同深度组织返回时间的先后,依序形成一条超声线。

多条超声线依序并行即可形成一幅二维(2D)的 B 超断面图像。这些超声线上的辉度调制信号被缓存在同一矩阵中。这个矩阵的内容被传输到屏幕,组合成一幅与解剖结构相对应的超声断面图像。在一些国家,2D 图像被称为 B 超图像,这里 B 代表辉度。

超声诊断时,采用周期性声脉冲,遵循某一扫查

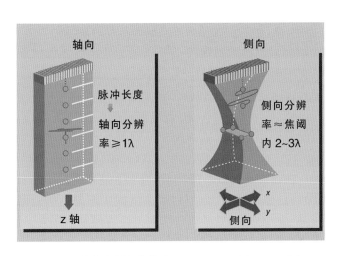

图 1-7　轴向和侧向分辨率。(Courtesy of Siemens AG.)

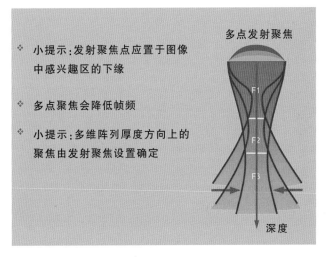

图 1-8　发射聚焦。(Courtesy of Siemens AG.)

方式及精准的时间序列,对身体某一区域进行断层扫查。

当采集平行的超声线(图1-9)用于成像时,被称为平行扫查。

阵列是微小单换能器或元件的排列组合。

后处理

为满足诊断需求,可以设置不同的动态范围对二维图像对比进行调整(图1-10)。动态范围是图像中最高与最低回波信号的比值(如60dB)。较高的动态范围(50dB或55dB以上)适用于软组织成像,较低的动态范围适用于高对比度的轮廓显示。

伪像

> 回波成像的机制较为复杂,取决于诸如反射、折射、吸收以及散射等物理现象。

不同深度回波的成像需要有技术预设,如设定恒定的声波速度和衰减以及传播的直线性。如其与实际情况有偏差,就会产生伪像。伪像可能会干扰诊断,但时常也能提供关于组织和液体特征性的有诊断价值的信息。

最常见的伪像是强反射体远侧的声影(图1-11)。强反射体有骨骼、结石、钙化或气体,这些物体的声阻抗与软组织的差别极大,大部分入射声能在两者界面将形成强反射声信号。

强反射体受到直射时,将表现为非常明亮的回声,远侧声影有助于对其进行识别。

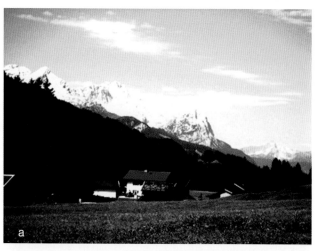

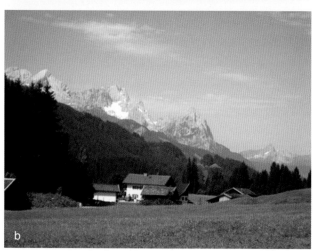

图1-10 不同动态范围的成像效果。(a)低动态范围的图像。(b)高动态范围的图像。

然而,如果反射体与扫查平面成角较大,大部分入射声能量虽然可被反射,但却会偏离扫查平面(图1-12),从而不能被探头接收到。此时可以像垂直入射时一样产生声影,但来自反射体的回波很弱或无回波。

当声脉冲穿透某个横径小于探头扫查切面宽度的低衰减区域时,其远侧将表现为回声增强(图1-13)。这是因为仪器中深度增益补偿功能是依据正常组织的衰减而预调设置的。对于非正常的低衰减区域,会导致过度增益补偿,使其深侧增益过高而表现过亮即回声增强,实际上其并不是声能量的绝对增强,而是预设条件引起的低衰减所致。此类伪像也用于诊断中。

在圆形或椭圆形的界面,当入射波与其呈切线角度时,产生全反射,但反射的声波侧向偏离而非返回探头。在图像上,就会表现为侧方边缘的结构缺失,局部后方形成声影(图1-14)。

较小无回声物体的边缘结构可能会成像于无回

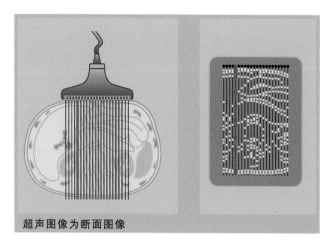

超声图像为断面图像

图1-9 平行扫查方式的B型超声成像。(Courtesy of Siemens AG.)

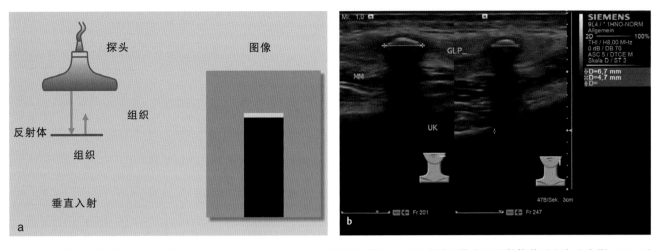

图 1-11 强反射体所产生的声影。(Courtesy of Siemens AG.)(a)原理示意图。(b)涎腺结石作为强反射体其后方产生声影。MM,下颌舌骨肌;GLP,腮腺;UK,下颌骨。

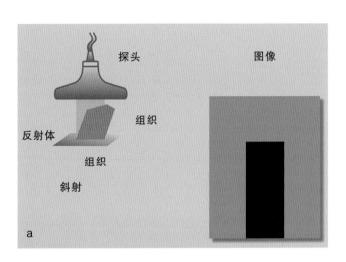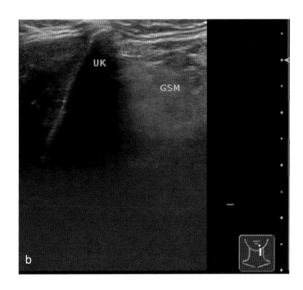

图 1-12 与入射声能成角的反射体所产生的声影。(Courtesy of Siemens AG.)(a)原理示意图。(b)颌下腺(GSM)纵切面显示倾斜的下颌骨表面(UK)导致倾斜的声影。

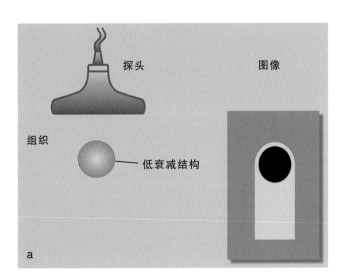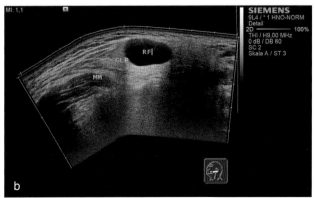

图 1-13 后方回声增强。(Courtesy of Siemens AG.)(a)原理示意图。(b)腮腺病灶(RF)伴后方回声增强。GLP,腮腺;MM,咬肌。

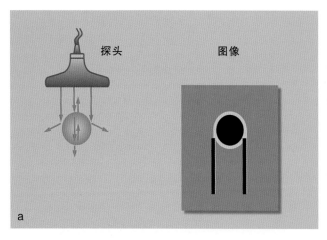 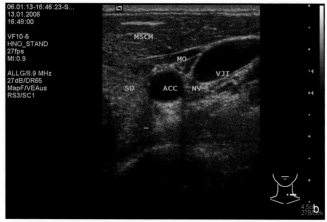

图1-14 侧方回声失落伪像。(Courtesy of Siemens AG.)(a)原理示意图。(b)左侧颈总动脉(ACC)两侧边缘的回声失落。VJI,颈内静脉;SD,甲状腺;MSCM,胸锁乳突肌;MO,肩胛舌骨肌;NV,迷走神经。

声物体的内部(图1-15a),产生内部有"沉淀"的假象。即便高度聚焦也难以消除此类征象。因为超声束本质上均有一定的厚度,其方向垂直于扫描平面,分辨率受到限制导致伪像(图1-15b)。这被称为层厚伪像或"部分容积效应"。

当声脉冲入射到声阻抗不同的两种介质的界面时,一部分被反射,另一部分会穿透界面。但如果存在两个被垂直入射的强反射界面时,就会导致内部反射,就可见到同一个结构内的多重回波(图1-16),一般称作"混响"。另外,一个强反射体前方的结构,会受到发射脉冲和强反射体产生的脉冲双重"照射",从而产生"镜面伪像"(图1-17)。这也被认为是多重反射的一种类型。

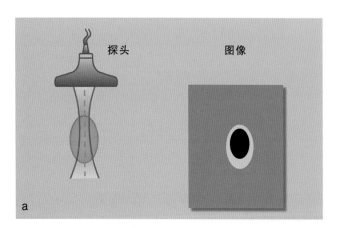 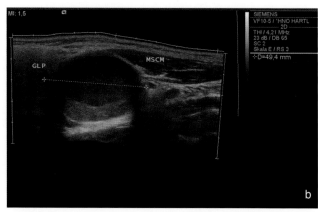

图1-15 层厚伪像与超声断面厚度。(Courtesy of Siemens AG.)(a)原理示意图。(b)宽景成像显示右侧颈部胸锁乳突肌(MSCM)与腮腺(GLP)之间的侧颈部囊肿,其内底部可见回声,即为层厚伪像或部分容积效应所致。

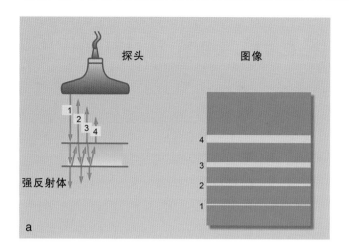
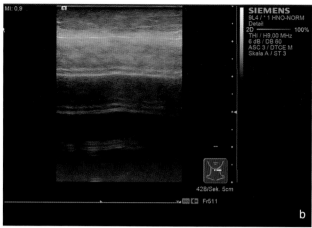

图 1-16 混响。(Courtesy of Siemens AG.)(a)原理示意图。(b)左侧上颌窦前壁的混响伪像。

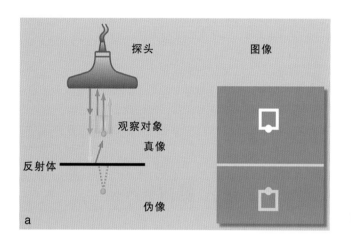
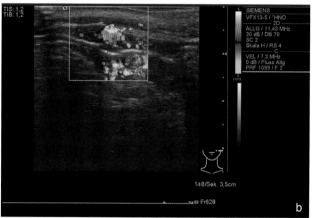

图 1-17 强反射体产生镜面伪像。(Courtesy of Siemens AG.)(a)原理示意图。(b)腮腺前方区域,下颌骨作为强反射体,在其深侧产生镜面伪像。

(马腾 译)

第2章 多普勒和彩色多普勒超声成像的物理原理

Gert Hetzel

多普勒效应

多普勒效应是以物理学家克里斯琴·多普勒(1803~1853)的姓氏命名的。他发现恒星朝向地球运动时,光谱发生蓝移(波长变短,频率增高);恒星背离地球而去时,光谱发生红移(波长变长,频率减低)。他通过物理学解释了该现象,并用数学方法对其进行了描述。

与此类似,血流中由红细胞散射并返回探头的声波与发射频率相比也会产生轻微的频移 Δf(图 2-1),它取决于血流速度 v 和血流方向。

频移 Δf(以下通称多普勒频率)可以用于直接测量血流速度 v。在流速不变的情况下,入射波频率越高,Δf 越大。多普勒频率 Δf 还与入射角有关,当入射波与血管长轴平行时 Δf 最大;当声波垂直入射时($\theta=90°$),$\cos\theta=0$,则无多普勒信号产生。

多普勒技术

各种多普勒和彩色多普勒超声技术见表 2-1。

表 2-1　多普勒技术一览表

多普勒超声(CW)	● 用于笔式探头检查;仅可行频谱分析
双功能超声	● 灰阶超声加多普勒信息
	● 频谱多普勒(CW/PW)和灰阶超声同步,沿时间轴显示
彩色双功能超声	● 彩色多普勒和灰阶超声同步显示
	● 能量多普勒和灰阶超声同步显示
三同步模式	● 同步显示 B 型、彩色多普勒和频谱多普勒超声
	● 很少采用

注:CW,连续波;PW,脉冲波。

频谱多普勒方法:脉冲多普勒

脉冲多普勒(PW)可用于测量感兴趣区的血流(图 2-2)。一组阵列元件被激活发射短脉冲超声至人体内并接收回声(与灰阶超声相同)。在声脉冲到达取样区并返回(渡越时间 T)后,取样门短时开放接收回声(接受时间 T_R)。于 B 型或彩色多普勒超声图像上取样时,脉冲多普勒取样容积的大小和深度均可显示在显示器上,且可由操作者调节。

脉冲多普勒频谱显示频率组成成分(Δf)随时间的

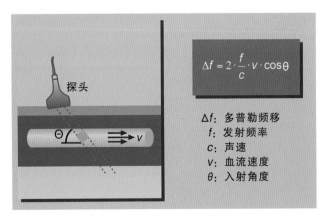

$$\Delta f = 2 \cdot \frac{f}{c} \cdot v \cdot \cos\theta$$

Δf:多普勒频移
f:发射频率
c:声速
v:血流速度
θ:入射角度

图 2-1　多普勒效应。(Courtesy of Siemens AG.)

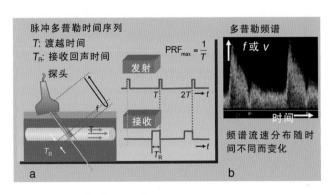

图 2-2　脉冲多普勒的感兴趣区和时间序列。(Courtesy of Siemens AG.)(a)原理示意图。(b)实例图像。$PRF_{max}=\frac{1}{T}$ 最大脉冲重复频率。

变化,包含其多普勒信号的大小,一般用振幅来表示,是计算取样容积内血流速度分布的参照依据。这种频谱分析是基于快速傅里叶变换(FFT)算法。

混叠和尼奎斯特频率

在脉冲多普勒和彩色多普勒超声上,混叠效应决定多普勒频率的上限,该上限可被清楚地显示并可准确地计算出来(图2-3)。混叠现象对电视或电影观众而言并不陌生:快速前进的四轮马车,车轮轴看上去似乎在倒转,同样,当每帧画面之间的时间(采样间隔)过长时,蹦床运动员的动作就无法被摄影机清晰地记录下来。

根据在间隔 $T(T=1/\text{PRF};\text{PRF}$ 为脉冲重复频率,假设这是最低频率的话)内取样的多普勒信号,快速

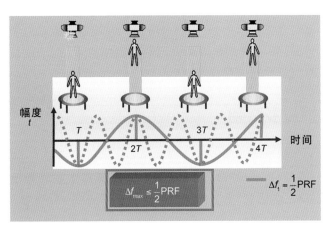

图2-3　尼奎斯特频率和混叠。(Courtesy of Siemens AG.)

傅里叶变换处理器可以计算出多普勒频率。如果实际频率大于 1/2 PRF,例如 3/2 PRF,就会被显示为混叠。对于双向多普勒来说, 无混叠的最大频率是±1/2 PRF(尼奎斯特极限)。

在多普勒频谱中,混叠表现为超过尼奎斯特极限的正向波被显示为反向波。将血流方向的参考轴(基线)向上或向下移动能增加某一方向测量范围,最大达尼奎斯特极限的 2 倍,即接近 PRF,但此时反向的血流则无法显示。

频谱多普勒的角度校正及其准确性

应用多普勒公式(图2-1),可根据频谱多普勒的频率计算出血流速度。这需要操作者在灰阶、彩色多普勒或能量多普勒超声图像上,测量入射声束与血管长轴之间的角度。方法是在取样门内放置参考线(光标),并调整至与血管长轴平行(图2-4)。

角度校正的准确性主要取决于入射角的调节。假设角度测量的误差为±3°,在入射角 θ 较小时,它对角度校正后的血流速度测量影响较小,但在入射角较大时影响则较明显。该现象可通过余弦曲线来解释:角度较小时(0°~30°)曲线很平,角度>45°时曲线明显变陡直。

表 2-2 列举了灰阶超声上角度测量的误差假定为±3°时,部分角度校正后的校正因子及误差。

在入射角较小时(如<60°)才能计算出可靠的血流速度,然而在实际情况中,往往不得不采用较大的入射角测量血管血流,这时多普勒频率或血流速度的

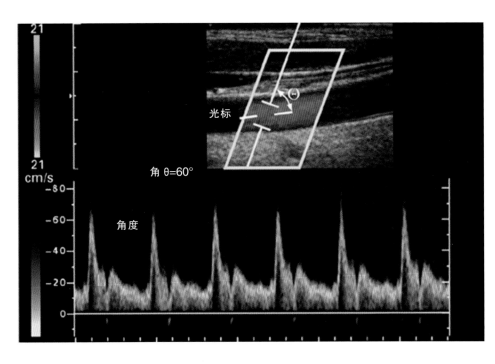

图2-4　颈总动脉血流测量的角度校正。(Courtesy of Siemens AG.)

表2-2 角度校正的准确性

角度 θ	校正因子 1/cosθ	误差 [a]
30°	1.15	+3%
45°	1.41	+6%
60°	2.00	+9%
72°	3.24	+15%
75°	3.86	+21%
92°	5.76	+30%

$$v \approx \frac{\Delta f}{\cos \theta}$$

注：[a] 假设 θ 测量误差为±3°。v, 声速；Δf, 频移。

比值[如搏动指数(PI)或阻力指数(RI)]有助于分析血流动力学，因为这些指标不受测量角度及其相关潜在误差的影响。

> 直接定量评估血流速度时，应尽量将入射角调节至<60°，而测量PI或RI等指标时，则无需角度调整。

多普勒取样位置

脉冲多普勒和连续多普勒的测量均限于固定的超声线上(图 2-5a)。对脉冲多普勒而言，取样门的位置和大小都能沿该线进行调整；而连续多普勒取样门则扩展至整条超声线。

彩色多普勒和能量多普勒的血流成像则是在彩色取样框中无数个取样门内进行的，彩色取样框可覆盖整个断面图像或其一部分(图 2-5b)。彩色多普勒图像与灰阶图像一样，是线性扫描重建成像，但扫描线均是交替而非同步进行。一条超声线上测量点的数量(最多可达 512 个)和超声线密度将决定彩色图像的像素分辨率。

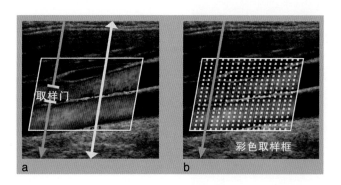

图 2-5　颈内静脉(蓝色)和颈总动脉(红色)内多普勒取样位置。(Courtesy of Siemens AG.)(a)脉冲多普勒(PW)和连续多普勒(CW)。(b)彩色多普勒和能量多普勒。

彩色编码双功能超声，彩色多普勒超声

在灰阶超声显示解剖结构的基础上，彩色编码双功能超声(CCDS)可以应用彩色多普勒或能量多普勒来显示血流情况。

血流信息是通过自相关技术获得的。彩色输出信号对应取样门内的平均流速，并根据血流速度和方向进行彩色编码。

彩色编码有多种。在血管超声中，大多选择红-黄色或蓝-蓝绿色；红-黄色通常代表血流朝向探头，而蓝-蓝绿色则代表血流背离探头。操作者也可自行调整为红-黄色代表血流背离探头，蓝-蓝绿色代表血流朝向探头。也有其他一些供选颜色。频率超过尼奎斯特极限时出现的混叠将表现为色彩的改变。

彩色多普勒可显示血流方向(与入射超声的方向有关，可编码为红色或蓝色)、血流速度(色彩亮度)和血流动力学。例如，通过血流模式和观察血流动力学情况，彩色多普勒可用于识别与定位血管，判断血管闭塞或栓塞的存在与否。

能量多普勒

能量多普勒也是通过自相关技术进行成像，它用"能量(Power)"命名，其实为每个测量点上多普勒信号幅度(强度)平方值的总和。

> 能量多普勒不受血流方向的影响，且不存在混叠。

能量多普勒血流图的色彩单一，常被编码为黄色、橘黄色、绿色、蓝色或白色。能量多普勒也可与彩色多普勒上血流方向的信息相结合，称为方向能量图。

能量多普勒是采集血管内血流信息，并以单一色彩叠加在 B 型(灰阶)图像上，以显示血流空间分布情况。原始的能量多普勒图像并不包含血流方向的信息，但是它可以全面、清晰地显示微小的血管结构和病理改变。也可以用于排除血管闭塞性疾病，并能鉴别血管与其他液性结构。但是常因为帧频过低而无法评价血流动力学，如血流搏动情况。

壁滤波

在彩色多普勒处理器的前端连接着运动探测器(杂波消除器)，用于将灰阶超声图像中的较固定的组

织(如血管壁)的回声与彩色编码的血流信息明确地加以分辨,并防止运动伪像产生(图 2-6)。

一条超声线上的回声信号每隔一段时间 T(连续发射两次脉冲的时间间隔)存储一次,并将两次相邻的回声信号相减。如果是高速血流,同一点上两次回声信号之间的相位差(即信号差)较为明显,该信号即被作为血流信号提交给相位探测器。如果是低速血流,则差值相对较小,甚或过小以致被识别为组织信号。

所以,彩色多普勒和能量多普勒的壁滤波设置将影响 PRF 的设定。

彩色多普勒混叠

血管内血流速度可能会有较大的变化。这可由一些病理情况引起,如狭窄。血管狭窄时血流速度会大幅增高,在彩色多普勒上色彩会变亮;如果流速超过由尼奎斯特极限决定的上限(±PRF/2),将出现混叠现象导致彩色倒错。不同于血流方向改变引起的彩色倒错,混叠所致的彩色倒错表现为颜色变亮,代表流速变高,如从亮黄色到亮蓝色,且中间无暗色的接缝(图 2-7)。

角度对彩色多普勒的影响

对弯曲的血管而言,成像中的彩色编码不仅代表血流的方向和速度,还取决于入射声波与血流方向之间的角度。图 2-8 是一幅由线阵探头获得的图像,图中显示,角度越小颜色越明亮,角度越大颜色越黯淡;当角度从<90°变为>90°时,彩色会被一条暗带截断,并由深红色变为深蓝色,而事实上血流方向并未发生改变。这种彩色倒错上的暗带接缝是其区别于混叠的特征。

当血管走行方向与声波传播方向之间的角度发生变化时,可导致血流速度测值的显著偏差(图 2-9)。

彩色多普勒(而非能量多普勒)血流成像时,改变彩色取样框入射角度导致两种伪像的出现:"血流加

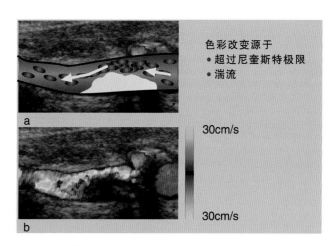

图 2-7　彩色多普勒中的混叠。(Courtesy of Siemens AG.)(a)原理示意图。(b)实例图像。

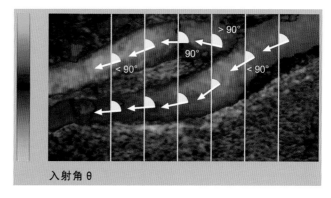

图 2-8　彩色多普勒中入射角的影响。(Courtesy of Siemens AG.)

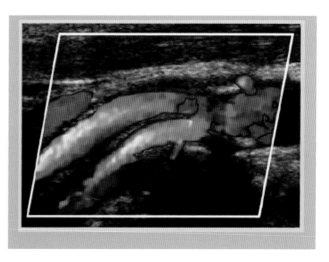

图 2-9　"假性血流加速"或"血流加速伪像"。角度的改变导致颈内、外动脉血流速度看似不一致(偏高或偏低)。(Courtesy of Siemens AG.)

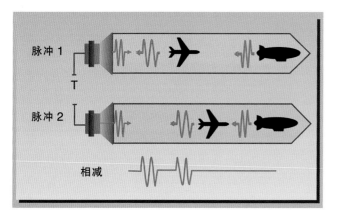

图 2-6　彩色多普勒和能量多普勒成像中的壁滤波。(Courtesy of Siemens AG.)

速伪像"或"假性血流加速"(图2-9)和"血流反转伪像"(图2-10)。当血流方向从朝向探头转变为背离探头时,称为"血流倒错伪像"。

血流方向的变化(朝向或背离探头)可引起彩色血流图像上颜色的改变,而能量多普勒成像则全然不受血管走行和血流方向的影响,因此更易显示较复杂的血管结构(图2-11)。

频谱多普勒的参数设置及图像优化

脉冲重复频率(PRF)

PRF可控制频谱多普勒上流速的测量范围。PRF设置优化:

- 高PRF用于避免高速血流时的混叠现象。
- 低PRF用于检测低速血流(显示为充填型频谱)。

> 频谱多普勒中最大脉冲重复频率(PRF_{max})与多普勒最大取样深度有关。

D-增益(频谱多普勒增益)

> 应在不出现噪声的前提下将增益调至最大。

壁滤波

壁滤波是用于抑制频率接近基线频率信号的高通滤波(器)。

其频率设置应低至既可避免组织运动的干扰,又不抑制低频血流的水平。

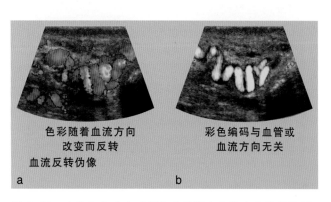

色彩随着血流方向改变而反转　　彩色编码与血管或血流反转伪像　　　血流方向无关

a　　　　　　　　　　　b

图2-10　血流方向改变对彩色多普勒和能量多普勒的作用。(Courtesy of Siemens AG.)(a)彩色多普勒"血流反转伪像"。(b)能量多普勒。

壁滤波设置参考值:
- 动脉:100Hz
- 静脉:50Hz

彩色血流和能量多普勒参数设置

彩色血流和能量多普勒图像优化的参数设置见图2-12。

PRF优化设置

- 高PRF可避免高速血流出现混叠。
- 低PRF用于探测低速血流(增加彩色充盈)。

尽可能地将PRF设置为血管内彩色充盈饱和,且无混叠所致的彩色反转。

血流速度超过PRF时,彩色多普勒图像上会出现混叠,能量多普勒则无此现象。

彩色取样框角度偏转

尽可能减小入射回声与血流方向之间的夹角,可通过双向偏转彩色取样框,以提高血流检测的敏感性。

彩色增益

彩色增益应调至恰无噪声出现的水平。

壁滤波

壁滤波是抑制管壁和组织运动伪像的高通滤波器,它影响PRF设置。

壁滤波调节注意点:
- 先选择"血流类型"(高速血流或低速血流),后调节PRF,再调节壁滤波。
- 壁滤波设置与PRF相关联。
- 壁滤波设置过高会降低对低速血流检测的敏感性。

时间平均值

设定较高的"时间平均值",可以优化彩色血流的敏感性和信噪比,但同时会降低帧频。"时间平均值"为每条彩色线上发射脉冲(取样)的数量,用于自相关计算。对能量多普勒而言,则可通过设定"高相关(余辉)"进一步提高血流检测的敏感性。

彩色血流线密度

指彩色取样框内侧向分布的彩色多普勒超声线

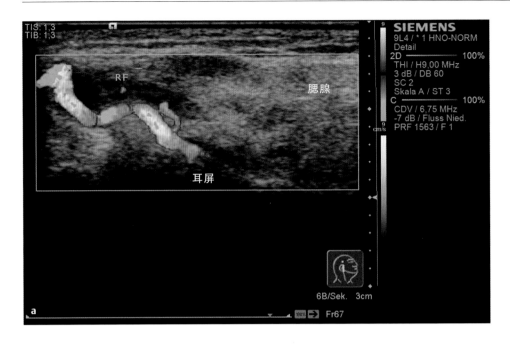

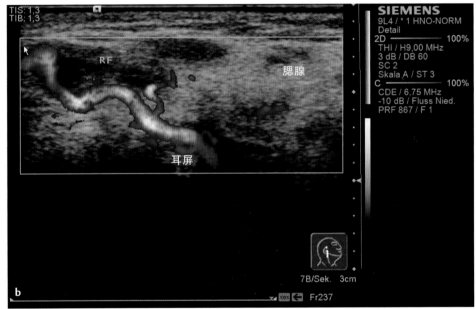

图 2-11　角度对彩色多普勒和能量多普勒的影响。右侧耳前区域纵切面显示感染性瘘(RF)形成。(a)彩色多普勒:由于血流方向改变发生色彩反转。(b)能量多普勒:色彩不随血流方向变化而改变。

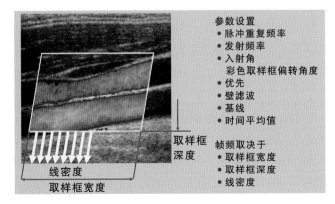

图 2-12　彩色血流和能量多普勒参数设置。(Courtesy of Siemens AG.)

的数量,它影响彩色多普勒侧向分辨率和帧频。

低线密度:

- 降低彩色多普勒血流显像的侧向分辨率。

但可使

- 彩色帧频提高。

高线密度:

- 提高彩色多普勒血流显像的侧向分辨率。

却导致

- 彩色帧频降低。

因此必须在线密度与彩色帧频间取得折中。

小结:多普勒参数设置指南

表2-3列举了彩色多普勒和频谱多普勒参数的设置步骤。

小结:超声图像阅读指南

图2-13是对超声图像构成和设置的解读。

表2-3 彩色多普勒和频谱多普勒参数的设置步骤

彩色多普勒	频谱多普勒
1.选择彩色多普勒(例如C键)	1.选择频谱多普勒
2.血流状态(高速血流、低速血流)或应用相应的预设置	2.灰阶图像上设定多普勒取样门位置/角度和大小
3.取样框的位置和大小	3.选择频谱多普勒
4.彩色取样框的角度与偏转	4.PRF
5.彩色增益(接收增益)	5.多普勒增益(接收多普勒增益)
6.PRF量程(所测速度范围)	6.基线
7.时间平均值(如有该项调节)	7.冻结
8.彩色翻转	8.测量:手动或自动测量RI和PI

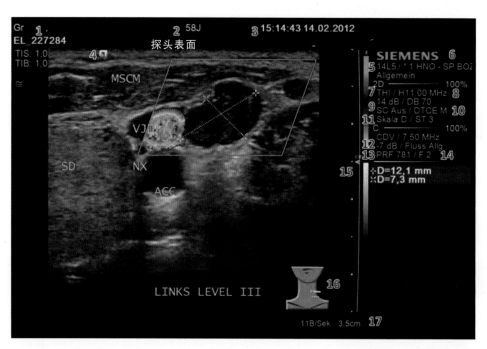

图2-13 左颈部Ⅲ区的横切面。

(1)患者姓名。

(2)年龄或出生日期。

(3)检查日期。

(4)金黄色符号表示图像左侧与探头上的标志相对应。

(5)选用的探头。

(6)选用的检查条件。

(7)组织谐波成像(THI)功能被激活(激活状态)。

(8)选定的接收频率(11MHz)。

(9)以分贝为单位的总增益测值(14dB)。

(10)复合成像模式激活状态,设置级别为"中"(DTCE M)。

(11)B模式下选定彩阶。

(12)彩色增益(-7dB),预设置为低速(Fluss Allg)。

(13)选定的PRF。

(14)壁滤波设置(F2)。

(15)聚焦区深度为1.5cm(白色三角)。

(16)象形图指示解剖位置,一端的小点与图像左上方(金黄色"a"符号)相对应。

(17)每秒图像的帧数(11)。

较高的帧频数能确保动态图像较为流畅的显示。深度设置范围(本例为0~3.5cm),图像底部标有最大深度(3.5cm)。SD,甲状腺;MSCM,胸锁乳突肌;NX,迷走神经;ACC,颈总动脉;VJI,颈内静脉。

(范秀萍 译)

第3章 超声检查的操作技巧

超声检查应在偏暗的环境中进行,头颈部检查时患者取仰卧位,头部稍后仰。检查者通常坐于患者的右侧。

可按个人习惯或科室要求将仪器系统的设置进行标准化存储。操作者应根据每一名患者特有的组织声学类型(如体态的胖瘦),对系统设置和显示器的亮度作出相应的调整。

目前的超声设备系统已有多种预设选项,用以获取最佳的二维图像,此外也提供了彩色双功能超声或彩色编码双功能超声(CCDS)的预设选项。建议为不同的检查部位(例如:血管,表面结构显示,深部结构)采用不同的设置或预设参数(见表2-3)。

分辨率和穿透力

探头的发射频率影响诊断性能:频率越高,分辨率越好,穿透力越低(图3-1和图3-2)。

在为某一部位检查选用探头时必须考虑到上述这种相关因素。检查体型纤瘦的患者时,深度设定为45mm即可。作为一个可靠的解剖标志,椎体的强回

声外缘需显示在图像的下端。就作者经验而言,若需完整地显示舌和口咽,则必须将深度增至60~70mm(图3-3和图3-4)。

声场特性

理想状态下声波呈完全线性的传播,但实际上声波是向三维空间进行传导,并由此形成声束,呈现出"声场特性"。垂直于声波传播方向,声束宽度明显不同,从而形成近场、聚焦区、远场三个区域。

1.由于脉冲发射-接收时间长短有别,紧邻探头处会出现强干涉现象,甚至有些脉冲会相互抵消。通过提高换能器的宽度(口径)和发射频率,可使位于近场的物体显示得更清晰。在实际操作中,也可以采用隔离物(如透声水囊)增大探头与所要观察物体的间距,使后者避免置于近场。

2.随着深度增大,在焦域内达到最佳的分辨率,并且聚焦宽度与换能器孔径成反比。超声系统中的聚焦深度是可调的,也可提供不同深度的多点聚焦。

3.在远场的远端,声束逐渐增宽,同时探头频率

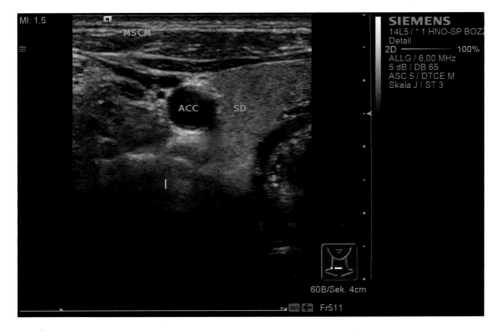

图3-1 右侧颈部横切面。探头发射频率为6MHz。可清晰显示全部的颈部软组织结构。绿色光标所示为椎体的强回声外缘。ACC,颈总动脉;MSCM,胸锁乳突肌;SD,甲状腺。

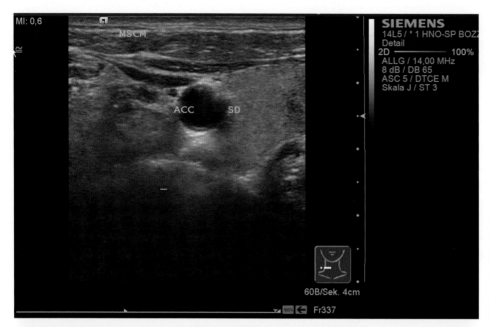

图 3-2 右侧颈部横切面。将探头频率增高至 14MHz，血管壁和组织内部结构显示得更为清晰。在深度 35mm 的近场，深部结构显示影响不大。ACC，颈总动脉；MSCM，胸锁乳突肌；SD，甲状腺。

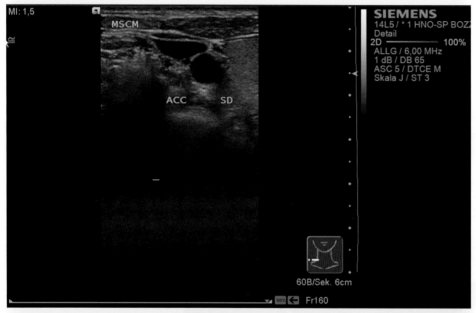

图 3-3 右侧颈部横切面。当穿透深度调至 60mm 时，此纤瘦患者的颈部仅需整个超声成像区的一半即可清楚显示。ACC，颈总动脉；MSCM，胸锁乳突肌；SD，甲状腺。

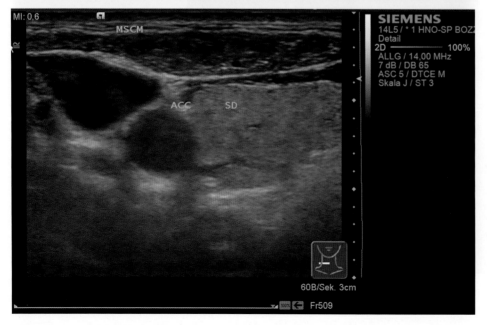

图 3-4 右侧颈部横切面。将穿透深度由 60mm 调节至 30mm 时，对细节观察有了明显提高。日常检查中，最深处应以椎体腹侧强回声反射缘为界。ACC，颈总动脉；MSCM，胸锁乳突肌；SD，甲状腺。

越高,波束开角越小。

图 3-5 和图 3-6 展示了相同区域不同聚焦深度的情况。

增益和时间增益补偿

在穿透组织的过程中,声波由于组织的"内部摩擦"而衰减,因此距离探头越远的组织,其回声衰减得越多。为了补偿这种深度相关的衰减,以获得均质的图像,采取一种称作"增益"的控制方法对图像进行整体增强调节;此外,时间相关的深度补偿,即时间增益补偿(TGC)则可进一步分别补偿不同深度的回声强度。在实际操作中,可以根据不同需求调节 TGC(图

3-7 和图 3-8)。

作为简要的参照,以下"四键原则"可用于优化灰阶图像。

要点与误区

"四键原则":

1. 调节深度(通常将颈部深度设定为 45mm,舌及口咽设定为 60mm)。
2. 调节探头发射频率。
3. 设定聚焦深度(通常为 25~30mm)。
4. 调节总增益和时间增益补偿。

对于彩色多普勒超声,还需进行其他一些参数和

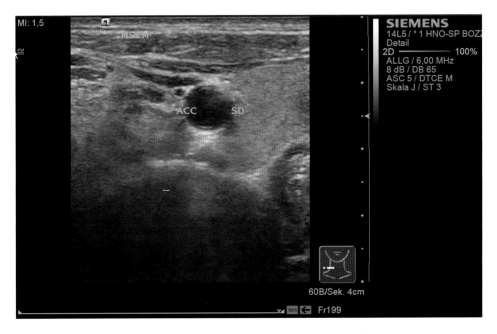

图 3-5　右侧颈部横切面。三角形焦点位于图像左缘深度标尺处(15mm 水平),针对此切面中心部位,即颈总动脉(ACC)和甲状腺(SD)中心。MSCM,胸锁乳突肌。

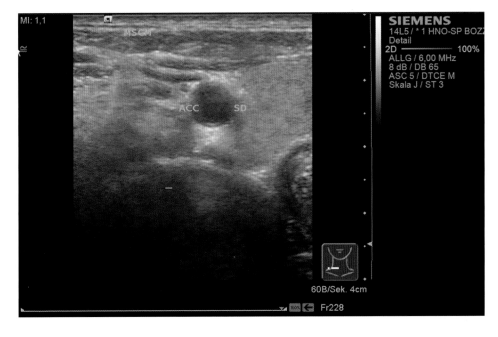

图 3-6　右侧颈部横切面。焦点被调节至更深的 35mm 水平,使此水平区域的结构显示得更加清楚,椎体前缘的轮廓显示得更加清晰,位于甲状腺后内侧的梨状窝尖部也得以显示。ACC,颈总动脉;MSCM,胸锁乳突肌;SD,甲状腺。

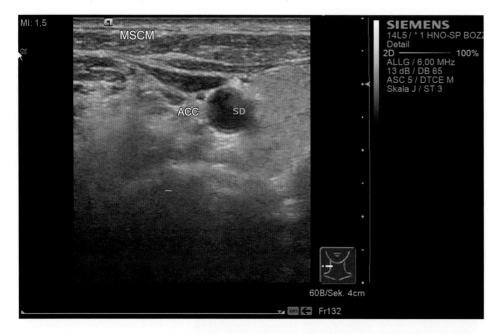

图 3-7 右侧颈部横切面。当增益被刻意调高时(13dB,图像左上角所示),图像过亮,以致视觉上很难辨别组织间的结构差异。所有结构都显得近似高回声。ACC,颈总动脉;MSCM,胸锁乳突肌;SD,甲状腺。

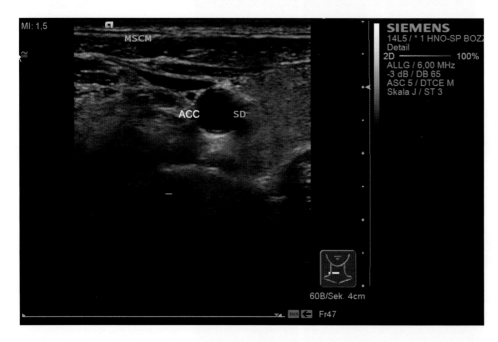

图 3-8 右侧颈部横切面。增益降低时(-3dB,图像左上角所示),图像过暗。肌肉与甲状腺间的对比虽更为明显,但内部结构回声,如线状的肌纤维则显示不清。ACC,颈总动脉;MSCM,胸锁乳突肌;SD,甲状腺。

图像的调节,见第 2 章的表 2-3。

除此之外,还有两个参数与基本的图像调节有关,即脉冲重复频率(PRF)和彩色增益。PRF 需调节至匹配当下受检脏器血流的预估流速。推荐检查颈动脉时 PRF 调节为 2000。评价淋巴结、血管结构及探查低速血流时,PRF 需调节至 500 以下。彩色增益的调节控制在收缩期恰好显示伪像的程度。

颈部分区的临床检查

在介绍临床实际检查步骤之前,先予简要介绍美国头颈外科学会发布的颈部淋巴结 Level 分区(层分区)。

此分区系统描述了颈部淋巴结的解剖位置(图 3-9):

- Ⅰ区　颏下及颌下区
- Ⅱ区　上颈部
- Ⅲ区　中颈部
- Ⅳ区　下颈部
- Ⅴ区　颈后三角区
- Ⅵ区　颈前区

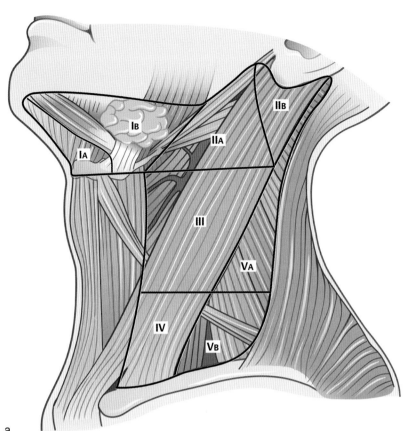

a

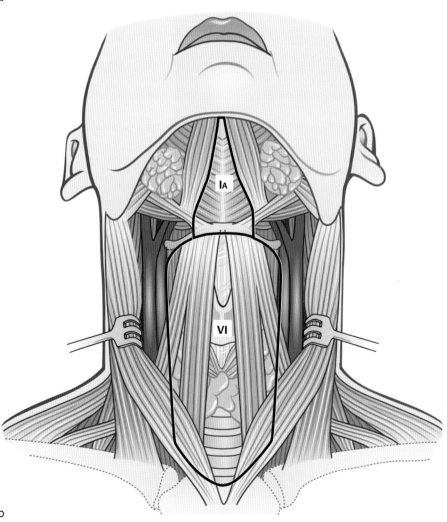

b

图 3-9　美国头颈外科学会"颈部淋巴结的 Level 分区（层分区）"。(a)侧位。(b)前位。

Ⅰ A 区　颏下淋巴结

Ⅰ B 区　颌下淋巴结

Ⅱ A 区　第 11 对脑神经（副神经）前方的上颈部淋巴结

Ⅱ B 区　第 11 对脑神经（副神经）后方的上颈部淋巴结

Ⅲ区　颈内静脉中部和颈总动脉分叉周围的中颈部淋巴结

Ⅳ区　肩胛舌骨肌尾侧的下颈部淋巴结

Ⅴ A 区　环状软骨下界以上的颈后三角区淋巴结

Ⅴ B 区　环状软骨下界以下的颈后三角区淋巴结

Ⅵ区　颈前区淋巴结

Adapted from Gavilán J, Herranz J, DeSanto LW, Gavilán C. Functional and Selective Neck Dissection. New York: Thieme; 2002:31.

ⅠA区:颏下区

这些淋巴结位于双侧二腹肌前腹与舌骨围成的三角区内(图3-9至图3-12)。

ⅠB区:颌下区

此组淋巴结位于二腹肌前后腹、茎突舌骨肌及下颌骨体围成的区域之间(图3-9,图3-13和图3-14)。在超声图像上,以颌下腺后缘所在的垂直面划分ⅠB和ⅡA两区。此组淋巴结包括腺体前和腺体后,以及血管前和血管后的淋巴结。

要点与误区

口底、舌体前部、前下颌牙槽突和口腔、前鼻腔、颜面部中部软组织、颌下腺、下唇的恶性肿瘤分别易转移到ⅠA区和ⅠB区的淋巴结(图3-12)。

ⅡA区和ⅡB区: 上颈部

此两区淋巴结位于颈内静脉上1/3段周围,邻近脊髓副神经,此两区上界为颅底水平,下界为舌骨下缘。前内界为胸骨舌骨肌的外缘和颌下腺的后缘,后

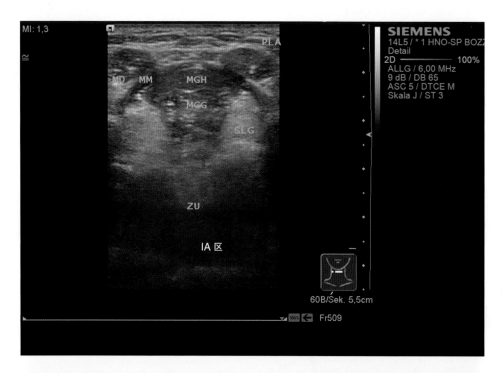

图3-10 口底横切面,ⅠA区。SLG,舌下腺;PLA,颈阔肌;ZU,舌;MD,二腹肌;MM,下颌舌骨肌;MGG,颏舌肌;MGH,颏舌骨肌。

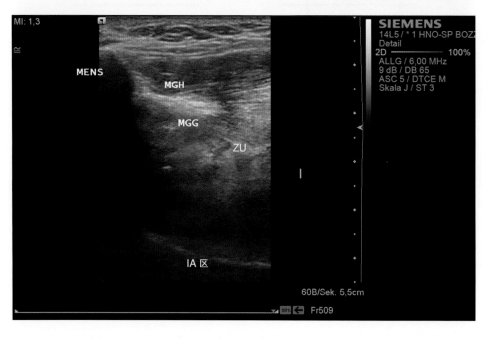

图3-11 口底纵切面,ⅠA区。MENS,颏尖;MGG,颏舌肌;MGH,颏舌骨肌;ZU,舌。

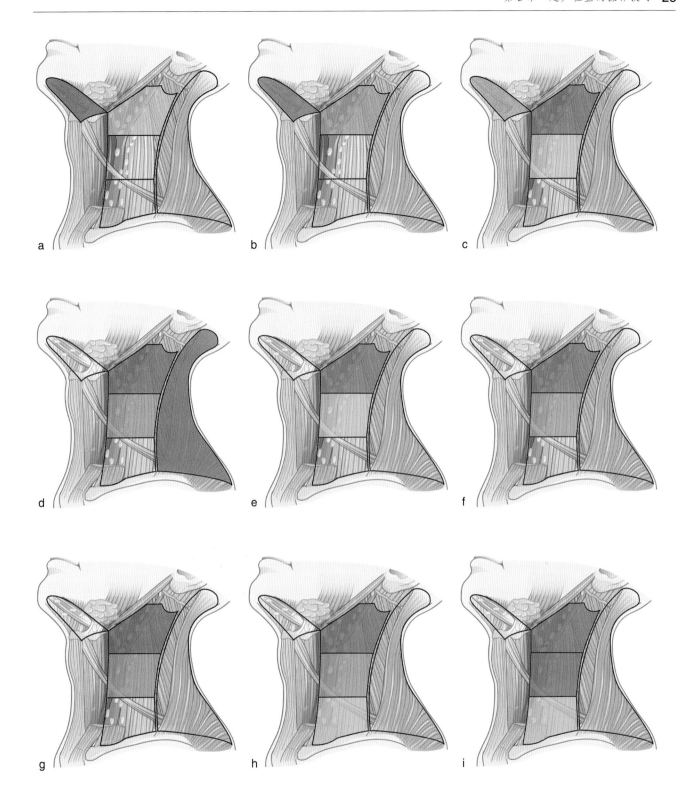

图 3-12 不同部位原发灶的头颈部肿瘤早期颈部淋巴结转移的主要区域，如图所示。暗区颜色越深提示受累概率越高。(a)下唇。(b)口底。(c)舌的前 2/3。(d)下咽。(e)扁桃体。(f)舌根部。(g)声门上。(h)声门。(i)下咽。

Adapted from Strutz J, Mann W. Praxis der HNO-Heilkunde, Kopf-und halschirurgie. 2nd ed. Stuttgart: Thieme;2010.

外界为胸锁乳突肌的后缘。ⅡA 区和ⅡB 区分别位于
上下走行的脊髓副神经的前内方和后方(图 3-9 和图
3-15)。

Ⅱ、Ⅲ和Ⅳ区的外侧界也就是Ⅴ区(颈后三角)的
内侧界是一手术解剖标志,其平行于颈丛感觉分支走
行。

要点与误区

来源于口腔、鼻腔、鼻咽、口咽、下咽、喉及腮腺
部位的恶性肿瘤易转移到上颈部淋巴结(图 3-12)。

Ⅲ区:中颈部

此区淋巴结位于颈内静脉中 1/3 段周围。其上界
为舌骨下缘,下界为环状软骨下缘。前内侧界为胸骨
舌骨肌的外缘,后外侧界为胸锁乳突肌的后缘(图 3-
9,图 3-16 和图 3-17)。

要点与误区

口腔、鼻咽、口咽、下咽及喉的恶性肿瘤易转移
到此区淋巴结。

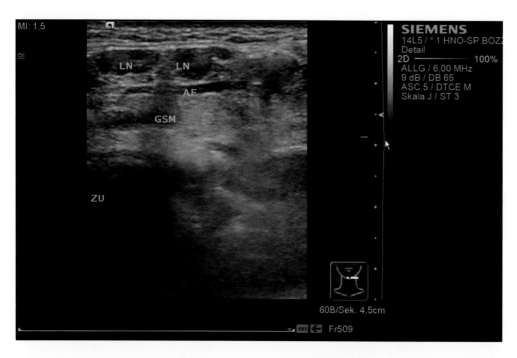

图 3-13 左侧颈部横切面,
ⅠB 区。GSM,颌下腺;AF,
面动脉;ZU,舌;LN,淋巴结。

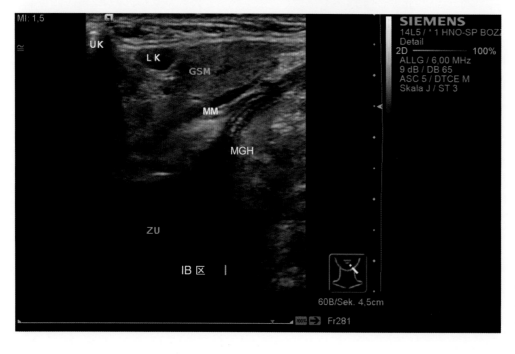

图 3-14 左侧颈部纵切面,
ⅠB 区。GSM,颌下腺;ZU,
舌;LK,淋巴结;MM,下颌舌
骨肌;MGH,颏舌骨肌;UK,
下颌骨。

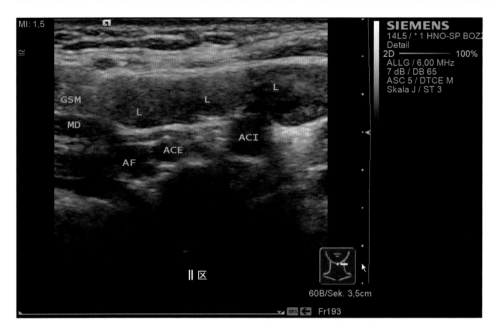

图 3-15　左侧颈部横切面，Ⅱ区。GSM，颌下腺；AF，面动脉；ACE，颈外动脉；ACI，颈内动脉；L，淋巴结；MD，二腹肌。

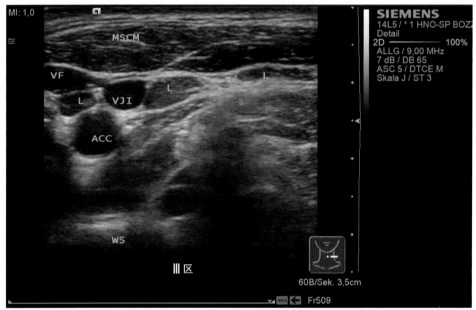

图 3-16　左侧颈部横切面，Ⅲ区。MSCM，胸锁乳突肌；VF，面静脉；VJI，颈内静脉；ACC，颈总动脉；L，淋巴结；WS，脊柱。

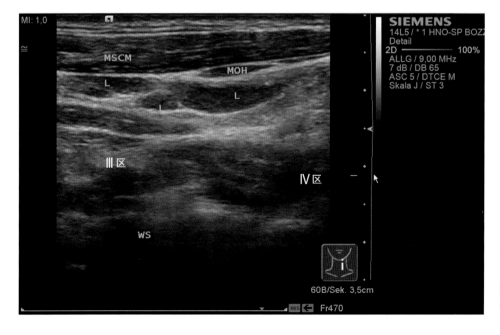

图 3-17　左侧颈部纵切面，Ⅲ区和Ⅳ区。MSCM，胸锁乳突肌；MOH，肩胛舌骨肌；L，淋巴结；WS，脊柱。

Ⅳ区:下颈部

此区淋巴结位于颈内静脉下 1/3 段周围。其上界为环状软骨下缘,下界为锁骨(图 3-9,图 3-17 和图 3-18)。前界为胸骨舌骨肌的外缘,后界为胸锁乳突肌的后缘。

ⅤA 和ⅤB 区:颈后三角区

此组淋巴结主要沿着脊髓副神经的下 1/2 行程和颈横动脉分布。锁骨上淋巴结也包括在颈后三角区之内。上界为胸锁乳突肌和斜方肌的交叉点,下界为锁骨,前内界为胸锁乳突肌的后缘,后界为斜方肌的

前缘。ⅤA 区与ⅤB 区的分界为环状软骨弓的下缘(图 3-9,图 3-19)。

> **要点与误区**
>
> 下咽、食管颈段及喉部的恶性肿瘤主要转移至此区淋巴结(图 3-12)。

> **要点与误区**
>
> 颈后三角区是最易发生鼻咽(ⅤA 区)、口咽和甲状腺癌淋巴结转移的区域(图 3-12)。

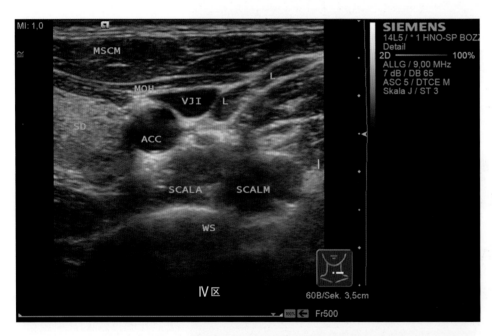

图 3-18 左侧颈部横切面,Ⅳ区。MSCM,胸锁乳突肌;SCALA,前斜角肌;SCALM,中斜角肌;VJI,颈内静脉;MOH,肩胛舌骨肌;ACC,颈总动脉;L,淋巴结;WS,脊柱;SD,甲状腺。

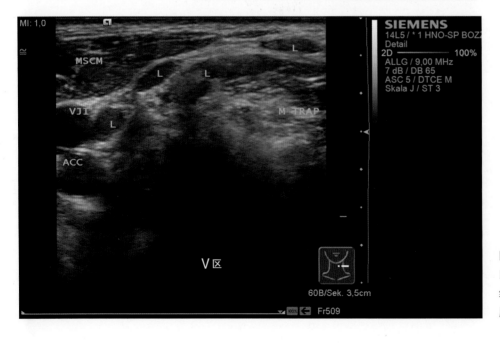

图 3-19 左侧颈部横切面,Ⅴ区。MSCM,胸锁乳突肌;L,淋巴结;MTRAP,斜方肌;VJI,颈内静脉;ACC,颈总动脉。

VI区:颈前区

此区淋巴结包括气管前和气管旁的淋巴结、环状软骨前淋巴结(也称 Delphian 淋巴结)、甲状腺周围的淋巴结,包括沿喉返神经分布的淋巴结(图 3-9 和图 3-20)。上界为环状软骨,下界为胸骨上切迹,外侧界为颈总动脉。

要点与误区

甲状腺、声门及声门下喉、梨状窝尖部及颈段食管的恶性肿瘤最易转移至此区淋巴结 (图 3-12)。

检查顺序

检查前需涂抹适量的耦合剂。嘱患者头部稍后仰,并适当转向对侧。探头置于右侧锁骨上区,首先辨认高回声的甲状腺实质。借此调节系统设置,再开始检查(图 3-21)。

要点与误区

此时容易犯的错误是检查者将注意力都集中在明显的阳性发现上。一旦扫查不全面就很容易漏诊一些并存的异常改变。故切记要检查全面(图 3-12)。

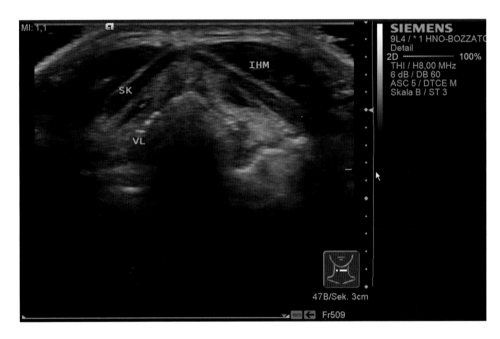

图 3-20　喉部横切面,Ⅵ区。VL,喉室;SK,甲状软骨;IHM,舌骨下肌。

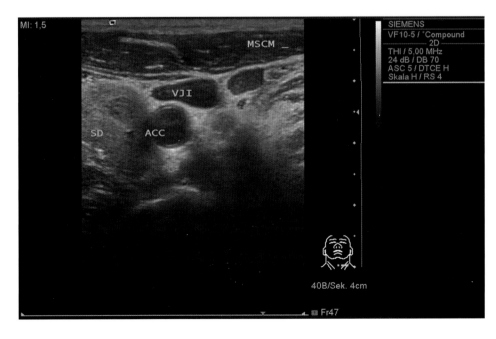

图 3-21　左侧颈部横切面。宜从甲状腺水平的旁正中切面开始检查。建议依序调节以下系统参数:深度、频率、聚焦点、增益。胸锁乳突肌为低回声,正常的甲状腺为高回声。颈总动脉和颈内静脉的血管腔内为无回声。甲状腺(SD)内部表现为均匀的高回声结构。可以将胸锁乳突肌(MSCM)作为低回声的参照物。ACC,颈总动脉;VJI,颈内静脉。

完成Ⅴ区和甲状腺周围检查后，探头向患者头侧移动，依次检查Ⅴ、Ⅳ、Ⅲ和Ⅱ区（▶视频3-1和视频3-2）。

从下颌角处开始，向头侧扫查腮腺和面颊区域，也可于下颌骨体平行移动探头扫查ⅠB区。对于颌下区（ⅠB区），应当改变探头方向，扫查下颌骨内侧与颌下腺之间的区域。在相同水平可显示舌与颌下腺，有助于对腭扁桃体的定位，后者一般位于前两者围绕而成的三角区域内（▶视频3-3）。

最后探头移至Ⅱ区至Ⅳ区的外侧方，尤其足侧方向予再扫查，以免漏诊Ⅴ区和项背部的异常改变。

患者的头部于正中位后仰，探头置于颏尖部，向足侧轴向扫查ⅠA区、舌、舌根和喉，最后再次扫查甲状腺周围。将探头横向滑动到对侧，按同样顺序检查（▶视频3-4）。

按照不同的临床适应证，分别对面部或鼻旁窦区的软组织或骨组织进行检查，这将在有关的章节进行介绍。

尽管颈部扫查的顺序并不是一成不变的，作者还是推荐上述检查步骤。

要点与误区

统一和标准化的检查步骤至关重要。即使只表现出早期或初步的异常改变，也必须以两个不同方向的切面予以扫查。

（周帅 译）

第4章 超声报告与术语

对于检查所见的精确描述和报告书写在很大程度上决定头颈部超声的诊断质量。除了报告文本的硬拷贝,数字存档系统已经被越来越广泛的应用。

关于超声报告,需确保其内容结果重点为针对特定受检器官的特定发现。所有的描述和结论需简明易懂,以适用于进一步的检查和其他检查者。唯有如此才能在随访中识别出病变的发展变化、正确地评估临床情况。数字文档通常要包括基本的文本部分,便于保持描述的一致性。

不止图像本身,所有的检查所见都应以此种方式记录在案,以便随时供第三方进行质量监控。

书面报告中精确、易懂的描述需要使用逻辑术语。这种术语必须以基本的物理原理为基础,同时又与检查条件密切相关。需要兼顾实践操作和临床需要。

超声检查的书面报告应包括:

1.患者信息(姓名、年龄)。

2.检查者姓名。

3.检查日期。

4.申请检查的理由或适应证。

5.任何造成检查和评估受限的情况。

6.各个器官特异性的结果描述,除非没有异常发现。

7.(拟定)诊断。

8.诊断结论和(或)治疗效果和(或)进一步措施。

图像文档应包括:

1.选择适当的归档模式,将图像存储于数字或模拟介质中:二维图像中包含距离标尺、测值、量标、传输频率或频率范围、焦点位置、患者信息、检查日期、选用探头、检查机构、图标显示探头的方位和方向。

2.阴性结果:保存一幅或多幅与检查目的相符的图像(仅灰阶)。

3.阳性结果:保存两幅互相垂直切面的图像,条件不允许时需包含至少一个切面(仅灰阶)。如已行彩色编码双功能超声(CCDS)及频谱多普勒扫查,需一并保存。

规范化的超声用语

位置

与主要解剖结构的位置关系:

- 颈部大血管(图 4-1)
- 胸锁乳突肌(图 4-2 和图 4-3)
- 头部腺体及其导管(图 4-4)
- 骨及软骨结构(图 4-5)
- 中线(图 4-6)

结构(回声性状)

- 强回声(图 4-7)
- 高回声(图 4-8)
- 低回声(图 4-9)
- 等回声(图 4-10)
- 无回声(图 4-10)
- 均质(图 4-11)
- 不均质(图 4-12)

形状

- 圆形(图 4-13)
- 椭圆形(图 4-14)
- 分叶状(图 4-15)
- 梭形(图 4-16)

轮廓

- 光滑(图 4-17)
- 不规则(图 4-18)

边缘

- 清楚(图 4-19)
- 不清楚(图 4-20 和图 4-21)

后方表现

- 后方回声增强(图 4-22)
- 后方声影(声衰减)(图 4-23)
- 后方完全声影(图 4-24)

探头加压扫查

通过对探头施压可以检查组织结构的可压缩性,以及两个组织结构之间的相对运动,这些都有助于提高诊断结果的可信度。例如,由血压导致的动脉搏动拮抗探头压力,能显示动脉与转移灶之间的相对运动(▶视频 4-1 和视频 4-2)。

当囊性结构受压时,内容物的液性特征会使其在施压方向上变扁(▶视频 4-3)。对占位性病变而言,通过其传导或由其产生的搏动也可以被感知。

> **要点与误区**
>
> 　推荐从颈旁正中甲状腺水平的横切面开始扫查。扫查时仪器调节宜依从以下顺序:深度、频率、焦点、增益。胸锁乳突肌表现为低回声,正常甲状腺表现为高回声(图 4-25)。颈总动脉和颈内静脉管腔为无回声。

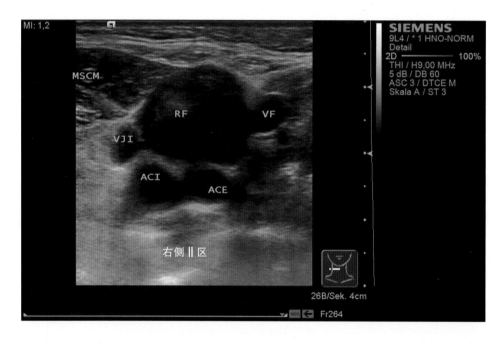

图 4-1　右侧颈部横切面。颈动脉分叉部(ACI/ACE)前方、颈内静脉(VJI)和面静脉(VF)之间见一占位性病变(RF)。MSCM,胸锁乳突肌。诊断:口咽癌局部转移灶。

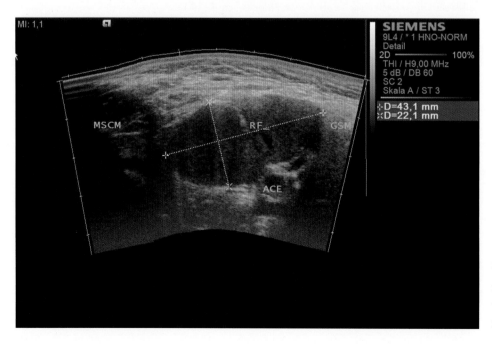

图 4-2　右侧颈部横切面。胸锁乳突肌(MSCM)前缘见一占位性病变(RF)。ACE,颈外动脉;GSM,颌下腺。诊断:口腔癌局部转移灶。

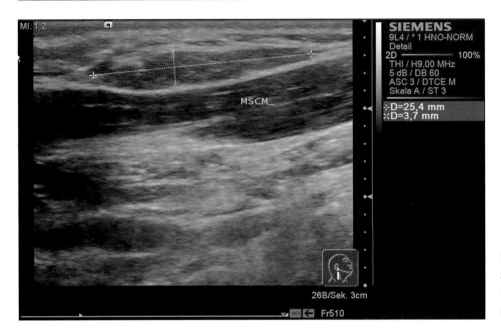

图 4-3　右侧颈部纵切面。颈部梭形病灶位于胸锁乳突肌(MSCM)前缘,且与其分界清晰。诊断:淋巴结炎。

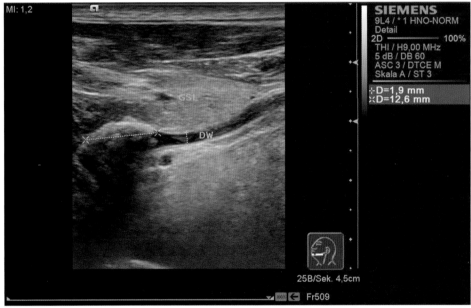

图 4-4　口底前缘纵切面。颌下腺(GSL)内见一高回声的涎腺结石(量标),导致远端 Wharton 导管(DW)梗阻。

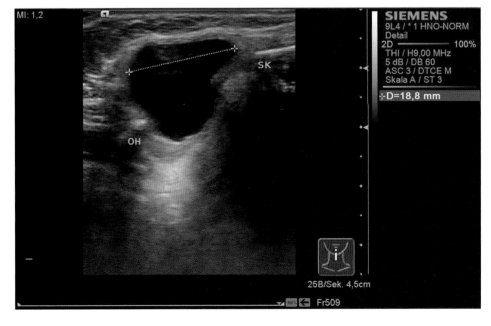

图 4-5　颈部中线纵切面。舌骨(OH)与甲状软骨(SK)上缘间见一无回声占位性病变(颈正中囊肿),向前突向皮下。

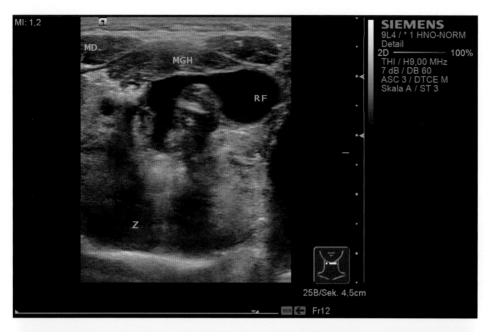

图 4-6 舌正中横切面。口底左侧见一哑铃状无回声病变(RF)，突向舌固有肌(Z)正中。MGH，颏舌骨肌;MD，二腹肌。诊断:舌下囊肿。

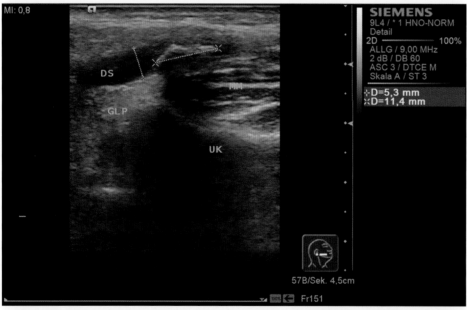

图 4-7 右侧腮腺横切面。Stensen 导管(DS)内见一涎腺结石（右侧量标），表面为强回声。GLP，腮腺;MM，咬肌;UK，下颌骨。

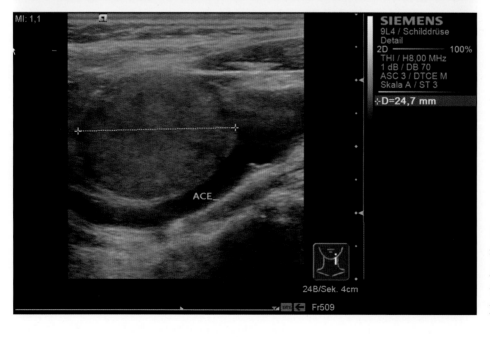

图 4-8 左侧颈部纵切面。转移性淋巴结，边界清晰，高回声。甲状腺、腮腺、颌下腺及舌下腺实质通常为高回声。血管腔内通常是低回声或无回声，如颈外动脉(ACE)。

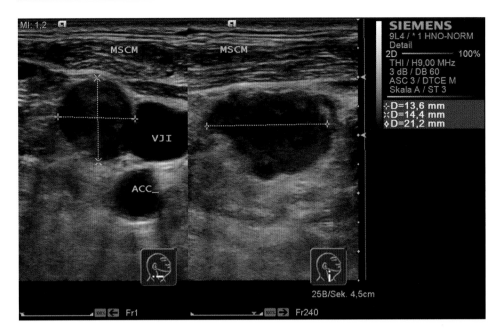

图 4-9　右侧颈部横切面分屏图。无回声的颈内静脉(VJI)外侧见一低回声的转移性淋巴结。ACC,颈总动脉;MSCM,胸锁乳突肌。

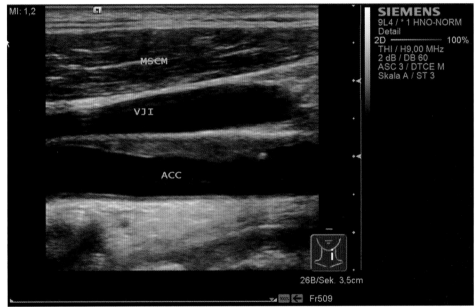

图 4-10　左侧颈部纵切面。颈总动脉(ACC)和颈内静脉(VJI)管腔均为无回声，胸锁乳突肌(MSCM)为低回声。诊断:颈动脉管壁低回声增厚。

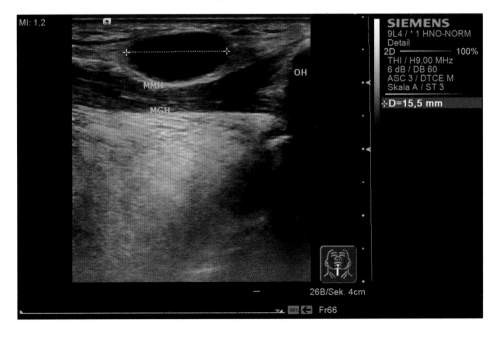

图 4-11　口底纵切面。一椭圆形淋巴结，表现为均质的低回声。MMH,下颌舌骨肌;MGH,颏舌骨肌;OH,舌骨。

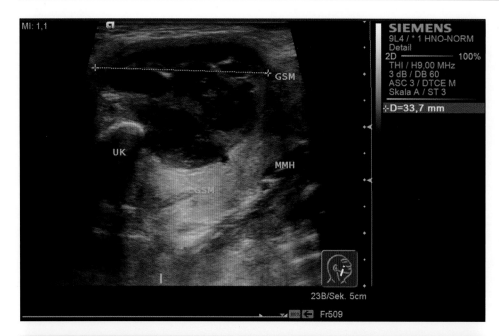

图 4-12 右侧颈部纵切面。颌下区见一占位性病变，表现为不均质低回声。GSM，颌下腺；MMH，下颌舌骨肌；UK，下颌骨。诊断：口腔癌转移灶。

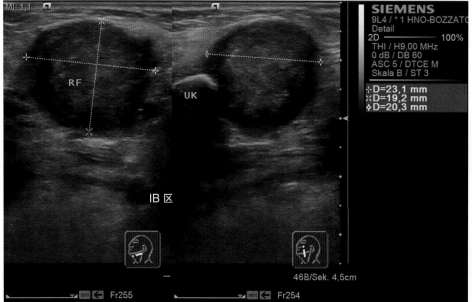

图 4-13 左侧颌下腺分屏图。横切面和纵切面均显示颌下区一圆形、边界不清、呈不均质低回声的占位性病变（RF）。病变正位于下颌骨。增加了术中损伤面神经的风险。UK，下颌骨。诊断：恶性黑色素瘤转移灶。

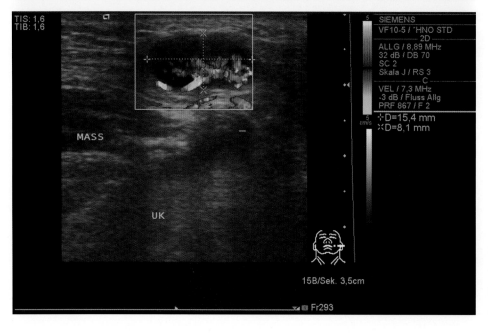

图 4-14 左侧腮腺横切面。显示一椭圆形、边界清晰的淋巴结，其短径约为长径的 1/2。MASS，咬肌；UK，下颌骨。诊断：淋巴结炎。

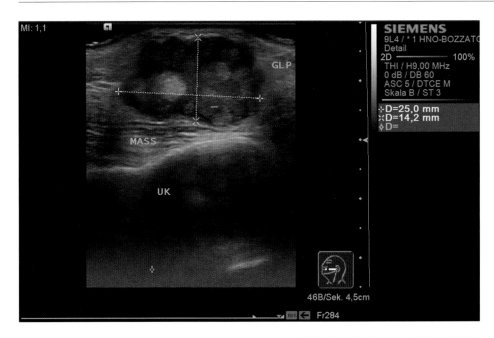

图 4-15 左侧腮腺横切面。一瘤灶（黏液表皮样癌）表现为椭圆形、分叶、边界清晰、多结节融合状。GLP，腮腺；MASS，咬肌；UK，下颌骨。

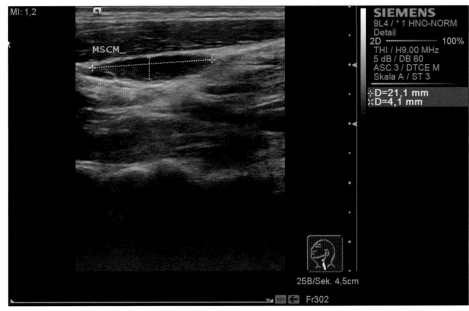

图 4-16 左侧颈部斜切面。Ⅴ区见一梭形淋巴结位于胸锁乳突肌（MSCM）下方，并与其分界清晰。图像中还可以分辨位于深侧的斜角肌与强回声的脊柱轮廓。

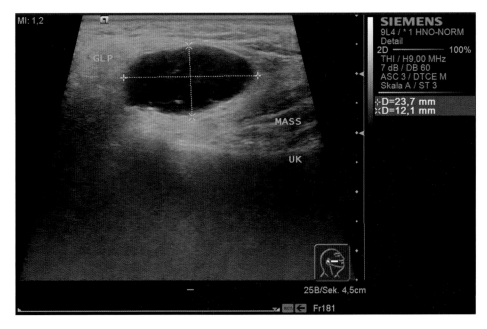

图 4-17 右侧腮腺横切面。轮廓清晰的腮腺内肿瘤，内部为不均质低回声。GLP，腮腺；MASS，咬肌；UK，下颌骨。诊断：腺瘤。

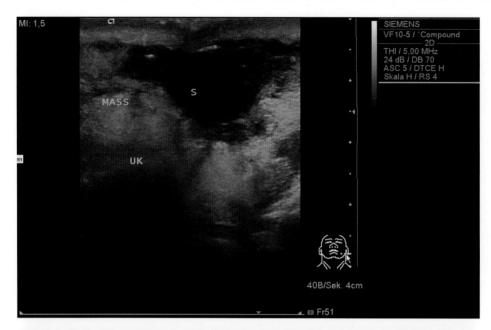

图 4-18 左侧腮腺横切面。腮腺部分切除术后。术区见一不规则低回声病灶,其回声特点符合血清肿(S)或血肿的表现。其内部回声越高,表明其内容物黏性越大,即血肿的成分越多。MASS,咬肌;UK,下颌骨。

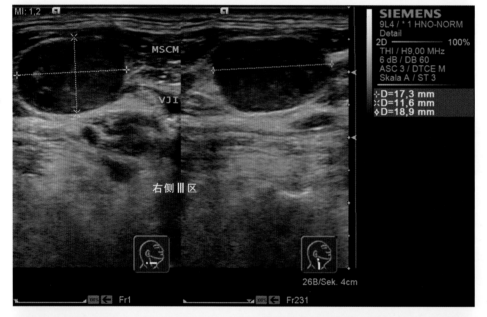

图 4-19 右侧颈部分屏图。一转移性淋巴结,内部回声不均质,与周边组织分界清晰。MSCM,胸锁乳突肌;VJI,颈内静脉。

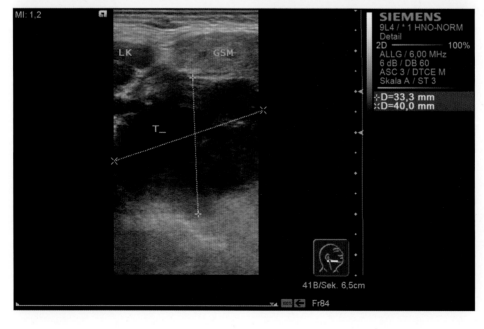

图 4-20 右侧颌下横切面。右侧扁桃体腺床处脓肿形成,周边弥漫性的炎性反应,导致其边界显示不清。GSM,颌下腺;LK,淋巴结;T,扁桃体区。

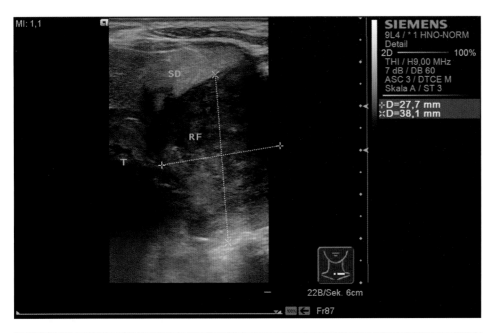

图 4-21 左侧颈部横切面。恶性肿物(RF)毗邻甲状腺(SD)和气管(T),浸润性的生长方式导致其边界不清。

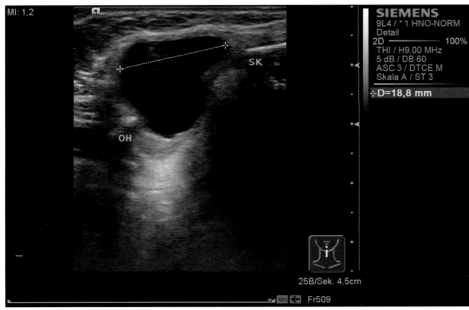

图 4-22 颈部正中纵切面。舌骨(OH)与甲状软骨(SK)上缘间见一无回声占位性病变(颈正中囊肿)。较少的衰减导致其后方区域表现为回声增强(如囊肿与淋巴瘤的后方回声增强)。诊断:颈正中囊肿。

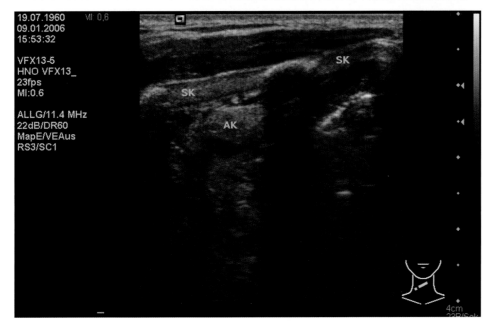

图 4-23 右侧喉横切面。受检结构表面或内部的反射、吸收、散射和折射引起后方声影。需通过适当调节深度予以补偿。甲状软骨右板骨化(SK)引起的声衰减影响喉内结构的显示。AK,杓状软骨。

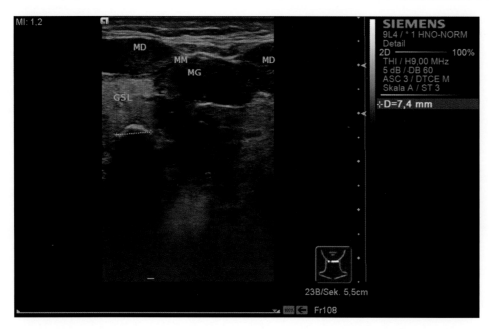

图 4-24 口底横切面。位于衰减后方的弱反射体或无回声区域通常被声影遮挡(如下颌骨后方)。强回声的涎腺结石(光标间)表现为完全的后方声影。MD,二腹肌;MM,下颌舌骨肌;MG,颏舌肌;GSL,舌下腺。

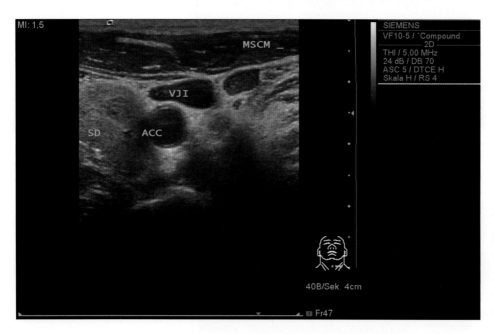

图 4-25 左侧颈部横切面。甲状腺(SD)内部呈均质的高回声。胸锁乳突肌(MSCM)为低回声,颈总动脉(ACC)和颈内静脉(VJI)管腔内为无回声。诊断:VJI 外侧非肿瘤性淋巴结。

(马腾 译)

第 **2** 部分

超声解剖和病理

第 5 章　甲状腺

Deike Strobel

甲状腺疾病是常见病。据一项流行病学研究(Schilddrüsen-Initiative Papillon)表明,德国 37.6% 的女性及 40.3% 的男性患有甲状腺肿和(或)甲状腺结节。甲状腺疾病高发,在多种辅助检查方法(实验室检查、超声检查、核素显像)中选择合理的诊断方式尤为重要(表 5-1)。甲状腺超声检查简便易行、经济实惠,受检者免受电离辐射,且能提供有价值的诊断信息。

在甲状腺疾病检查方式中,超声独具优势。高频超声(7.5~15MHz 线阵探头)具备卓越的轴向及侧向分辨率(<1mm),能清晰显示位于浅表的甲状腺的大小、形态、内部细微结构及血流情况。迄今为止,MRI 和 CT 未能达到如此高的分辨率,在甲状腺病变(胸骨后甲状腺肿除外)检查中应用甚少。除了灰阶成像,彩色多普勒成像在血流灌注方面还能提供有效的信息,有助于甲状腺炎性病变与占位性病变的鉴别。

> 针对疑似甲状腺病变的基本检查方法包括激素水平检测(基础 TSH、T_3、T_4 水平)和高频超声检查(灰阶及彩色多普勒成像)。

超声新技术

● 近 10 年来,超声造影检查已发展为腹部超声诊断(如肝脏病灶的鉴别诊断)的一项重要技术。时至今日,使用高频探头进行超声造影仍存在技术难点,限制了甲状腺病变超声造影的临床应用研究。与彩色多普勒成像相比,超声造影能实时、清晰显示甲状腺实质及结节的微灌注情况。除了科研外,甲状腺超声造影还具有一定的实用价值,如利用其对经皮无水乙醇注射治疗(PEIT)后的自主功能性甲状腺结节进行疗效评估。

● 超声弹性成像能提供关于组织弹性方面的信息。虽然弹性成像在实质性肝病诊断(无创方式诊断肝硬化)、肿瘤(乳腺、前列腺)鉴别诊断方面的效能已经获得临床认可,但其在甲状腺疾病中的诊断价值仍有待探索。初步研究表明,通过测量病变的硬度,弹性成像将有助于甲状腺结节良性、恶性的鉴别。一般情况下,恶性结节硬度较大(滤泡状癌除外),但是,伴有钙化的良性结节可导致假阳性,因此弹性成像的应用具有一定的局限性。

局部解剖

甲状腺重 14~18g,位于颈前下部浅层。甲状腺分左、右两侧叶,分别位于气管两侧且经峡部相连,呈蝶形。儿童、青少年以及约 10% 的成人有锥状叶(胚胎期起源于舌根的甲状舌管的残迹),由峡部向头侧延伸。甲状腺周边围绕颈部肌群,其前方为胸骨甲状肌及胸骨舌骨肌,前内侧为胸骨乳突肌,后方为颈长肌,后外侧为斜角肌群。食管位于气管及甲状腺左侧叶的后方。颈内静脉及颈总动脉位于甲状腺外侧。甲状腺的血供来自两条动脉(均为颈外动脉的分支),血管分别走行至甲状腺上、下极(甲状腺上、下动脉)。静脉血经包膜下静脉丛及甲状腺上、中、下静脉回流至颈内静脉。

超声检查

患者颈部后仰,充分暴露颈部,以显示部分位于胸骨后的甲状腺及下甲状旁腺所在的区域。采用横切面,于颈前下 1/3 开始,对甲状腺进行全面扫查,显示腺体及周围结构的切面情况。

图 5-1 是甲状腺左右侧叶及峡部横切面宽景成像图,显示了其与颈部肌肉及血管的毗邻关系。图像中央气管软骨形成声影,可作为识别位于其两侧的甲状腺腺叶的定位标志。

表 5-1　甲状腺疾病诊断性检查方法

- 触诊
- 包括抗体在内的激素水平检测
- 超声检查(灰阶、彩色多普勒、细针抽吸细胞学检查)
- 核素显像
- 非常规检查方法:X 线(观察胸廓入口处)及钡餐检查
- 非常规检查方法:CT 及 MRI

颈前表面为一曲面,超声扫查难以在横切面同时显示甲状腺双侧叶。因此,需将探头向颈侧移动,分别对左右侧叶进行横切面及纵切面扫查。扫查过程中需注意调节灰阶超声增益。皮下脂肪呈低回声,正常甲状腺实质与周围肌肉相比呈高回声,若扫描参数设置无误,血管则呈无回声。

正常超声表现

正常甲状腺轮廓清晰、光滑,实质回声均匀,与周围肌肉回声相比呈高回声。

纵切面上,自腺体上、下极连线测量纵径;横切面上,测量腺体最大横径及厚径(图5-2和图5-3)。

分别测量甲状腺两侧叶的三个径线,经换算后获得两侧叶的体积,将其相加为甲状腺的体积。正常成人甲状腺体积男性为8~18mL,女性为9~25mL(表5-2)。尽管计算甲状腺体积时并未将峡部体积包含在内,亦应对其进行认真扫查。成人甲状腺体积小于6mL者可能与甲状腺功能减退有关,需对其进行激素水平检测,对 T_3、T_4 水平降低者或需施行激素替代疗法。

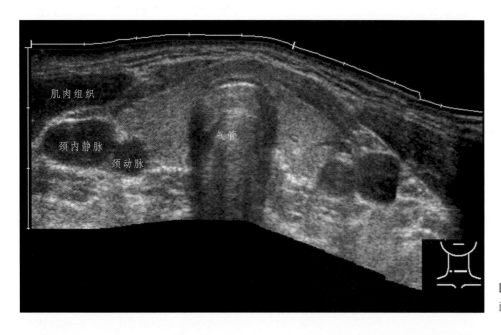

图5-1 甲状腺及周围结构横切面声像图。

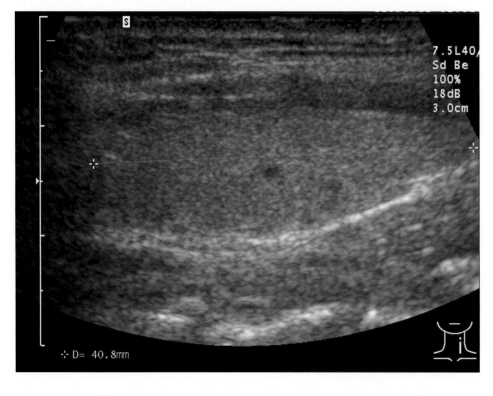

图5-2 甲状腺纵切面声像图。测量腺叶的上下径或纵径。

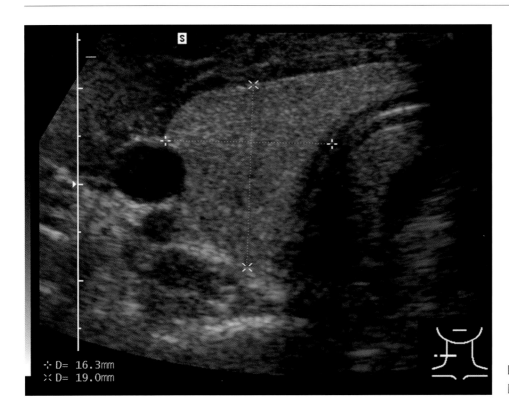

⋅⊹ D= 16.3mm
✕ D= 19.0mm

图 5-3　甲状腺右叶横切面声像图。测量腺体的最大横径及厚径。

表 5-2　甲状腺体积参考值范围;正常值

年龄	体积
1~4 岁	<4mL
6~10 岁	5~9mL
11~14 岁	10~15mL
15~16 岁	<16mL
女性	<18mL
男性	<25mL

甲状腺体积计算方法

椭球体体积计算公式(Brunn 旋转椭球体):
体积(mL)＝长(cm)×宽(cm)×厚(cm)×0.479

除体积外,对甲状腺进行全面扫查时还应观察其形态(横切面呈马蹄状)、轮廓(光整)、实质回声(细腻、均匀、与周围肌肉相比呈高回声)、随吞咽移动。甲状腺彩色多普勒成像可作为灰阶成像的补充。纵切面上,甲状腺上、下动脉分别位于甲状腺上、下极。同时,彩色多普勒也能显示腺体内的小分支血管。甲状腺炎性病变时其血流异常增多,Graves 病(见下文)中此表现尤为突出。自主功能性腺瘤内部血流情况可反映其功能活跃程度,而退行性结节仅见周边环绕血流。

要点与误区

若超声上未见异常征象,且 TSH 水平在正常范围内,则临床上几乎可排除甲状腺疾病。

弥漫性甲状腺疾病的超声表现与病理

先天性畸形

对于先天性甲状腺功能减退者,超声检查能鉴别甲状腺畸形(发育不全或发育不良)与弥漫性肿大。当一侧腺叶先天性发育不全或发育不良时,对侧腺叶可表现为肥大。核素显像用于检出异位甲状腺组织(舌异位甲状腺肿、胸内甲状腺肿)。

甲状腺肿(弥漫性与结节性)

甲状腺肿指甲状腺增大。在德国,甲状腺肿是常见疾病,发病率为 20%~30%。主要病因为食用碘量不足,其他少见的病因包括炎症和肿瘤。弥漫性甲状腺肿表现为甲状腺整体增大,轮廓光整(图 5-4)。

结节性甲状腺肿指甲状腺增大伴结节,结节可单发(单结节性甲状腺肿)或多发(多结节性甲状腺肿)。受结节占位效应的影响,甲状腺轮廓不规则、形态饱满(图 5-5)。

甲状腺明显增大时,超声可能难以显示下极腺

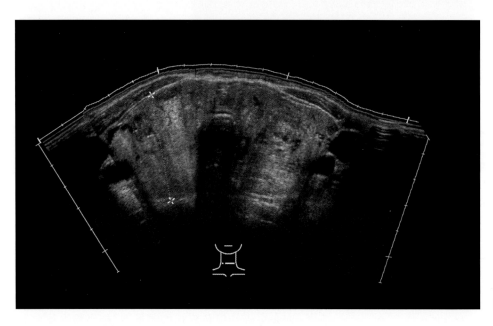

图 5-4 弥漫性甲状腺肿。

图 5-5 结节性甲状腺肿。

体。锁骨及胸骨后甲状腺组织(胸骨后甲状腺肿)是超声检查的盲区。此时不能获得精确的甲状腺体积,检查者只能描述相关表现,同时测量所示双侧叶的最大纵径。甲状腺功能与体积无关。即使甲状腺较小,若异位甲状腺组织(如舌异位甲状腺肿)能产生足够的激素,患者亦可表现为甲状腺功能正常。相反,患者甲状腺明显增大也可能伴发甲状腺功能减退。

表 5-3 和表 5-4 分别总结了甲状腺肿大的鉴别诊断及甲状腺肿的临床检查程序。

甲状腺炎

要点与误区

声像图上,甲状腺炎性病变多呈低回声。

表 5-3　甲状腺肿大的鉴别诊断

- 甲状腺肿伴或不伴结节
- 甲状腺炎 [自身免疫性、产后性、亚急性甲状腺炎(de Quervain 甲状腺炎)]
- 淀粉样变性
- 局限性肿大(与肿瘤鉴别诊断)

表 5-4　甲状腺肿临床检查

- 病史、查体
- 实验室检查(基础 TSH、C 反应蛋白)
- 超声检查(灰阶/彩色多普勒)

甲状腺炎性病变时腺体实质由正常的高回声(与周围肌肉比较)变成弥漫性低回声(图 5-6)。腺体回声可均匀或不均匀,其中边界不清的低回声区为炎性病变区(图 5-7)。

多种甲状腺炎性病变可导致腺体呈低回声改变,最常见的是桥本甲状腺炎、Graves 病、亚急性甲状腺炎(de Quervain 甲状腺炎)及产后甲状腺炎(表 5-5)。

另外,药物治疗或电离辐射也能导致甲状腺炎。极少数免疫抑制治疗后或败血症血行播散患者可伴发急性甲状腺炎。

单独使用灰阶超声不能对上述几种甲状腺炎性病变进行鉴别。Graves 病多表现为腺体明显增大伴极丰富的血流信号,因此彩色多普勒成像有助于诊断(图 5-8)。

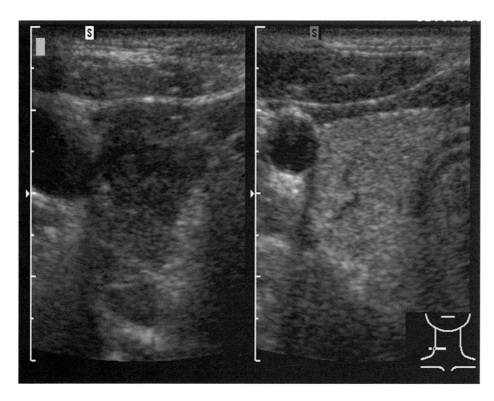

图 5-6 甲状腺炎。实质呈低回声(左图),正常实质回声(右图)。

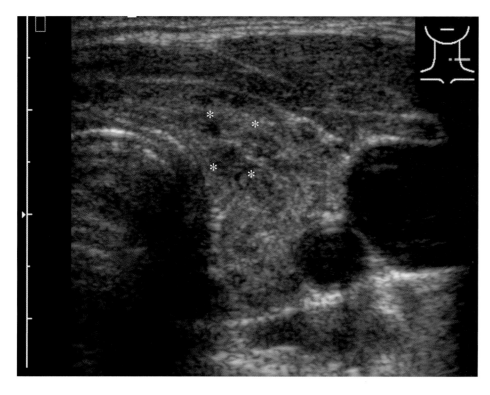

图 5-7 甲状腺炎。炎性病灶(星号)。

表 5-5　甲状腺回声减低的鉴别诊断

	血管化征	腺体肿大
自身免疫性甲状腺炎（桥本甲状腺炎）	+	–
Graves 病	+++	+++
产后甲状腺炎（病史）	+	+
亚急性甲状腺炎（疼痛，感染史）	–/+	++
药物性甲状腺炎	+	+

注：–，无改变；–/+，无或略增加；+，略增加；++，增加；+++，显著增加。

桥本甲状腺炎（图 5-9）及亚急性甲状腺炎(de Quervain 甲状腺炎)腺体血流增多不明显。亚急性甲状腺炎伴有局部压痛，腺体内低回声区形态不规则、边界模糊且趋于融合。桥本甲状腺炎、Graves 病以及亚急性甲状腺炎之间的鉴别主要根据临床表现及包括抗体在内的实验室检查结果。核素显像不能对甲状腺炎进行诊断及鉴别诊断。

Graves 病是一种伴有甲状腺功能亢进的自身免疫性甲状腺炎。临床上，一般认为眼球突出是由内分泌性眼眶病引起。实验室检查结果显示甲状腺功能亢进，表现为游离 T_3 与 T_4 水平升高、TSH 水平降低。90% 的 Graves 病患者可检出 TSH 受体抗体(TSH-R Ab)，后者可能通过 TSH 样效应引起甲状腺肿大(甲状腺肿)。在彩色多普勒图像上，Graves 病腺体血流异常丰富(图 5-8)，且甲状腺上、下动脉峰值流速增高。

亚急性甲状腺炎(de Quervain 甲状腺炎)可能由病毒感染腺体引起，临床表现为病毒感染症状(发热)，伴局部疼痛及压痛。除了常规炎性诊断指标[血沉(ESR)、C-反应蛋白(CRP)升高]外，50%的患者可表现为一过性甲状腺功能减退或亢进。超声显示甲状腺肿大，轮廓不清，实质内边界不清的低回声区，可呈融合状(图 5-10)。

结合临床及超声表现可诊断亚急性甲状腺炎。对于不能确诊的病例，超声引导下细针抽吸细胞学检查标本内检出巨细胞及组织细胞是诊断该病的依据。

淋巴细胞性甲状腺炎是最常见的甲状腺炎，也是导致成人及儿童甲状腺功能减退最常见的原因。炎症早期阶段主要表现为一过性甲状腺功能亢进，甲状腺肿大，彩色多普勒成像显示腺体血流丰富(图 5-11 和图 5-12)，往往难以获得明确诊断。

大部分女性患者症状隐匿。慢性炎性病程历经多年后可导致腺体萎缩，至甲状腺功能减退阶段可作出淋巴细胞性甲状腺炎的诊断。声像图上表现为腺体缩小(萎缩)，呈不均匀性低回声，实质内血流减少(图 5-13)。

桥本甲状腺炎早期阶段伴有潜在性甲状腺功能减退表现[基础 TSH(bTSH)升高，T_3、T_4 在正常范围内]，临床现逐步应用 bTSH 水平检测来提高这一阶段的检出率。这类患者表现为甲状腺大小正常，双侧叶内散在多个小低回声区(<1~1.5cm)。腺体内血流信号无异常。桥本甲状腺炎的诊断主要依靠甲状腺过氧化物酶抗体(TPO Ab)阳性及典型的超声表现。少数诊断不明确的病例需细针抽吸细胞学检查证实(淋巴细

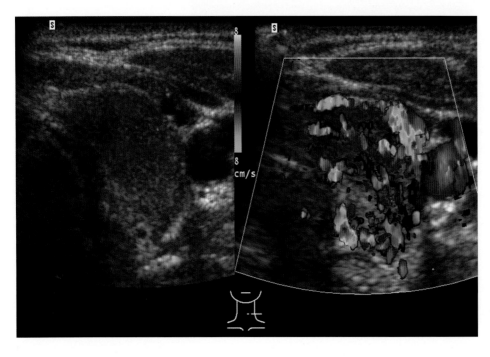

图 5-8　Graves 病。腺体呈均匀性低回声(左图，灰阶成像)，血流丰富(右图，彩色多普勒成像)。

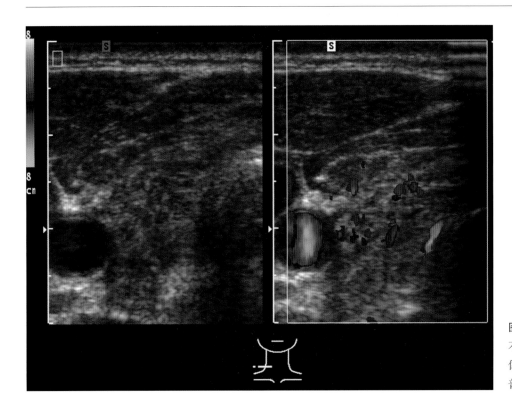

图 5-9　桥本甲状腺炎。腺体呈不均匀性低回声(左图,灰阶成像),血流未见异常(右图,彩色多普勒成像)。

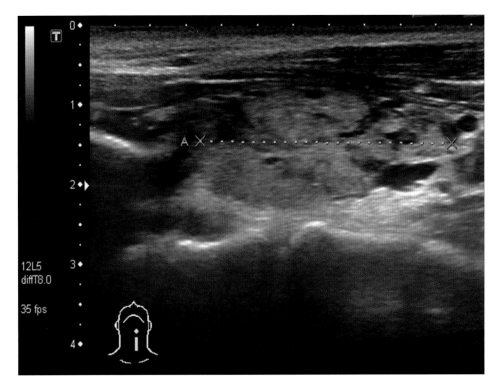

图 5-10　亚急性甲状腺炎。

胞浸润)。

　　产后甲状腺炎(发生率为 5%)发生于产后 1~3 个月,最初为一过性的甲状腺功能亢进,随之发生甲状腺功能减退(产后 4~10 个月),最终甲状腺功能恢复正常。声像图上腺体呈弥漫性低回声,血流信号无或轻微增加。产后甲状腺炎往往是自限性的,一般 1 年内恢复正常。

甲状腺术后

　　甲状腺肿经手术切除后,残余腺体约(2~4)cm×2cm×2cm(长径×宽径×厚径)。结节性甲状腺肿次全切术后残余腺体体积变小、形态发生改变,因此不能沿

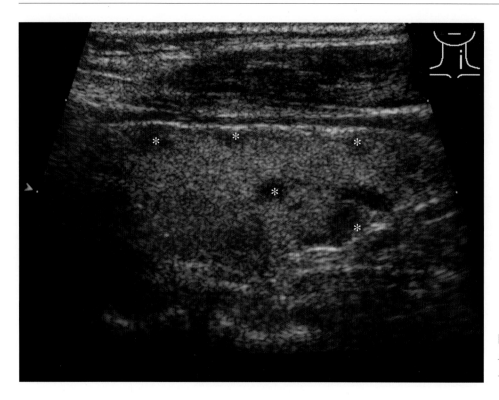

图 5-11 淋巴细胞性甲状腺炎早期。腺体内小的低回声区（星号）。

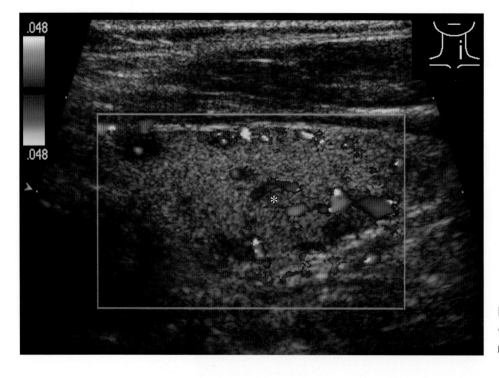

图 5-12 桥本甲状腺炎早期。腺体内小的低回声区(星号)，血流略丰富(彩色多普勒成像)。

用椭球体体积计算公式精确计算甲状腺体积。根据术后表现，纵切面上测量双侧叶的长径，同时描述复发结节。甲状腺癌患者需进行甲状腺全切术。除非肿瘤局部复发，否则在扫查甲状腺床时将不可能显示腺体组织。

甲状腺结节

囊肿

超声可检出直径≥2mm 的甲状腺囊肿。与其他

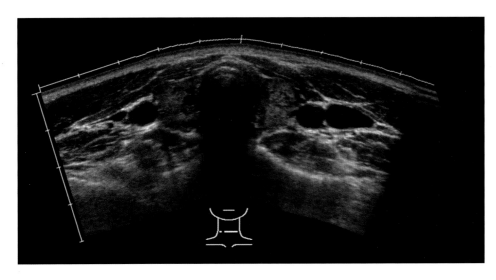

图 5-13　桥本甲状腺炎。甲状腺体积变小，呈低回声、不均匀。

脏器的同类病变无异，甲状腺单纯性浆液性囊肿为圆形或分叶状无回声区，边界光滑、清楚，囊壁回声无增强，后方回声增强（表 5-6）。彩色多普勒显示囊肿内无血流信号。

与其他脏器相比，发生于甲状腺的真性囊肿较少见，甲状腺结节退行性囊性变较常见（图 5-14）。

通过结节内残余实性成分及其内血流信号（图 5-15），可鉴别囊性退行性变的结节与真性囊肿（后者无囊壁，囊内无血流信号）。大部分囊肿无症状。囊肿内新近出血可引起急性疼痛。囊肿合并出血时，囊内可见斑片状或带状回声（图 5-16）。

当症状较严重时，可选择在局麻下对囊肿进行超声引导细针穿刺囊液引流。核素显像上甲状腺囊肿表现为无功能性"冷"结节，目前已不再采用此技术诊断甲状腺囊肿。

甲状腺结节

在德国，甲状腺结节性病变很常见。随着年龄增长，其患病率逐渐增高（60 岁以上人群患病率为 50%），女性较男性多见。50% 的甲状腺触诊阴性患者经超声检出甲状腺结节。绝大部分结节无明显症状，为偶然发现，因此被称为偶发瘤。其中腺瘤和恶性肿瘤只占少数，绝大部分为囊肿及伴退行性变的良性结节。

甲状腺结节评估须包括以下两点：

1. 排除恶性。

2. 评估甲状腺结节的功能性（高功能、低功能、功能正常）。

除了病史及临床检查外，甲状腺结节的诊断手段包括实验室检查（基础 TSH、游离 T_3、游离 T_4、降钙素）、影像检查（超声、核素显像）以及细针抽吸细胞学检查。

表 5-6　甲状腺囊肿的超声表现
• 无回声
• 边缘光滑、清晰
• 后方回声增强
• 囊内无血流信号
• 加压可发生形变

灰阶超声上甲状腺结节形态多样。与周围腺体回声相比，结节可呈低回声、高回声或等回声，均匀或不均匀。结节周边常见低回声环或晕，与其他脏器（如肝脏）不同，该征象一般是良性甲状腺结节的表现（图 5-17）。

另外，结节内还可见钙化[中央部微钙化（图 5-18）或粗大钙化]及退行性囊性变（图 5-19）。

彩色多普勒成像上伴有退行性变的甲状腺结节周边可见环状血流（图 5-20）。当结节内部血流丰富时，提示为自主功能性腺瘤，尤其当患者同时伴有甲状腺功能亢进（图 5-21）。

但是，少数的甲状腺癌结节内部亦可探及血流信号。因此，仅基于血流情况并不能判断结节的良恶性。

与描述其他实质脏器的局灶性病变一样，描述甲状腺结节时需描述其大小、位置（左、右叶；上、中、下部）、回声（如前述，需与周围腺体回声对比），见表 5-7。在纵切面及横切面上测量单发或少发（数目为 2~5 个）结节的最大径（以毫米为单位）（图 5-22 和图 5-23），或描述其体积（长径×宽径×厚径×0.5）。对于多发结节（数目超过 5 个），需详细描述最大结节，包括回声、最大径、位置（上、中、下部）。

准确描述结节的位置以及退行性变的情况，有助于在随后的核素显像中找到与超声图像相对应的结

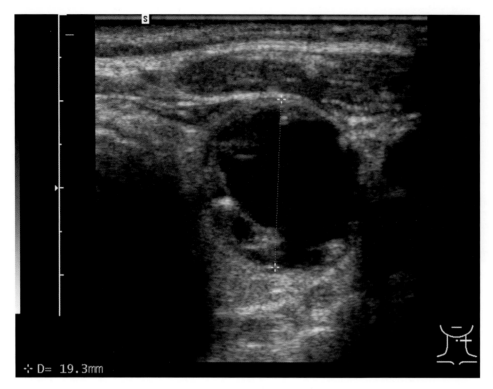

图 5-14 甲状腺结节伴退行性囊性变。

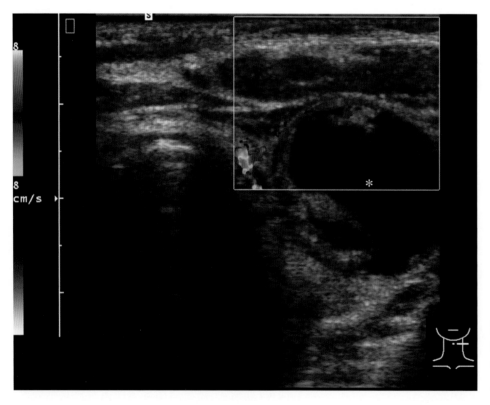

图 5-15 甲状腺结节伴退行性囊性变(彩色多普勒成像)。仅结节周边少量血流,囊性变区未见血流(星号)。

节。最好能直接将超声图像与核素显像结果进行对比(图 5-24)。

大部分甲状腺结节(>90%)为良性(表 5-8)。但发生退行性变的良性结节需与良性自主功能性腺瘤(bTSH 水平抑制)及少数的甲状腺恶性结节(甲状腺癌、转移癌)鉴别。

甲状腺腺瘤

甲状腺腺瘤患者常表现为甲状腺功能亢进[bTSH 水平降低和(或)T_3、T_4 水平升高]。与甲状腺肿中的反应性腺瘤样增生结节不同,甲状腺腺瘤是来源于上皮

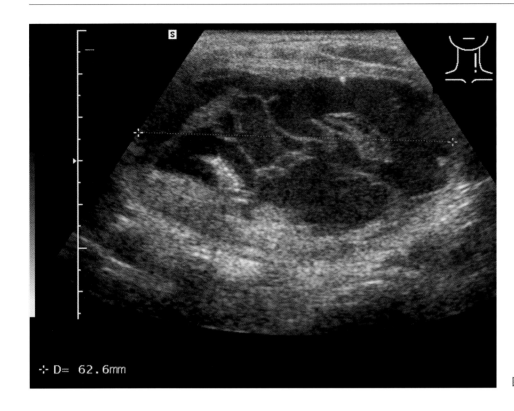

图 5-16　甲状腺囊肿伴出血。

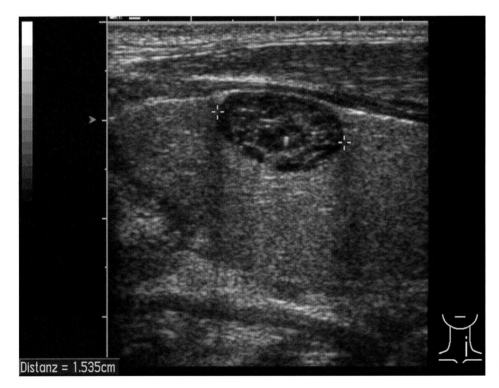

图 5-17　甲状腺结节。低回声环/晕提示良性病变。

细胞的肿瘤。甲状腺腺瘤呈略低回声、回声均匀（图5-25）。除了周边环状血流，彩色多普勒图像上部分高功能性腺瘤内部可探及血流信号（图5-24），而退行性变结节往往只显示周边血流。核素显像能明确诊断自主功能性腺瘤，但由于分辨率差，因此即使是核素抑制显像，亦不能显示直径<1cm 的结节。

甲状腺癌

随着年龄增长，甲状腺结节发病率高达 10%~50%，而甲状腺癌相对少见，因此鉴别甲状腺结节的良、恶性较为困难。根据德国肿瘤数据，甲状腺癌的发病率较低，约为 0.1%~1%，年发病率为 2~5 例/100 000人。因此，统计学上每 10 000~30 000 个结节中只有 1

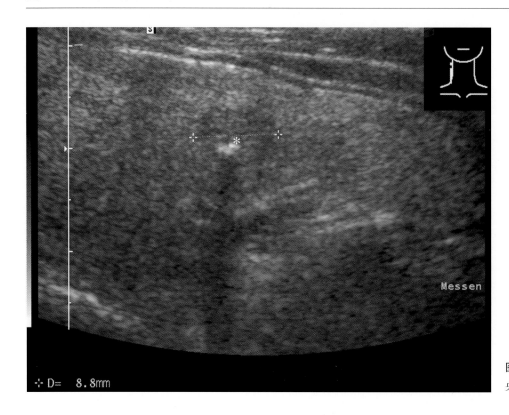

图 5-18 甲状腺低回声结节,中央见微钙化(星号)。

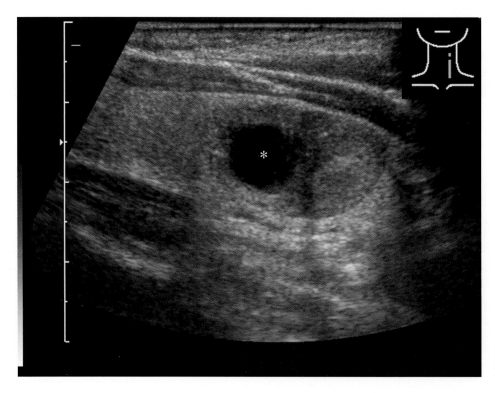

图 5-19 甲状腺结节。局部无回声,提示退行性囊性变区(星号)。

个是癌结节。

甲状腺癌中最为常见的病理类型是分化型甲状腺乳头状癌及甲状腺滤泡状癌。癌结节生长缓慢,以髓样癌为例,预后较好,5 年生存率达 70%~90%。未分化癌罕见,预后极差,生长迅速,多见于老年患者。甲状腺转移癌亦少见。甲状腺肿术后标本内常常能意

外检出甲状腺乳头状癌组织。辐射能诱发甲状腺癌(如切尔诺贝利和福岛核泄漏事故),且易早期发生颈部淋巴结转移。甲状腺滤泡状癌症状隐匿,往往先发现转移灶(骨骼、肺、脑转移)。髓样癌(C 细胞癌)中 80%是散发性的,其余为家族遗传性,后者又被称为多发性内分泌肿瘤 2 型(MEN2)。慢性腹泻为主要临

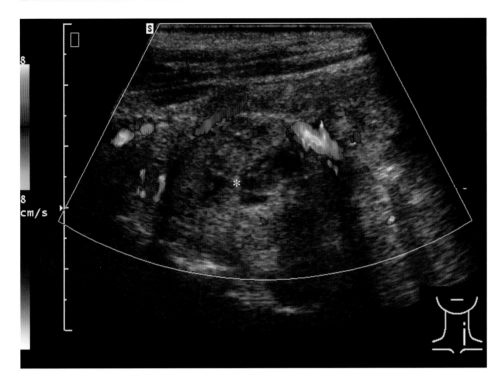

图 5-20　甲状腺结节伴退行性变(彩色多普勒成像)。

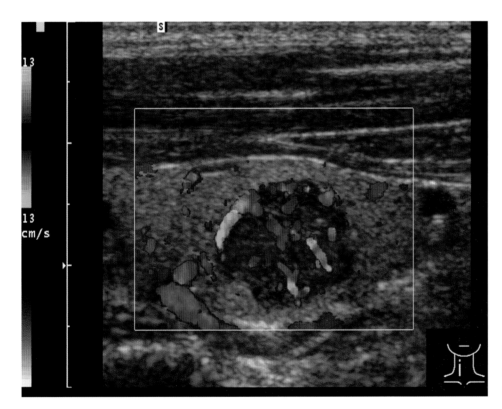

图 5-21　甲状腺结节血流丰富(彩色多普勒成像)，提示为自主功能性腺瘤。

床症状。实验室检查降钙素及癌胚抗原(CEA)水平升高。

　　表 5-9 列举了与甲状腺癌相关的一些临床信息。

　　声像图上甲状腺癌呈低回声，但需与良性结节鉴别，后者也常表现为低回声。

　　甲状腺癌明确的恶性征象包括局部浸润及直接侵犯周围组织结构(图 5-26)，伴或不伴有区域淋巴结转移(图 5-27)。美国临床内分泌医师协会(American Association of Clinical Endocrinologists, AACE)最新发布的指南内包含了基于超声诊断标准的风险评估(表 5-10)。

　　对任一可疑恶性结节，不论大小，都应行细针抽

表 5-7 记录甲状腺结节的表现

- 部位(左/右叶;上/中/下极)
- 回声(无回声、低回声、等回声、高回声)
- 大小/体积
- 均质性(均匀/不均匀)
- 边界(清晰/不清)
- 低回声晕(有/无)
- 血流(外周血流或及内部血流;程度)
- 微钙化(有/无)
- 形变(弹性成像有助于了解相关信息)
- 区域淋巴结情况

吸细胞学活检术予以定性。若结节不具有典型恶性征象(表5-10),需6~12个月后复查。若结节大小同前,可间隔1~2年复查,复查内容包括超声检查及bTSH水平检测。

核素显像对甲状腺结节的诊断价值

如今已不再推荐将核素显像用于甲状腺恶性病变的诊断,因其显示的低功能结节仅有不到1%为恶性,而且也不能检出直径<1cm的结节。尽管如此,核素显像对检出"热"结节(在甲状腺多发结节中显示自主代谢活性增高的结节;以及自主功能性腺瘤)具有重要的意义。对于bTSH水平降低的患者,核素显像能用来评估直径>1cm的甲状腺实性结节;对于碘缺乏地区多结节性甲状腺肿的患者,也可用来确定结节是否具有自主活性。

图5-28显示对甲状腺功能正常(TSH水平正常)的甲状腺实性结节的诊断流程图。

细针抽吸细胞学检查

细针抽吸细胞学检查(FNAC)的效能在很大程度上依赖于操作者及病理医师的经验。文献报道,FNAC诊断甲状腺恶性结节的敏感性为83%,特异性为92%。造成诊断不明确的原因包括穿刺抽吸活检获得的组织量不足、自身免疫性甲状腺炎等。操作需在超声引导下进行,有助于提高诊断成功率。FNAC证实为恶性的结节需手术切除。FNAC诊断不明确者,如发现坏死或异型性细胞,则需进一步证实(重复穿刺或手术切除)。细胞学检查结果为滤泡性肿瘤则属于不确定性诊断,可能为滤泡腺瘤或滤泡性癌,粗针穿刺活检可对此作出明确诊断。上述滤泡性肿瘤恶变率不足20%,因此手术并非首选的治疗方式。美国甲状腺协会(American Thyroid Association, ATA)发布的指南建议对细胞学检查结果为滤泡性肿瘤的甲状腺结节行核素显像检查。若表现为"冷"结节,其恶变风险增高,可行手术切除。反之,对于表现为功能活跃或正常的滤泡性肿瘤,可于3~6个月后行超声检查观察其变化。

表5-11列举了超声诊断甲状腺癌的局限性。

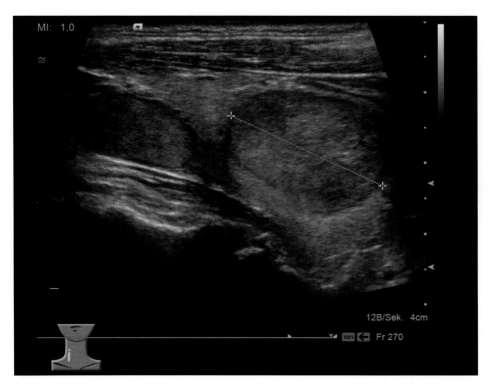

图5-22 甲状腺结节的测量(纵切面):最大纵径。

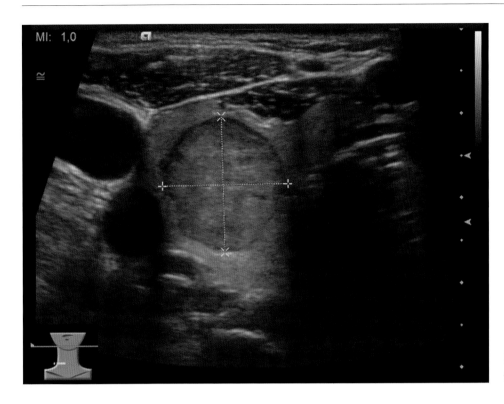

图 5-23 甲状腺结节的测量(横切面):最大横径、前后径。

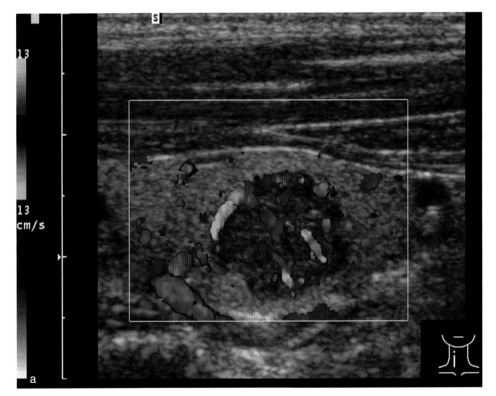

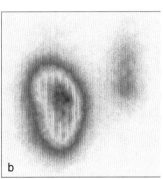

图 5-24 甲状腺腺瘤。(a)声像图:圆形低回声结节,直径约 1.5 cm,血流丰富(彩色多普勒)。(b)核素显像:与声像图相对应,为甲状腺自主功能性腺瘤(右叶)。

表 5-8 甲状腺良性结节的超声诊断标准

- 多发结节,呈圆形或椭圆形
- 内部回声均匀
- 边界清
- 结节周边见完整低回声或无回声晕环
- 内部呈高回声、等回声或无回声
- 彩色多普勒显示结节周边血流
- 未见区域淋巴结
- 粗大钙化

表 5-9 疑似甲状腺癌的临床表现

病史	甲状腺癌家族史
	颈部局部辐射接触史
	全身电离辐射接触史
	年龄<14 岁或>70 岁
临床表现	触诊质硬、活动性差结节
	结节增长迅速
	声带麻痹
	呼吸困难或吞咽困难
实验室检查	血降钙素及 CEA 升高(甲状腺髓样癌)

注:CEA,癌胚抗原。

甲状腺结节超声诊断新技术(弹性成像与超声造影)

弹性成像

甲状腺结节发生恶变的风险随着硬度的增加而增加。新技术如弹性成像能在超声检查过程中直接、实时反映组织的弹性。通过计算结节与正常组织的弹性系数有助于鉴别良、恶性结节。一项荟萃分析包括 8 项研究共 639 例经病理证实的甲状腺结节,分析结果表明,弹性成像诊断恶性结节的敏感性为 92%,特异性为 90%(95% 置信区间为 85%~95%),但特异性的差异较显著。弹性成像在甲状腺滤泡状癌(导致假阴性)及良性结节伴退行变、纤维化、钙化(导致假阳性)的诊断中存在局限性。弹性成像不适用于囊肿、结节包膜钙化、多结节性甲状腺肿。因此,有必要进行大样本量前瞻性研究以明确弹性成像的诊断价值。

超声造影

声学造影剂(超声造影剂)在显示微循环方面显著优于彩色及能量多普勒。微灌注特征对良、恶性结节的鉴别帮助不大。但是,造影能准确判断消融治疗(经皮乙醇固化治疗、热消融治疗)后病变坏死程度及有无残存的肿瘤组织,因此有助于评估消融的疗效。

目前,弹性成像及超声造影并非甲状腺病变的常规检查方法。

小结:甲状腺

目前,超声是疑诊甲状腺病变的首选检查方法。

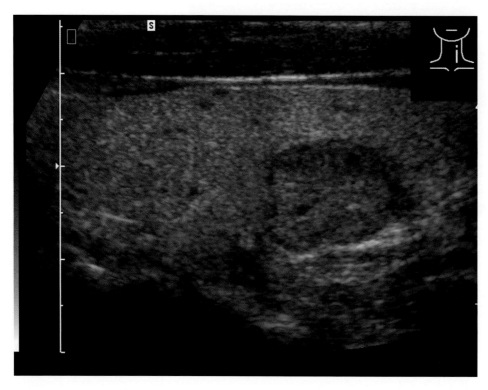

图 5-25 甲状腺腺瘤。结节约 1.4cm,边界清晰,呈均匀低回声。

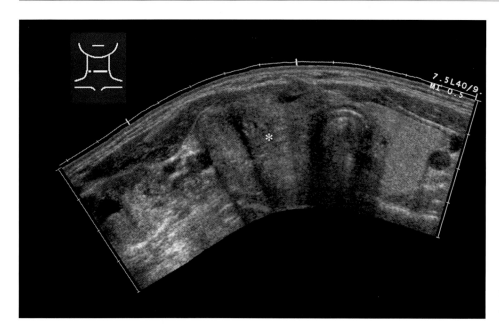

图 5-26　甲状腺癌。肿瘤局部浸润或直接侵犯周围组织结构（星号）。

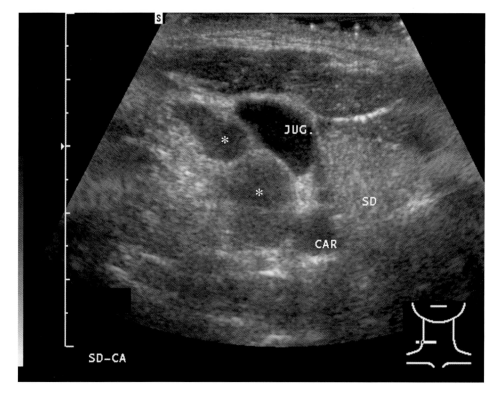

图 5-27　甲状腺癌局部浸润或直接侵犯周围组织结构，伴区域淋巴结转移（星号）。JUG，颈内静脉；SD，甲状腺；CAR，颈动脉。

超声实时成像且分辨率高，价廉、无创、应用广泛，是任意疑似甲状腺病变的基本检查方法。结合病史、查体，以及甲状腺功能不全的筛查指标即基础 TSH 水平，超声能提供有价值的诊断信息。对于甲状腺功能亢进者，需另行核素显像检查以明确是否存在自主功能性区。

　　根据临床信息及超声表现（灰阶及彩色多普勒成像），需对甲状腺结节进行风险分类。对于可疑恶性结节，不论其大小，均需进行 FNAC。针吸发现癌细胞或

可疑细胞者需进行手术切除。对于高危患者，即使根据超声标准诊断结节为良性，或者 FNAC 未发现恶性细胞，亦应在 6~12 个月后随诊复查。

甲状旁腺

　　即使采用高分辨率探头，超声亦不能显示正常大小的甲状旁腺。四个甲状旁腺分别位于甲状腺双侧叶的上、下极水平。少数人可有不止四个甲状旁腺，或存

表 5-10 疑似甲状腺癌的超声表现

- 单发结节
- 边界不清
- 晕环不完整或无晕环
- 回声不均匀；内见无回声
- 微钙化
- 核素显像上的"冷"结节内见血流
- 局部浸润或直接侵犯周围组织结构
- 区域淋巴结转移

表 5-11 超声诊断甲状腺癌的局限性

- 良性结节常见(占50%)
- 甲状腺癌少见
- 与恶性结节的诊断标准不符
- 细针抽吸细胞学检查结果假阴性(10%~20%)
- 25%的甲状腺癌直径<1cm，于甲状腺部分切除标本中偶然检出

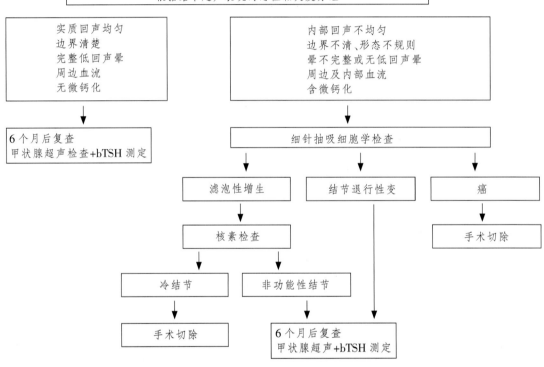

图 5-28 甲状腺结节诊断流程图。

在异位甲状旁腺。对于原发性或继发性甲状旁腺功能亢进患者，需对甲状腺上、下极相应区域进行横切面及纵切面扫查，寻找甲状腺外的低回声占位性病变。检查时需清晰显示甲状腺上、下极，并警惕胸骨后甲状腺肿。超声可显示直径≥5mm的甲状旁腺。甲状旁腺腺瘤多呈椭圆形、低回声、回声均匀、边缘光滑，紧邻甲状腺且与之分界清楚。扫查时在横切面与纵切面上需注意病变与甲状腺包膜的关系，以免将甲状腺病变误认为来源于甲状旁腺。若超声未能清晰显示甲状腺包膜，则不能断定低回声结节来源于甲状腺还是甲状旁腺。甲状旁腺恶性肿瘤超声表现为内部回声不均匀、边界不清、浸润性生长。位于甲状腺上、下极旁的局灶性低回声病变均不能除外为增大的甲状旁腺。

表现为高钙血症的原发性甲状旁腺功能亢进患者、长期低钙血症的继发性甲状旁腺功能亢进患者(慢性肾功能不全)，增大的甲状旁腺具有典型超声表现(图5-29)。对甲状旁腺进行术前定位，超声优于CT、MRI，仅次于术中探查。

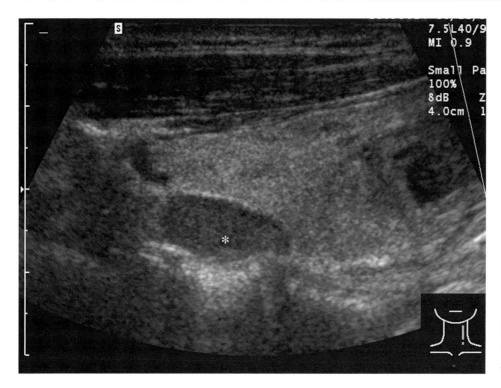

图 5-29　甲状旁腺腺瘤。结节约 1.3cm(星号)，位于甲状腺上极背侧外，边界清楚，内部低回声。

（胡敏霞 译）

参考文献

Bojunga J, Herrmann E, Meyer G, Weber S, Zeuzem S, Friedrich-Rust M. Real-time elastography for the differentiation of benign and malignant thyroid nodules: a meta-analysis. Thyroid 2010;20(10):1145–1150

Cooper DS, Doherty GM, Haugen BR, et al; American Thyroid Association (ATA) Guidelines Taskforce on Thyroid Nodules and Differentiated Thyroid Cancer. Revised American Thyroid Association management guidelines for patients with thyroid nodules and differentiated thyroid cancer. Thyroid 2009;19(11):1167–1214 Erratum in: Thyroid 2010;20(6):674–675 and Thyroid 2010;20(8):942

Delange F, Benker G, Caron P, et al. Thyroid volume and urinary iodine in European schoolchildren: standardization of values for assessment of iodine deficiency. Eur J Endocrinol 1997;136(2):180–187

Gharib H, Papini E, Valcavi R, et al; AACE/AME Task Force on Thyroid Nodules. American Association of Clinical Endocrinologists and Associazione Medici Endocrinologi medical guidelines for clinical practice for the diagnosis and management of thyroid nodules. Endocr Pract 2006;12(1):63–102 Erratum in: Endocr Pract 2008 Sep;14(6):802–803

Papini E, Guglielmi R, Bianchini A, et al. Risk of malignancy in nonpalpable thyroid nodules: predictive value of ultrasound and color-Doppler features. J Clin Endocrinol Metab 2002;87(5):1941–1946

Paschke R, Reiners C, Führer D, Schmid KW, Dralle H, Brabant G. Recommendations and unanswered questions in the diagnosis and treatment of thyroid nodules. Opinion of the Thyroid Section of the German Society for Endocrinology. [Article in German]. Dtsch Med Wochenschr 2005;130(31–32):1831–1836

Rago T, Scutari M, Santini F, et al. Real-time elastosonography: useful tool for refining the presurgical diagnosis in thyroid nodules with indeterminate or nondiagnostic cytology. J Clin Endocrinol Metab 2010;95(12):5274–5280

Reiners C, Wegscheider K, Schicha H, et al. Prevalence of thyroid disorders in the working population of Germany: ultrasonography screening in 96,278 unselected employees. Thyroid 2004;14(11):926–932

Schilddrüsenstudie Papillon 2003 and 2006. Available at: http://www.schilddruese.de/content/download/download-studie.pdf

第6章 颈部淋巴结

解剖

超声在头颈部浅表组织的应用已被证实,可较临床触诊更加敏感地识别和评估颈部 200~300 个淋巴结以及该区域的软组织病变。在颈部充分暴露和高空间分辨率的条件下,超声可以作为首选的检查方法,用于识别直径>3mm 的淋巴结。受检者通常采取颈部过伸位(见第 3 章和第 4 章)。

图 6-1 显示了一个正常的颈部淋巴结组织学表现。高分辨率声像图上的表现能与其组织结构相对应,并另有特点。

颈部淋巴结呈卵圆形或椭圆形,在淋巴结内部,通常有一个低回声边缘区,还有一个中央高回声门区(由血管及输出淋巴管组成的髓质淋巴窦)。

颈部淋巴结特征

大小及三维比例

虽然淋巴结的大小可作为分类标准,但却存在问题。由于颈部淋巴结特有的生理结构(卵圆形或椭圆形),结节大小应于三个垂直平面进行测量,即一个长轴径线和两个短轴径线(图 6-2)。

> **要点与误区**
>
> 二腹肌后腹的斜切面或横切面,与颌下腺后缘的Ⅱ区淋巴结易产生混淆。肌肉的羽状结构与淋巴结门相似。将探头旋转 90° 后,有助鉴别。

大部分评估以淋巴结的短轴径线为依据。判断淋巴结良恶性时,分区不同,采的短轴径线判定标准亦不同(ⅠB 和Ⅱ区:约 8mm;ⅠA、Ⅲ、Ⅳ区:约 5mm)。日常实践表明,这些标准不是绝对的。小的恶性淋巴结测量值常常低于界值,反应性增生的淋巴结也可以高出界值很多(如传染性单核细胞增多症)。

结合临床的全面评估很重要。

目前没有哪一种成像技术能准确判定微转移灶或最大径<3mm 的转移灶。

淋巴结门回声("门征")与灌注模式

在灰阶声像图中,可见一松果状回声结构从淋巴结中心突出(图 6-3 至图 6-5),通常简称为"门征",是一种正常的形态学表现。淋巴门区域高回声中心结构的缺失,是判断恶性肿瘤的标准之一。

恶性转移导致淋巴门结构发生改变或缺失。

彩色编码双功能超声(CCDS)显示高回声中央区

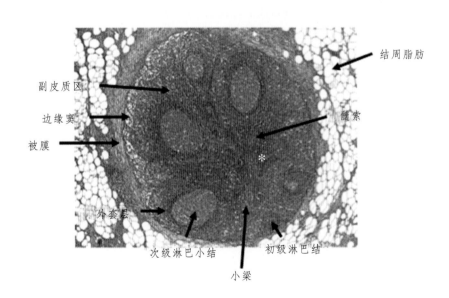

副皮质区

边缘窦

被膜

外套层

次级淋巴小结

小梁

初级淋巴结

结周脂肪

髓索

*

图 6-1 正常的淋巴结组织学图像。小梁从周边向中心延伸,勾勒出淋巴结门和包括血管(星号)在内的内部结构。(Reproduced with kind permission of A. Agaimy MD, Institute of Pathology, Erlangen Universit Hospital, Germany.)

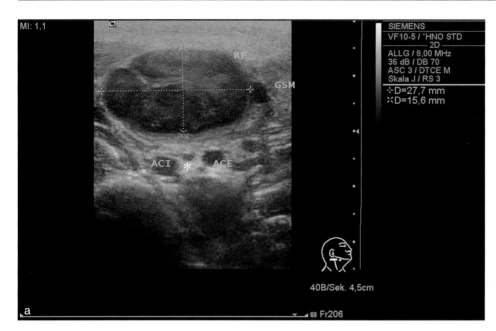

图 6-2a　右侧颈部Ⅱ区横切面。急性淋巴结炎。淋巴结(RF)呈椭圆形，短轴径线为 30mm×15mm，边界及内部结构清楚。在颈内动脉(ACI)和颈外动脉(ACE)之间还显示了迷走神经丛的断面（星号）。GSM，颌下腺。

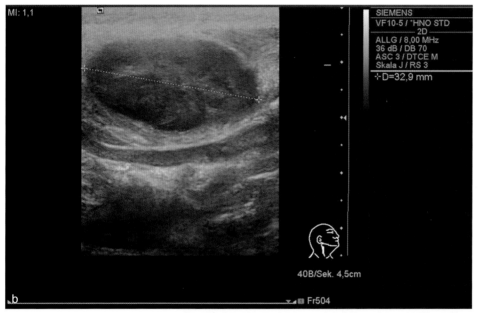

图 6-2b　右侧颈部Ⅱ区纵切面。急性淋巴结炎。椭圆形淋巴结长径为 32mm。

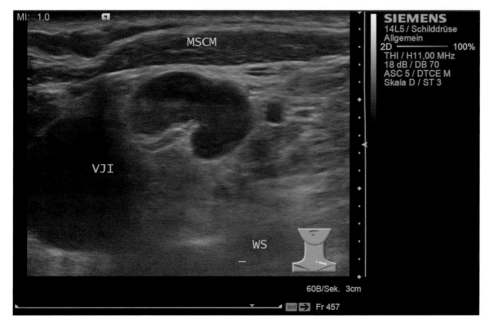

图 6-3　左侧颈部Ⅴ区横切面。淋巴结炎典型表现(肾形，淋巴门征，回声均匀)。MSCM，胸锁乳突肌；VJI，颈内静脉；WS，脊椎。

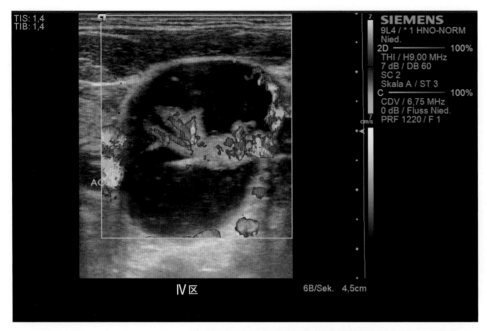

图 6-4 左侧颈部横切面，彩色多普勒声像图。颈总动脉（ACC）旁圆形淋巴结，边界清楚，CCDS显示典型的"门征"和门型血流灌注。淋巴结右侧可以看到输入和输出的结门血管。本例淋巴结虽然肿大，仍保持着正常的血管和门结构，为非霍奇金淋巴瘤。甲状腺乳头状癌颈部淋巴结转移时可于下颈部发现囊性肿块。

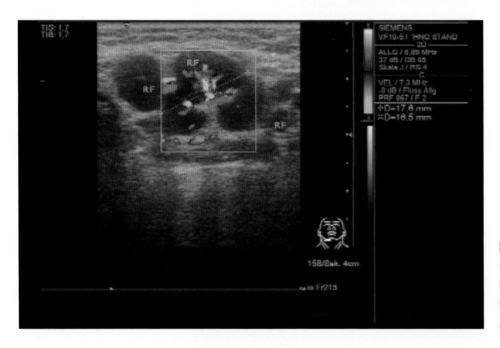

图 6-5 右侧颌下区横切面，彩色多普勒声像图。一个椭圆形淋巴结具有典型炎性淋巴结表现：清楚的"门征"，粗大淋巴门血管及外周分支。

的血流灌注，证实了"门征"的存在。在门区进出的淋巴结血管与组织学构造相对应（图 6-6；▶视频 6-1）。

灌注模式可用于确定淋巴结血管结构，发现病理改变。Tschammler 等用 CCDS 显示肿大淋巴结的血流灌注模式，根据其特征鉴别良恶性。反应性肿大淋巴结显示血管起源于淋巴门，呈辐射状分布（图 6-5 至图 6-8；▶视频 6-2）。

淋巴结内正常结构改变时可疑为恶变，包括偏心血供、外周血供及局灶无血供（图 6-9）。转移性淋巴结的特征性表现是血管分散在淋巴结的外周或被膜下（图 6-10；▶视频 6-3）

淋巴结形态

将形态作为评判淋巴结良恶性的标准是因为，椭圆形或肾形淋巴结在炎症进程中体积也会增大，但是即便是炎性增大，淋巴结仍保持椭圆形或纺锤形（图 6-3，图 6-11 至图 6-13），而恶性改变会导致淋巴结变得更圆一些。

Solbiati 指数（界值为 1.5 或 2.0）即长轴与短轴径线的比值（L/S），常被用来描述淋巴结的形态。L/S 比值<2.0 时疑为恶性。

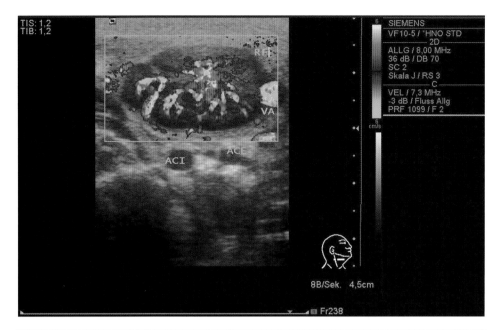

图 6-6　右侧颈部 Ⅱ 区横切面，彩色多普勒声像图。6 岁患儿，急性淋巴结炎。淋巴结(RF)呈椭圆形，长径约 25mm(可利用图像右侧刻度标尺估测)。显示从左上方"淋巴门"发出的分枝状血管。因为处于感染急性期，病灶内血流异常丰富，表现与病程一致。面动脉(VA)出现在图像的右侧，颈内动脉(ACI)及颈外动脉(ACE)位于淋巴结后方。

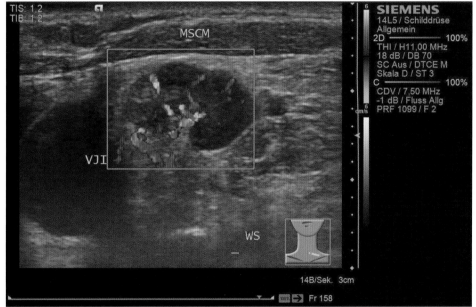

图 6-7　左侧颈部 Ⅴ 区横切面，彩色多普勒声像图。淋巴结有明显的"门征"和门型血流灌注(同图 6-3)。VJI，颈内静脉；WS，脊椎；MSCM，胸锁乳突肌。诊断：结节病。

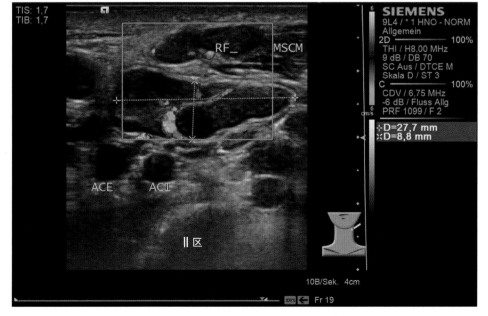

图 6-8　左侧颈部 Ⅱ 区横切面，彩色多普勒声像图。图中显示 Ⅱ 区两个淋巴结(RF 和量标处)，均呈椭圆形，L/S 比值>2.0，边界清晰，有明显的"门征"和结门灌注血流，提示反应性肿大。ACI，颈内动脉；ACE，颈外动脉；MSCM，胸锁乳突肌。

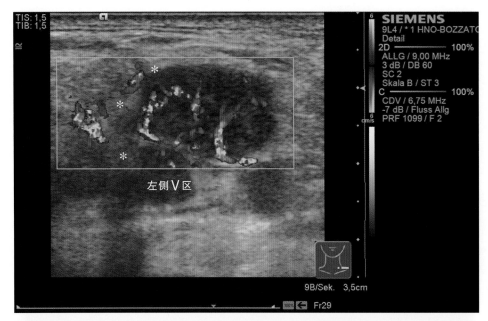

图 6-9 左侧颈部 Ⅴ 区横切面，彩色多普勒声像图。圆形淋巴结，边界不清（星号），显示不规则血管分布及走行，完全不同于正常结门灌注模式。诊断：淋巴结转移。

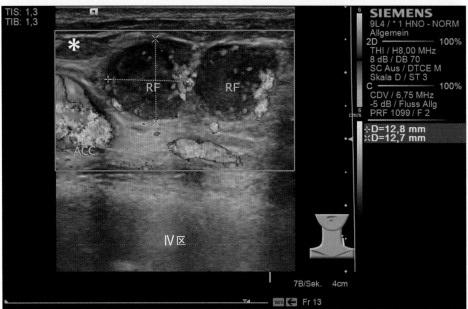

图 6-10 左侧颈部 Ⅳ 区纵切面，彩色多普勒声像图。两个圆形转移灶（RF），淋巴门消失，呈现被膜下灌注。其内部回声不均匀，且中心见回声减低区。由于头侧可以看到肩胛舌骨肌肌腹横切面（星号），以及颈动脉球部，此淋巴结定位为 Ⅳ 区。

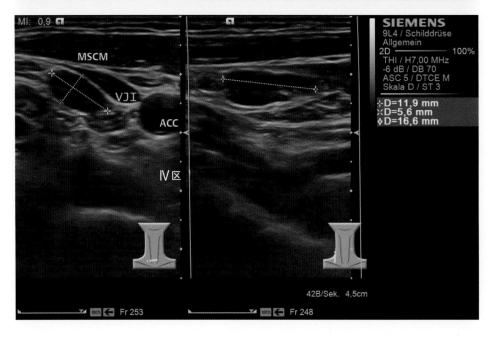

图 6-11 右侧颈部 Ⅳ 区分屏图。颈内静脉（VJI）外侧见一反应性增大的淋巴结，呈椭圆形，L/S 比值为 2.0，边界清晰，淋巴门显示清楚。左图显示另一较小的淋巴结，具有相同的形态，位于颈内静脉内侧。ACC，颈总动脉；MSCM，胸锁乳突肌。诊断：急性淋巴结炎。

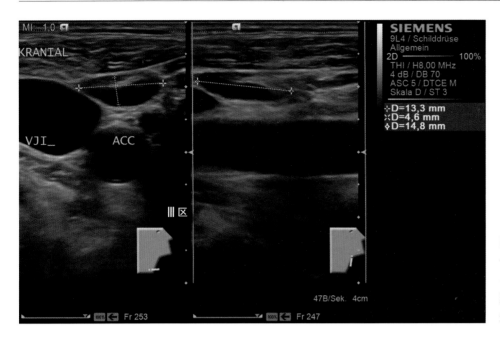

图 6-12 右侧颈部 Ⅲ 区分屏图。位于颈内静脉(VJI)和颈总动脉(ACC)之间的是一个增大的椭圆形反应性淋巴结。L/S 比值为 2.0，边界清晰，有"门征"。

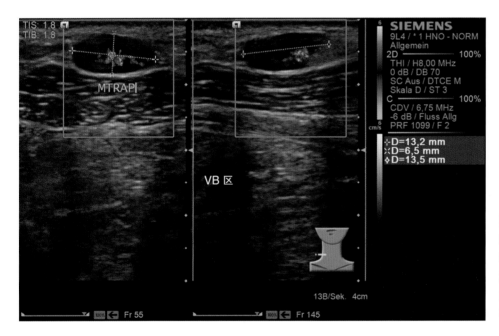

图 6-13 右侧颈部 V 区分屏图。彩色多普勒声像图上，一椭圆形淋巴结反应性增大，L/S 比值为 2.0，边界清楚，可见"门征"和结门灌注。MTRAP，斜方肌。诊断：弓形体病。

要点与误区

Ⅰ A 和 Ⅰ B 区、项部以及腮腺区的淋巴结，通常是圆形的。评估这个区域的淋巴结时不要轻易怀疑恶性。

淋巴结边界

颈部淋巴结通常与周围组织分界清晰，在超声触诊中活动良好。利用超声系统的局部放大功能可清晰显示淋巴结被膜，还可以根据动脉搏动观察淋巴结与周边组织的相对运动关系(图 6-14 和图 6-15；▶视频 6-4 和视频 6-5)。如果颈部淋巴结边界不清楚，应

首先考虑是否扫查条件不理想。

如显示广泛浸润征象，需结合临床来鉴别严重的炎症反应与肿瘤性增生。

在炎性进程中，如果声像图中淋巴结边界不清，提示感染蔓延至被膜外，例如脓肿或蜂窝织炎。

对于恶性病变(转移灶、淋巴瘤)，边界不清或棒状增厚提示肿瘤增生或淋巴结被膜浸润，由于其敏感性和特异性较高，也可作为恶性肿瘤的诊断标准(图 6-16 和图 6-17)。受累淋巴结活动度减低或消失。

结内回声均匀性

声像图上，淋巴结的皮质(低回声)和门(高回声)

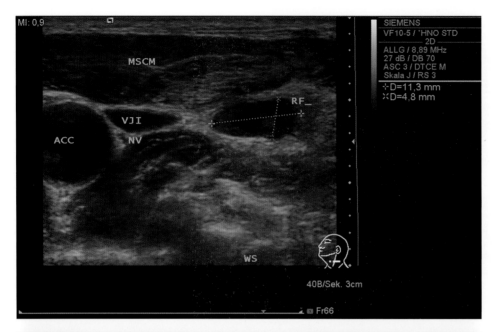

图 6-14 左侧颈部Ⅳ区横切面。乍看之下,淋巴结为椭圆形,边界清楚。侧端略呈分叶状膨凸,这个特征对于疑为恶性肿瘤的患者可能有意义,但是这个患者为急性呼吸道感染。ACC,颈总动脉;MSCM,胸锁乳突肌;NV,迷走神经;RF,淋巴结;VJI,颈内静脉;WS,脊椎。

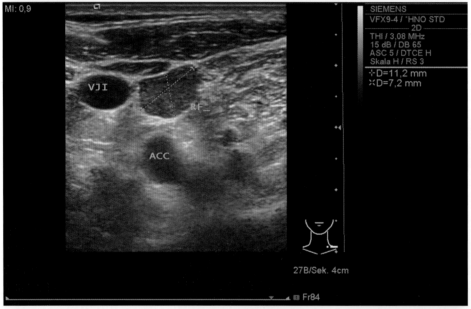

图 6-15 左侧颈部Ⅳ区横切面。淋巴结转移(RF),不规则圆形,边缘较清晰。内部回声均匀。ACC,颈总动脉;VJI,颈内静脉。

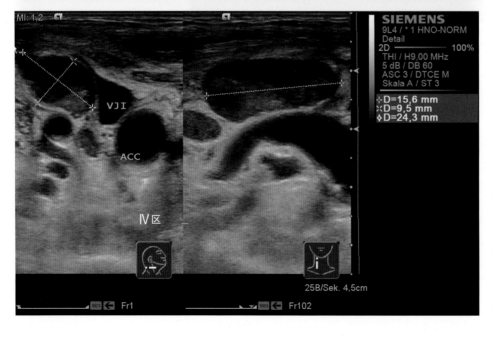

图 6-16 右侧颈部Ⅳ区分屏图。这个淋巴结横切面呈分叶状,位于颈内静脉(VJI)上方。右图是纵切面,淋巴结显示为椭圆形,边界清楚,其头侧另见一个形态更圆的淋巴结。纵切面和横切面均未观察到淋巴结门。ACC,颈总动脉。诊断:淋巴结转移。

回声均质(图 6-18)。回声明显不均提示恶性可能(图 6-19 至图 6-21)。

6-24)。

对于反应性增生的淋巴结,中心出现无回声区是脓肿形成的典型表现。中心无回声区的液化坏死主要见于分枝杆菌感染和放线菌病(见下文)。另外,内部出现高回声或钙化是淋巴结结核的特征性表现,也可见于甲状腺乳头状癌淋巴结转移。

要点与误区

超声成像分辨率越来越高,导致淋巴结内或多或少呈现不均质的回声,实际上并不一定是恶性的表现。

恶性肿瘤转移时,淋巴结结构发生变化,皮质和门的分界消失(图 6-22)。内部回声不均匀,伴有无回声区(坏死)以及中心的血流灌注减少(图 6-23 和图

淋巴结分布

颈部分布

炎症病程中,位于病变器官淋巴引流通道上的淋巴结会出现反应变化。下颈部明显增大的淋巴结很少

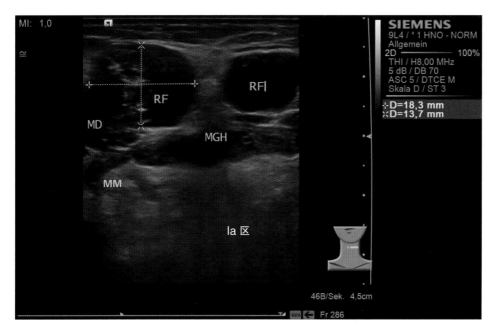

图 6-17 口底部 I A 区横切面。口底恶性肿瘤病史。图中见两个圆形占位性病变(RF),与右侧二腹肌(MD)分界不清提示其恶性可能,此外,其圆形和分叶状的外形也很可疑,尤其是位于左侧的淋巴结回声明显不均。MGH,颏舌骨肌;MM,下颌舌骨肌。诊断:淋巴结转移。

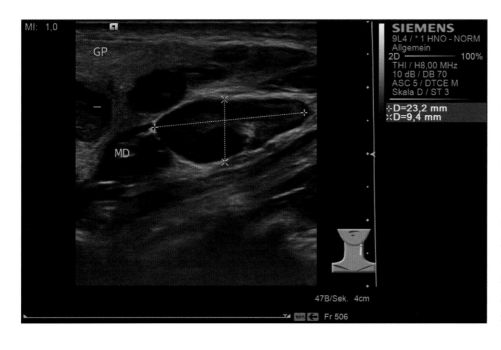

图 6-18 左侧颈部纵切面。颈部 II 区、邻近腮腺床(GP)见一椭圆形淋巴结,边界清楚,可见"门征"。其头侧似乎见一形态更圆的占位性病变,内伴分隔。实际上那是二腹肌(MD)的断面,与淋巴结形似,容易混淆。头侧的方向,于腮腺下极显示 3 个淋巴结,同时与腮腺下缘、颌下腺侧后毗邻,被称为"库特纳淋巴结"。诊断:病毒感染所致的颈部及腮腺急性淋巴结炎。

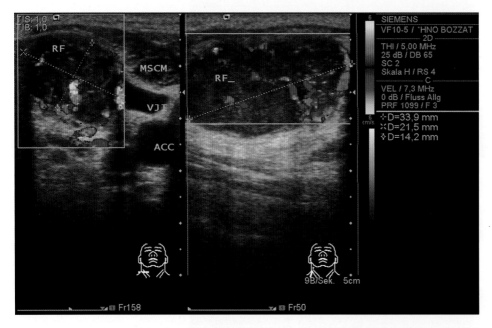

图 6-19 右侧颈部 Ⅱ~Ⅲ 区分屏图。颈外动脉(ACE)和颈内动脉(ACI)前方、颈内静脉(VJI)内侧见一占位性病变,回声明显不均。形态与鳃裂囊肿相似,但是后者内部不会有血流灌注。MSCM,胸锁乳突肌。诊断:淋巴结转移。

图 6-20 右侧颈部 Ⅳ 区分屏图。占位性病变(RF)位于颈总动脉(ACC)和颈内静脉(VJI)外侧,内部回声不均匀。彩超上显示外周型、弥散的血流灌注,结合其内部回声不均的特点,符合转移性淋巴结的表现。MSCM,胸锁乳突肌。诊断:淋巴结转移。

是由于炎性病变引起的,而多见于恶性肿瘤。结合临床资料有助于做出正确的判断(图 6-25)。

注意观察淋巴结的分布特点有助于缩小鉴别诊断范围(图 6-26 和图 6-27)。实体瘤的淋巴结转移通常最先在相关淋巴引流通道上被发现。特别是在颈部,许多类型的恶性淋巴瘤易于聚集成团。

要点与误区

评估颈部淋巴结是否恶性的声像图标准:

1. 大小和三维比例;
2. 是否存在淋巴结门以及灌注模式;
3. 淋巴结形态;
4. 淋巴结边界;
5. 结内回声均匀与否;
6. 淋巴结分布。

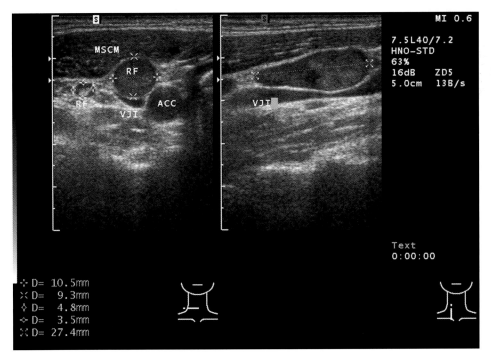

图 6-21 右侧颈部 Ⅲ 区分屏图。恶性肿瘤随访患者。相较于正常淋巴结形态，此淋巴结下部明显膨凸，内部回声明显不均。ACC，颈总动脉；VJI，颈内静脉；MSCM，胸锁乳突肌。诊断：联合治疗后 6 个月，淋巴结转移复发。

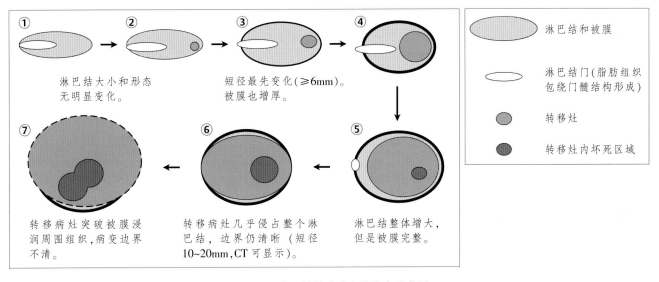

① 淋巴结大小和形态无明显变化。

② 短径最先变化（≥6mm）。被膜也增厚。

④ ⑤ 淋巴结整体增大，但是被膜完整。

⑥ 转移病灶几乎侵占整个淋巴结，边界仍清晰（短径 10~20mm，CT 可显示）。

⑦ 转移病灶突破被膜浸润周围组织，病变边界不清。

淋巴结和被膜

淋巴结门（脂肪组织包绕门髓结构形成）

转移灶

转移灶内坏死区域

图 6-22 淋巴结转移形态学演变示意图。

炎性病变

急性与慢性淋巴结炎

灌注或淋巴引流模式的改变反映了免疫系统的活性，这种改变可以在声像图上清晰地呈现出来。

炎症刺激可以使引流淋巴结反应性增大，在彩色多普勒图像上呈现高灌注血流。

炎症消退，淋巴结大小和高灌注水平会恢复正常。但持续处于慢性炎症阶段的情况也不少见（参见图 6-2，图 6-3，图 6-5，图 6-6，图 6-11，图 6-12，图 6-14 和图 6-18）。

> **要点与误区**
>
> 经常吸烟会刺激上呼吸消化道上皮细胞，导致肿大淋巴结增多，具有慢性淋巴结炎的临床表现。另一个常见的导致淋巴结增大的病因是牙源性。

EB 病毒与单核细胞增多症

临床上单核细胞增多症导致的淋巴结增大，多见于儿童和青年，常聚集成团出现。这些淋巴结有时可以很大，表明儿童、青少年、青年对免疫刺激的反应较

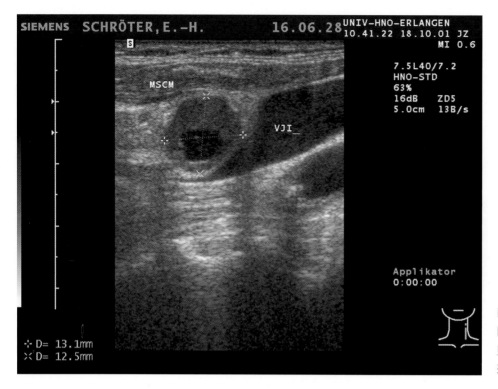

图 6-23　左侧颈部Ⅲ区纵切面。圆形的转移性淋巴结，边界不规则，中心无回声区提示坏死。VJI，颈内静脉；MSCM，胸锁乳突肌。

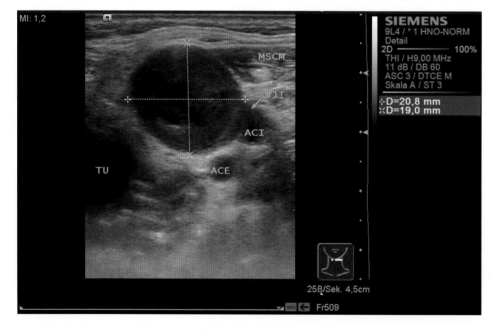

图 6-24　左侧颈部Ⅱ区横切面。颈内动脉和颈外动脉内侧，圆形病灶内部出现无回声区（中央坏死），这被认为是恶性病变的一个征象。图像左下方是一个边界不清、内呈低回声的原发肿瘤（TU），来源于左侧口咽。位于胸锁乳突肌（MSCM）前缘和颈内动脉（ACI）之间的颈内静脉（VJI）受累。使用 Valsalva 动作有助于其更好地显示。ACE，颈外动脉。

成年人大得多（图 6-28）。

　　这些颈部肿块通常质软且有压痛。根据引起感染的器官所在的部位，淋巴结（通常是多发）分布于单侧或双侧颈部（图 6-29 至图 6-31）。分布区域和大小也可以同青少年淋巴瘤图像相仿。

淋巴结脓肿形成

　　随着炎症进展，细菌性感染可以引起液化，声像图上表现为边界不规则的无回声区。远场回声增强是特征性表现，探头施加压力可以看到液体分泌物的流动（图 6-32）。

　　彩色血流图上显示脓腔内没有血流，周边组织血流丰富（图 6-33；▶视频 6-6 和视频 6-7）。受炎症累及的周边组织回声减低，炎性反应导致组织增厚、结构松散。

颈部脓肿

　　引起颈部脓肿的主要原因是淋巴结炎脓肿形成

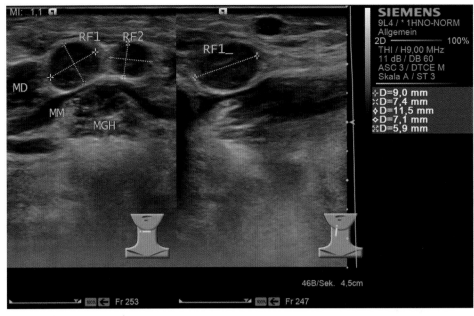

图 6-25　右侧口底分屏图。ⅠA 区正中两个圆形淋巴结（RF1、RF2），内部回声不均。如果是急性牙源性感染所致的反应性增生，其"门征"应该更清晰，且边界更清楚。一旦临床怀疑口底、舌、或鼻腔鼻窦区肿瘤时，应考虑到这两个淋巴结有转移的可能性。MD，二腹肌；MGH，颏舌骨肌；MM，下颌舌肌。组织学诊断：淋巴结转移。

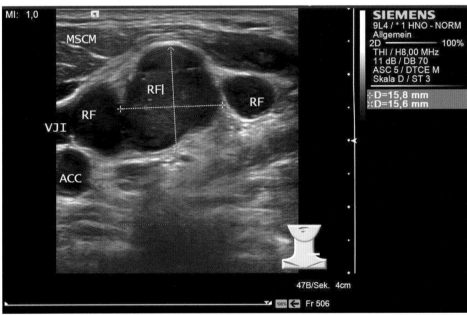

图 6-26　左侧颈部 V 区横切面。锁骨上、下区多发圆形低回声淋巴结（RF）。淋巴结部分边界不清，淋巴结门消失。ACC，颈总动脉；MSCM，胸锁乳突肌；VJI，颈内静脉。诊断：小细胞肺癌转移。

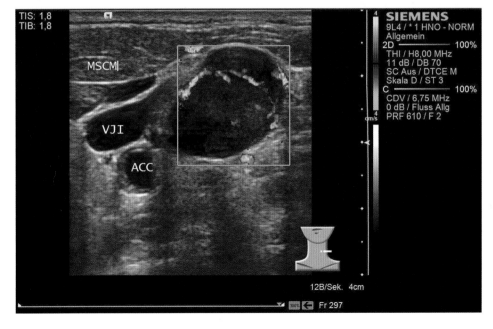

图 6-27　左侧颈部 V 区横切面，彩色多普勒声像图。多个圆形淋巴结，内呈不规则的偏心性灌注，彩超上也不能显示淋巴结门。淋巴结活检证实为支气管小细胞癌的淋巴结转移（同图 6-26）。锁骨上窝处的淋巴结也称为"Virchow 淋巴结"。因为它们接受腹腔淋巴管引流，所以可用来提示腹腔肿瘤。ACC，颈总动脉；MSCM，胸锁乳突肌；VJI，颈内静脉。诊断：小细胞肺癌转移。

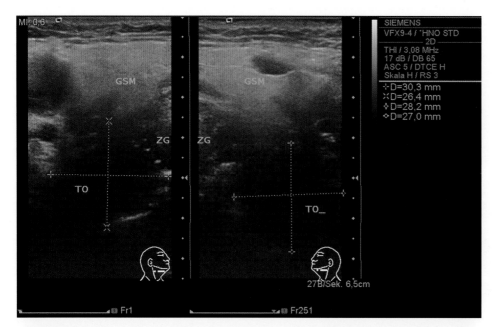

图 6-28 双侧颌下区分屏图。21岁急性单核细胞增多症患者，双侧扁桃腺(TO)增大。GSM，颌下腺；ZG，舌根。

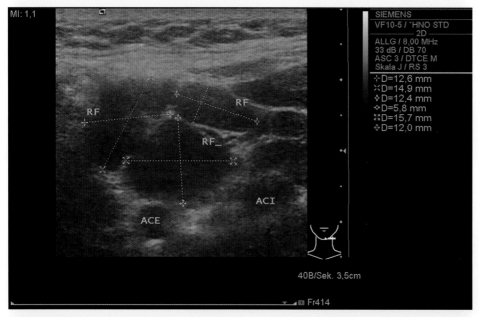

图 6-29 左侧颈部横切面。与图 6-28 为同一患者，为急性单核细胞增多症。位于Ⅱ区的数个淋巴结在颈总动脉分叉(ACI,ACE)前方聚集成团。

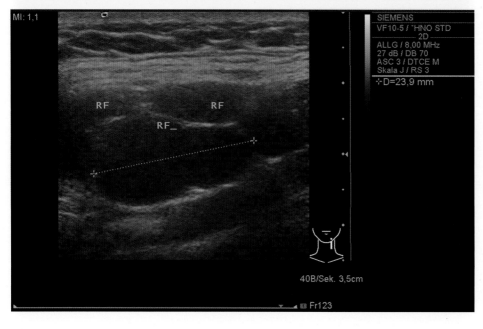

图 6-30 左侧颈部纵切面。与图 6-28 和图 6-29 为同一患者，为单核细胞增多症。纵切面上淋巴结互相之间由薄层结缔组织分隔，边界不清。边界不清是由淋巴结周围炎导致的，容易被误认为恶性征象。RF，淋巴结。

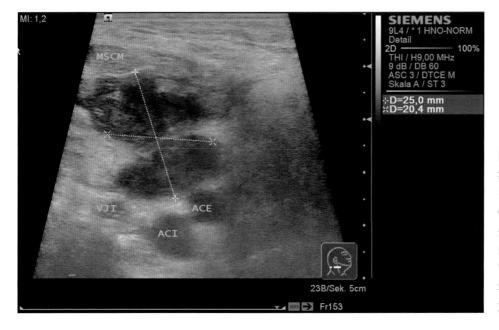

图 6-31　右侧颈部 Ⅱ 区纵切面宽景成像。与图 6-28 和图 6-30 为同一患者。对侧颈部 Ⅱ 区淋巴结最大径 42mm×17mm，上界达颌下腺(GSM)。

图 6-32　右侧颈部 Ⅱ 区横切面。淋巴结脓肿形成。在颈内动脉(ACI)、颈外动脉(ACE)前方、胸锁乳突肌(MSCM)下方，见两个分叶状占位性病变，呈不均匀低回声。尽管与周边界限不清，还是可以分辨出其中心的无回声区。在复合成像高增益条件下后方回声只是轻度增强。VJI，颈内静脉。

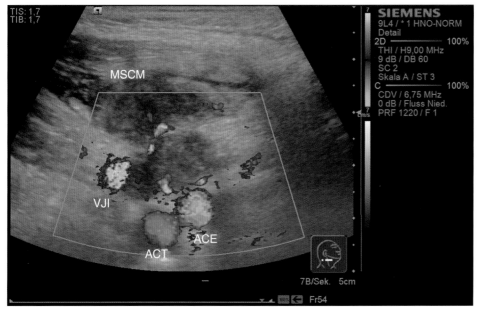

图 6-33　右侧颈部横切面。与图 6-32 为同一患者。在颈部 Ⅱ 区可见淋巴结脓肿形成。位于颈内、外动脉和颈内静脉(VJI)之前，胸锁乳突肌(MSCM)下方。CCDS 没有显示淋巴结门灌注，显示了不规则的周边血流。

（第 8 章 102 页）、扁桃体或牙源性感染、扁桃体周围脓肿、乳突炎、口腔或咽部黏膜病变，还有异物。颈部脓肿与淋巴结脓肿的声像图表现类似，沿着颈部筋膜发展延伸（图 6-34 至图 6-36；▶视频 6-8）。

非结核分枝杆菌病（MOTT）

感染非结核分枝杆菌病（NTM），即淋巴结结核，在 6 岁以下的儿童比较常见。颈部淋巴结炎（颌下、耳前、颏下）导致结内脓肿形成，形成瘘管延伸至皮肤。受感染的淋巴结多呈分叶状，伴有中心或偏心的无回声区（图 6-37 至图 6-39）。瘘管是从皮肤到化脓淋巴结之间的低回声通道。受感染的淋巴结也见于颌下腺床和腮腺内（图 6-40 和图 6-41）。

结核

颈部淋巴结结核(TB)的临床表现为多发淋巴结肿大，触感较硬。声像图表现为内部回声不均匀，可见不规则的无回声囊变区（图 6-42）。形成无回声区的病理基础是干酪样坏死。还可观察到呈强回声的结内钙化，伴有后方声影（图 6-43）。淋巴结轮廓不清是周围炎症所致。

放线菌病

放线菌病是由革兰阳性厌氧菌放线菌感染引起的，多感染面部和颈部（>50%）。表现为皮下组织板样浸润，伴硬结、瘘和溃疡。超声图像可以精确地显示脓肿和瘘的深度及范围（图 6-44 和图 6-45）。局限性脓

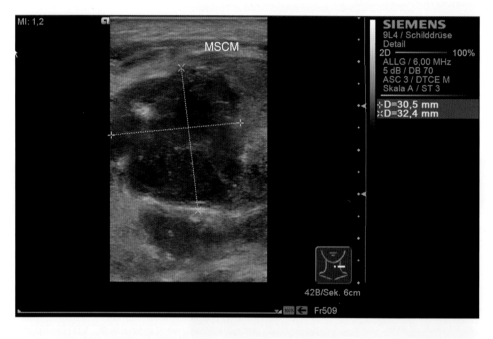

图 6-34　左侧颈部横切面。胸锁乳突肌（MSCM）前缘深侧的脓肿，内呈不均质低回声，提示脓性内容物含不同质的液体和黏性成分。分叶状脓肿与肌腹分界不清。

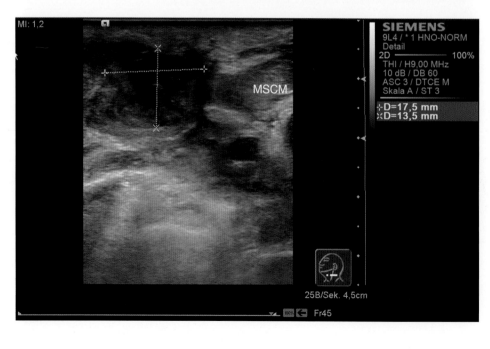

图 6-35　左侧颈部横切面。颈部脓肿位于甲状软骨（图像左下方斜带样高回声，星号）和胸锁乳突肌(MSCM)之间的浅侧。其外侧组织回声减低，深侧组织则结构疏松，两者之间分界不清。炎症自胸锁乳突肌前缘下方向深侧组织蔓延。

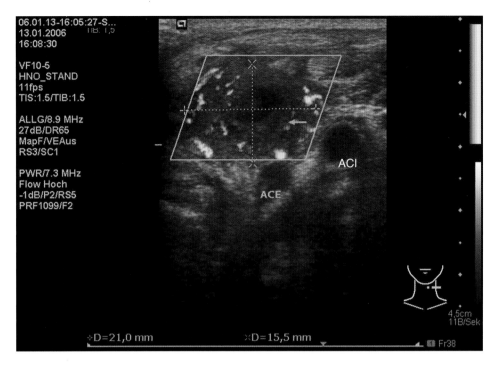

图 6-36　左侧颈部横切面,彩色多普勒声像图。来源于化脓性淋巴结的局限性颈部脓肿。脓肿区域位于颈动脉分叉(ACE,ACI)内侧,边界不清,呈低回声,中央见无回声区。CCDS 显示病变组织内血流丰富,但是在液化中心没有血流信号。ACE,颈外动脉;ACI,颈内动脉。

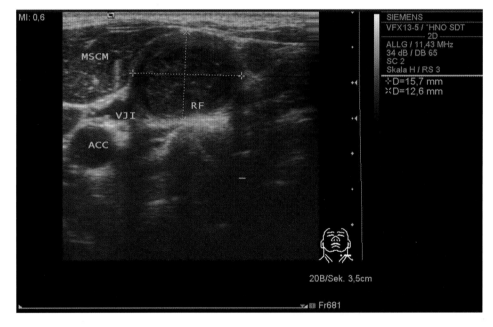

图 6-37　左侧颈部 V 区横切面。8 岁儿童,淋巴结压痛。血管鞘(ACC,VJI)与胸锁乳突肌(MSCM)外侧见一圆形淋巴结,呈不均匀低回声,"门征"缺失。ACC,颈总动脉,VJI,颈内静脉。诊断：非结核分枝杆菌病(MOTT)。

肿可以在超声引导下进行抽吸或引流。

淋巴结肿大的鉴别诊断

导致颈部淋巴结增大的感染或炎性病变还有很多。不是每一病变都有其特征性的声像图表现(表 6-1),必须结合临床表现、实验室检查和生物光学显微镜检查明确诊断。

良性肿瘤

尽管其他章节（第 10 章第 156 页，第 12 章第

178 页）也会论述位于颈部软组织的肿瘤,仍有两种病变需在此强调,因其较常见且好发于颈部。

脂肪瘤

脂肪瘤通常位置表浅,为纺锤形、边界清晰的低回声,呈现特征性的高回声条带或"羽状"结构(图 6-46 和图 6-47)。对于位置表浅的脂肪瘤,可以显示其包膜,对于位置深在呈浸润性生长的脂肪瘤,超声同样可以识别出其不清晰的边界。某些系统性疾病(如马德隆病,又称劳-邦综合征或马颈圈病)可见多发不同大小和范围的脂肪瘤。

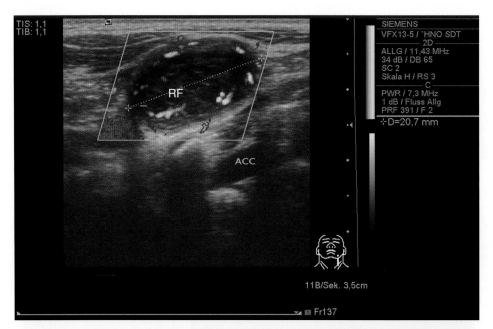

图 6-38　左侧颈部 V 区纵切面，彩色多普勒声像图。此界限清楚的椭圆形淋巴结 (RF) 显示周边型血流，外周至中心回声逐渐减低。ACC，颈总动脉。诊断：非结核分枝杆菌病 (MOTT)。

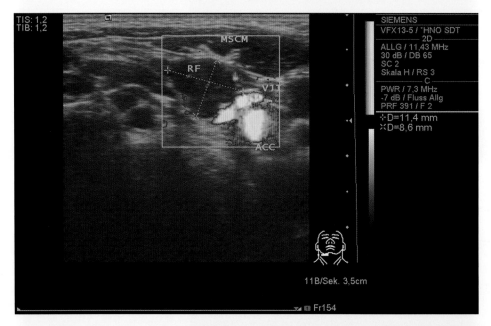

图 6-39　右侧颈部 II 区横切面。在对侧颈部可以看到小的分叶状淋巴结 (RF)。这些淋巴结没有显示"门征"；偏心性血流，且在外周更明显。ACC，颈总动脉；MSCM，胸锁乳突肌；VJI，颈内静脉。诊断：非结核分枝杆菌病 (MOTT)。

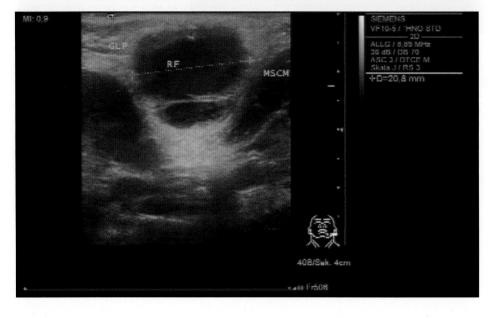

图 6-40　左侧颈部 II 区横切面。非结核分枝杆菌感染累及腮腺床 (GLP)。低回声、分叶状的淋巴结 (RF) 聚集成团。MSCM，胸锁乳突肌。诊断：非结核分枝杆菌病 (MOTT)。

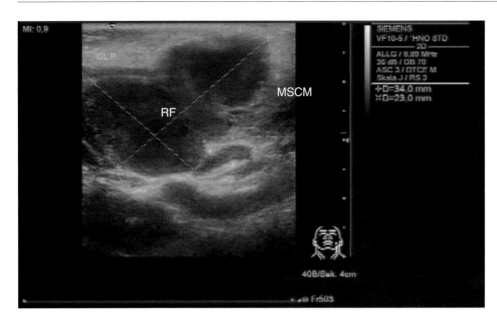

图 6-41 左侧颈部Ⅱ区纵切面。非结核分枝杆菌感染累及腮腺床。低回声、分叶状淋巴结(RF)凸入到腮腺内。MSCM,胸锁乳突肌。诊断：非结核分枝杆菌病(MOTT)。

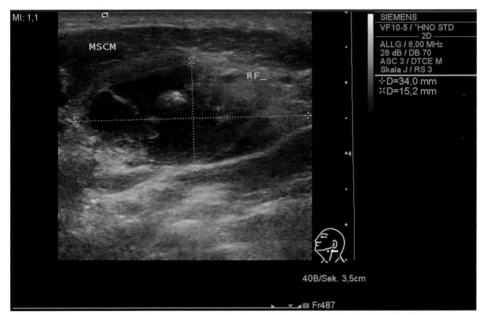

图 6-42 左侧颈部Ⅱ区横切面。TB 淋巴结增大。纺锤形淋巴结(RF)回声不均匀，局部呈无回声，导致中央高回声反射区形成，不要与"门征"混淆。MSCM,胸锁乳突肌。诊断:结核。

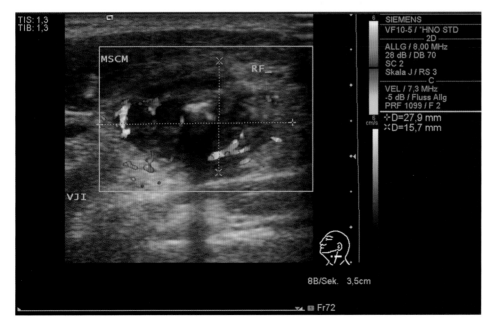

图 6-43 左侧颈部Ⅱ区横切面，彩色多普勒声像图。淋巴结(RF)中心反射区伴后方声影，表现与涎石类似。呈周边型血流而未见淋巴结门血流，原因是淋巴结中央结构被炎症累及。MSCM,胸锁乳突肌;VJI,颈内静脉。诊断:结核。

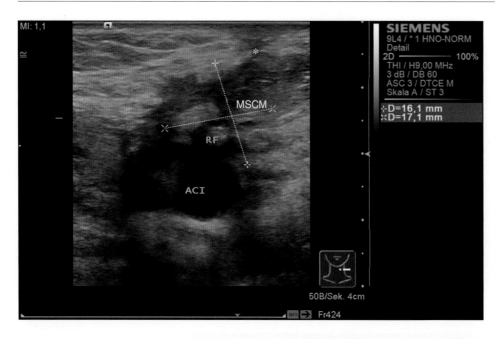

图 6-44　左侧颈部Ⅱ区横切面。放线菌病。感染的淋巴结液化、形成脓肿，引起淋巴结周围炎，呈边界不清的低回声。颈动脉旁淋巴结显示不清。炎症已经累及皮下组织，常常形成瘘管(星号)。ACI，颈内动脉；MSCM，胸锁乳突肌。

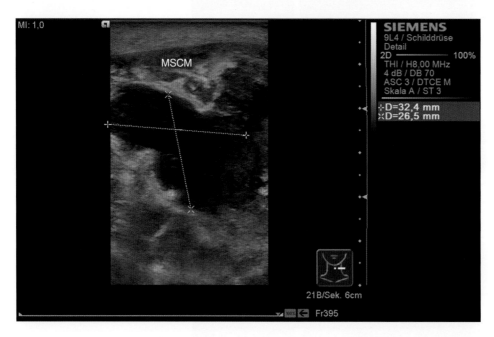

图 6-45　左侧颈部横切面。炎症病灶位于胸锁乳突肌(MSCM)前缘下方，呈无回声，外形为分叶状，与皮肤不相通。颈部脓肿。

表 6-1　颈部淋巴结肿大的鉴别诊断

非感染 原因	结节病(图 6-3 和图 6-7)
	Kikuchi 病(组织细胞性坏死性淋巴结炎)
	Rosai-Dorfman 综合征(窦性组织细胞增生伴巨大淋巴结病)
	Castleman 病(血管滤泡性淋巴结增生)
感染性 原因	病毒感染，如 EB 病毒(图 6-28 至图 6-31)、巨细胞病毒、风疹病毒、人类免疫缺陷病毒
	真菌感染
	弓形体病(图 6-13)
	结核(图 6-42 和图 6-43)，MOTT(图 6-37 至图 6-41)
	巴尔通体病、猫抓病、耶尔森鼠疫杆菌病、李斯特菌病、梅毒、土拉菌病、布氏菌病、放线菌病(图 6-44 和图 6-45)

淋巴管瘤或囊状水瘤

　　淋巴管瘤是胚胎期淋巴管闭合异常形成的，胚胎期第 6 周后，它们没有与静脉系统形成连接，而是退变形成残留的囊腔。其特点是范围广、呈浸润性生长。淋巴管瘤通常位于侧颈部。临床和超声触诊都呈现均匀一致的软垫状触感。

　　超声检查可以显示病变的实际范围，临床触诊常低估(图 6-48 至图 6-53)。

要点与误区

　　超声引导下可将硬化剂精确注入较大的囊性病变进行治疗。

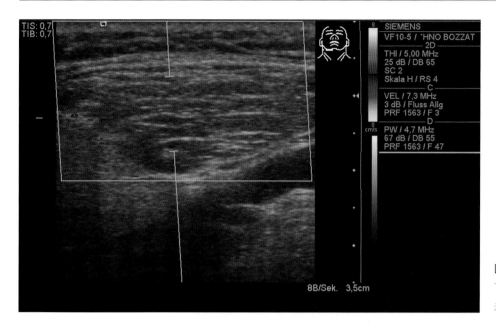

图 6-46　右侧颌下区横切面。皮下脂肪瘤呈纺锤形，低回声，内部未见血流信号。

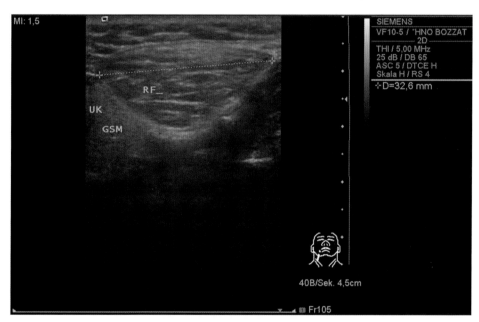

图 6-47　右侧颌下区纵切面。脂肪瘤（RF）位于颌下腺（GSM）浅侧，与腺体分界清楚。UK，下颌骨。诊断：脂肪瘤。

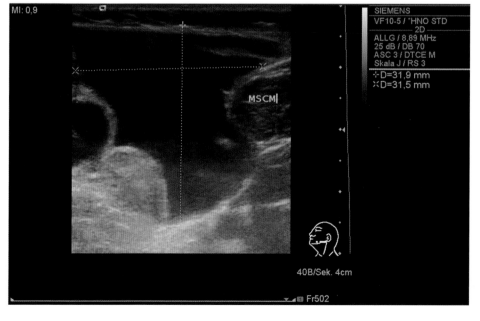

图 6-48　左侧颌下区横切面。囊性淋巴管瘤，内部无回声，可见纤细分隔。在这个病例中，胸锁乳突肌（MSCM）前缘构成了淋巴管瘤的外侧边界。

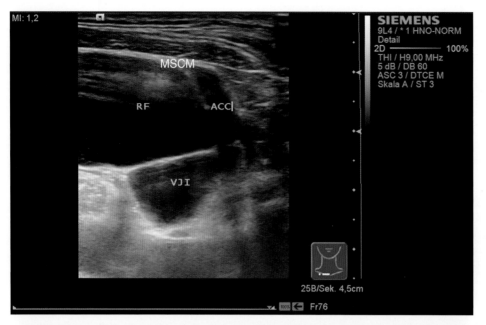

图 6-49 右侧颈部 V 区横切面。一个边界清楚的无回声病变（RF），位于颈内静脉（VJI）和颈总动脉（ACC）外侧。MSCM，胸锁乳突肌。诊断：淋巴管瘤。

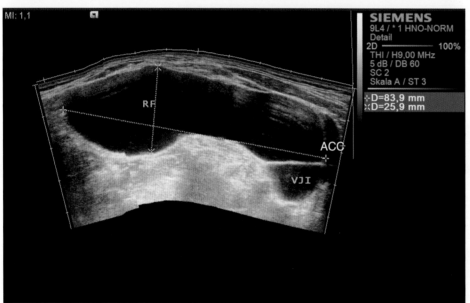

图 6-50 右侧颈部 V 区横切面宽景成像。淋巴管瘤横径约100mm。超声触诊病变（RF）质软，没有搏动感。ACC，颈总动脉；VJI，颈内静脉。

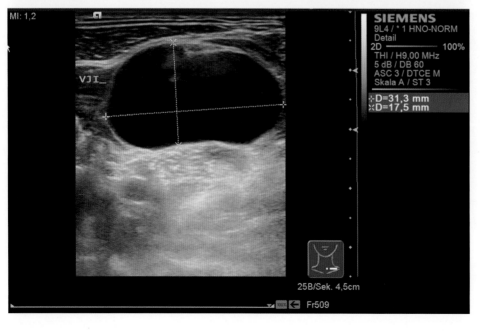

图 6-51 左侧颈部横切面。位于左侧颈部的无回声病变，CCDS 显示病变内没有血流，触诊质地软。淋巴管瘤可能是双侧的。孤立病灶应与鳃裂囊肿相鉴别。VJI，颈内静脉。

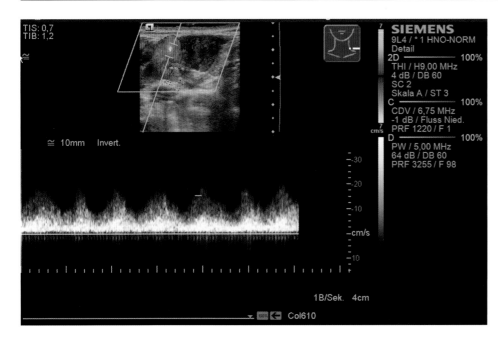

图 6-52　左侧颈部横切面。用于鉴别左侧锁骨上区的淋巴管瘤。颈内静脉位于病变内侧，其内可见红色血流信号，病变内无血流信号。敏感的 CCDS 可以显示小血管，但是也会增加彩色血流伪像。多普勒频谱显示颈总动脉血流信号。

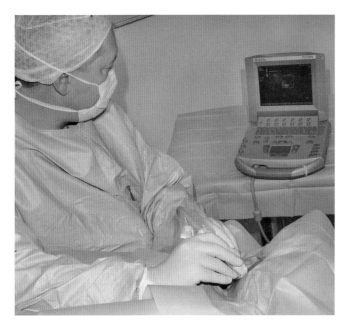

图 6-53　右侧颈部，腮腺内淋巴管瘤行介入治疗。无菌条件下穿刺引流后注入硬化剂。

其他章节涉及的相似病变：

- 颈部脓肿和颈部蜂窝织炎（第 8 章第 102 页）
- 副神经节瘤（第 7 章第 94 页）
- 鳃裂囊肿（第 8 章第 102 页）
- 舌下囊肿（第 8 章第 102 页）
- 表皮样囊肿（第 10 章第 156 页）

恶性肿瘤和淋巴结转移

恶性淋巴瘤

　　来源于淋巴系统的恶性肿瘤，如霍奇金和非霍奇金淋巴瘤，应与其他组织学来源的原发肿瘤转移灶相鉴别。恶性淋巴瘤的某些亚型特异性地出现于头部和颈部。恶性淋巴瘤或许比较局限（如早期霍奇金病），但通常是系统性的，侵犯多组淋巴结。结外受累的脏器也不少，例如脾脏、肝、肺、骨骼、黏膜（黏膜相关淋巴组织，MALT）、咽部淋巴环（特别是 B 细胞淋巴瘤）以及皮肤（特别是 T 细胞淋巴瘤）。颈部超声检查显示淋巴瘤通常位于血管周围，以淋巴链成组分布。颌下区、头部、颈部后外侧淋巴结病变高发（图 6-4）。

　　"葡萄样"或"串珠样"结构是淋巴瘤的特征性表现（图 6-54）。内部多呈低回声或近无回声。外形通常是圆形或椭圆形，边界清晰。结内网状结构伴远场回声增强是非霍奇金淋巴瘤的表现(图 6-55 和图 6-56)。彩色多普勒声像图上常显示为丰富的中央型血流(图 6-57),有时也呈外周型血流,也不乏无明显血流的情况(图 6-58)。

肉瘤

肉瘤是罕见的间叶性肿瘤(如横纹肌肉瘤和血管肉瘤),主要位于腮腺区和颈部软组织内。其临床特点是生长迅速,对邻近结构呈侵略性浸润。在声像图上表现出恶性肿瘤的典型征象:边界不清、内部回声不均匀、不规则的血流灌注模式以及低回声的坏死区(见图 9-78)。

转移

鳞状细胞癌的颈部引流区域淋巴结转移关系到患者的治疗和预后。精确的分期是非常重要的。超声在肿瘤初期和后期治疗中发挥重要作用。

对原发肿瘤进行临床和内镜评估后,需遵循既定流程对颈部淋巴结进行评估。将淋巴结根据前述标准进行分类(图 6-9,图 6-10,图 6-15 至图 6-17,图 6-19 至图 6-21,图 6-23 至图 6-27)。需要重点强调的是,对肿大淋巴结进行分类时,需要考虑到其原发肿瘤的大小、生物学特点及典型淋巴引流区域。在手术前,对血管(颈内静脉是否受累,颈动脉血流情况;图

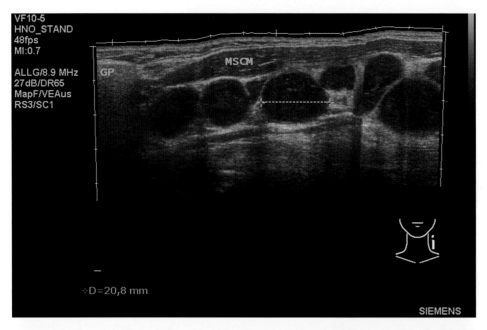

图 6-54　左侧颈部纵切面宽景成像。颈部淋巴瘤,典型的"串珠样"聚集成团。MSCM,胸锁乳突肌。

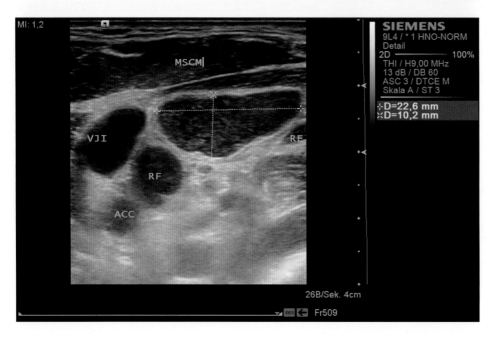

图 6-55　左侧颈部横切面。颈部非霍奇金淋巴瘤,椭圆形淋巴结(RF)伴多见的细网状回声结构。ACC,颈总动脉;VJI,颈内静脉;MSCM,胸锁乳突肌。

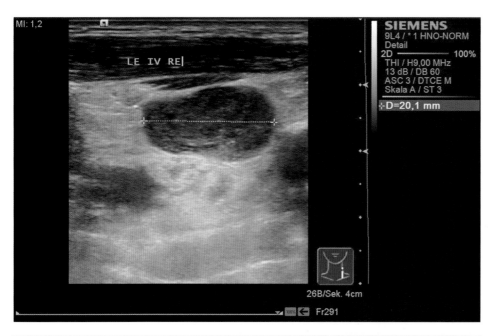

图 6-56 左侧颈部纵切面。颈部非霍奇金淋巴瘤，椭圆形淋巴结内可见清晰的网状结构。

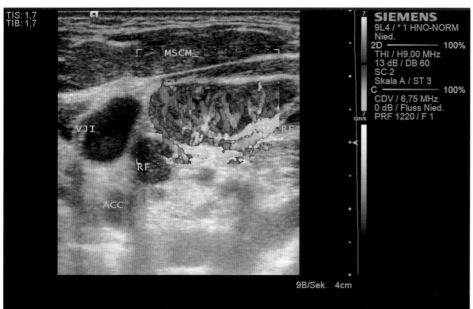

图 6-57 左侧颈部横切面，彩色多普勒声像图。恶性淋巴瘤，CCDS 显示椭圆形淋巴结(RF)内丰富的血流。ACC，颈总动脉；VJI，颈内静脉；MSCM，胸锁乳突肌。

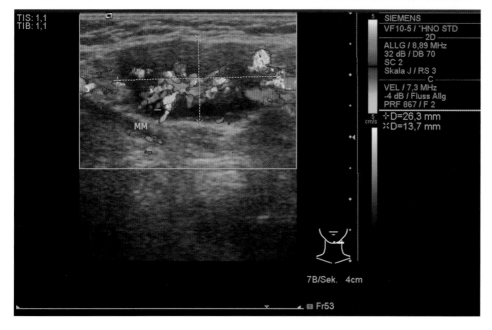

图 6-58 左侧颈部ⅠB区横切面。颈部淋巴瘤。CCDS 显示颌下区一椭圆形淋巴结内丰富的血流。从高回声淋巴结门处向周边分出多支血管。MM，下颌舌骨肌。

6-59 和图 6-60)、神经丛和肌肉的评估也是很重要的,决定了放疗方案的选择。

颈动脉颅外段是否存在浸润是非常重要的(图 6-61 至图 6-64;▶视频 6-9 至视频 6-11)。包绕颈总动脉或颈内动脉全周的 2/3 以上高度提示存在管壁浸润。借助放大功能和高分辨率灰阶成像,可以显示浸润的征象。

黑色素瘤转移

根据原发肿瘤的位置,超声对颈部淋巴结和颜面、颈部黑色素瘤的检查可能会发现淋巴引流区淋巴结和唾液腺转移。病灶呈现恶性肿瘤的特征,边界不清、回声不均匀、侵及邻近组织、"门征"消失,彩色超声上不规则血流弥漫分布(图 6-65)。

原发灶不明肿瘤(CUP)综合征

该组病变指的是原发灶不明的转移性淋巴结,通常于查体或超声检查后发现,表现为颈部可疑的、孤立性占位性病变(图 6-66)。从其声像图形态特征上并不能判断原发灶在哪里。但是,通过对扁桃体、舌根区、其他颈部软组织以及涎腺区仔细扫查后,可能会发现前期视诊、触诊或内镜漏检的肿块。

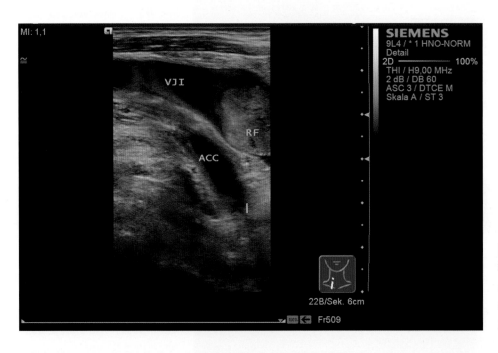

图 6-59 右侧颈部 V 区纵切面。转移性淋巴结压迫颈内静脉(VJI)导致血栓。静脉内血栓(RF)呈高回声,手法加压后可见血流通过。ACC,颈总动脉。

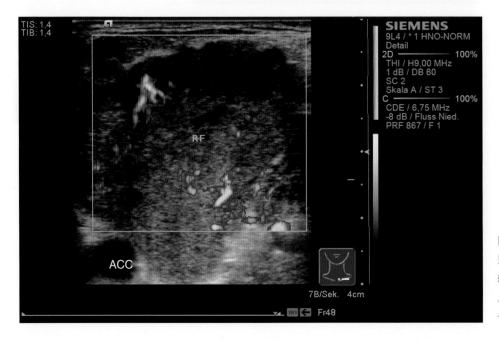

图 6-60 左侧颈部 V 区横切面,彩色多普勒声像图。锁骨上 cN3 转移灶(RF),图像左下角显示颈总动脉。颈内静脉和臂丛神经疑似受侵。ACC,颈总动脉。

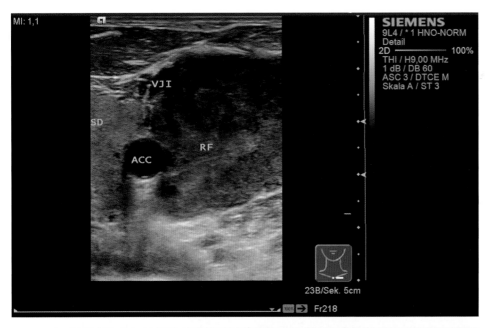

图 6-61 左侧颈部Ⅳ区横切面。转移性淋巴结(RF)边界不清,呈低回声,包绕颈总动脉(ACC)和颈内静脉(VJI)管周的 1/3,仅凭横切面和静态图像很难判断是否存在浸润。SD,甲状腺。

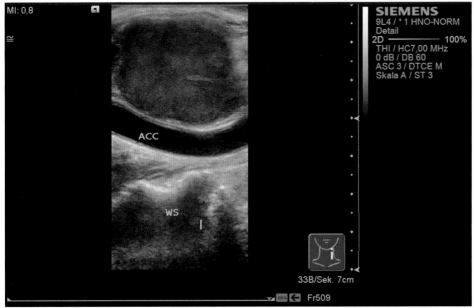

图 6-62 左侧颈部纵切面。转移性淋巴结位于颈总动脉(ACC)上方。图中清晰显示血管壁未受到浸润。WS,脊柱。

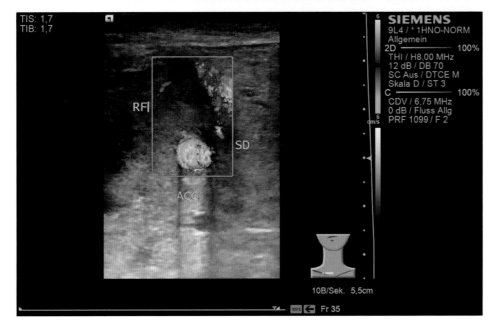

图 6-63 右侧颈部横切面,彩色多普勒声像图。转移性淋巴结(RF)完全包绕颈总动脉(ACC)。边界不清提示甲状腺(SD)可能同时受侵。

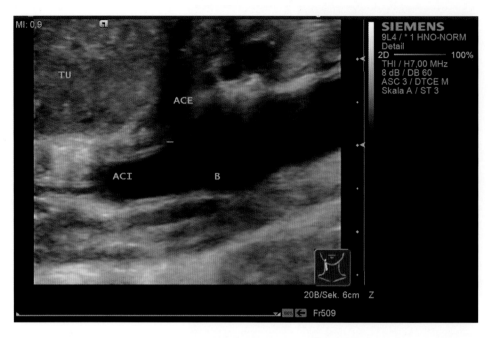

图6-64 右侧颈部Ⅱ区纵切面。颈内动脉（ACI）和颈外动脉（ACE）受浸润。转移灶（TU）位于颈动脉窦部，血管壁连续性中断。考虑到血管壁可能受浸润，手术时需要切除颈总、颈外及颈内动脉，随后进行了球囊闭塞试验。两个动脉段的受侵在术中得到证实。B，颈动脉分叉。

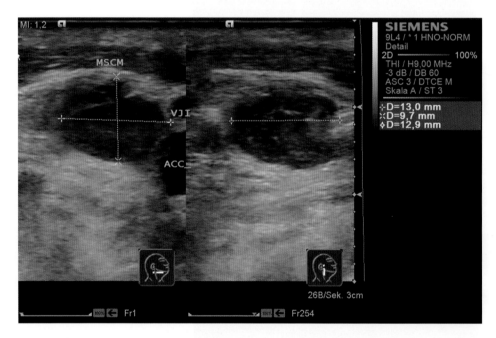

图6-65 右侧颈部分屏图。黑色素瘤淋巴结转移，圆形，回声不均匀，边界不清。淋巴结位于胸锁乳突肌（MSCM）后方，颈内静脉（VJI）和颈总动脉（ACC）外侧。

此处需提及另一种罕见的恶性肿物：恶性囊性瘤。其是否为原发恶性肿瘤还存在争议。在前期检查中，这种位于颈部中段的囊性病变可被误认为颈侧囊肿。多数情况下，它们还被认定为是转移自口咽或鼻咽部的鳞状细胞癌或淋巴上皮癌。在颈部下段发现囊性肿瘤或囊性淋巴结时，应注意重点观察甲状腺，因其可能为甲状腺乳头状癌转移（图6-4）。

肿瘤的超声随访

对头颈部恶性肿瘤患者行定期随访，有利于早期发现局部或区域性复发。

颈部超声检查是癌症后期常规治疗的一部分，根据工作中的体会，我们认为其检查频率取决于以下几个因素：治疗前肿瘤TNM分期，原发肿瘤的部位以及治疗方案。因此，不存在针对随访时间间隔的硬性规定。对复发风险较低的肿瘤（如cT1期声门癌），超声检查频率要低于复发风险高的肿瘤（如cT4期，R1，G4，悬雍垂癌）。

区域随访

常需对下列情形进行颈部淋巴结随访监测。

原发肿瘤切除术后,未行颈部淋巴结清扫术

对于原发 cN0 期肿瘤,术后肿胀消退后 (2~4 周),即需密切监测颈部情况,及时发现异常淋巴结。

原发肿瘤切除术及淋巴结清扫术后,兼行或未行放射治疗

对仅行颈部淋巴结清扫术者,待术后改变消退后,需在术后 4 周进行第一次随访检查。如兼行放射治疗,显著的淋巴水肿导致放射治疗后 4~6 周内无法对颈部进行充分的评估。应重点观察残余淋巴结是否增大(图 6-67 和图 6-68)。淋巴水肿消退后,在瘢痕

组织形成的早期阶段进行评估会容易得多。

初期放射治疗后,行或未行淋巴结清扫术

如果初始放射治疗后未进行颈部淋巴结清扫术,则以疗程结束、炎性肿胀消退后的表现作为评估基线。

淋巴水肿表现为皮下组织云絮状致密高回声,若水肿明显,可能会导致深层结构难以辨识。

放射治疗对组织结构的显示会造成不同程度的影响,大多数情况下,放射治疗后的组织结构在超声上更难以成像,但也有些患者的器官结构因为对比增强而容易显示。治疗后患者颈部常常可见增大的残余淋巴

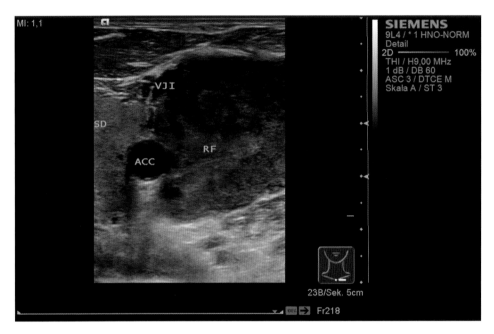

图 6-66 左侧颈部Ⅳ区横切面。左侧颈部下段一孤立肿大淋巴结(RF),结合临床被归类为 CUP。血管鞘旁见一边界不清、不均质的低回声肿物,位于颈动脉外侧(ACC),挤压颈内静脉(VJI)。SD,甲状腺。诊断:鳞状细胞癌,原发灶不明。

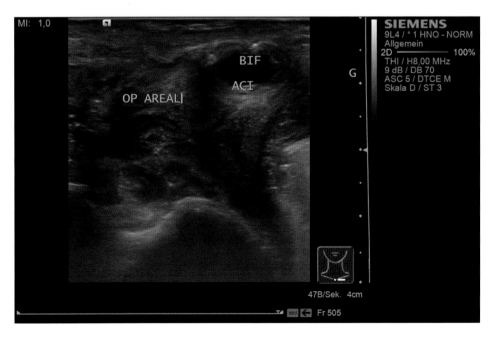

图 6-67 右侧颈部Ⅲ区横切面。与图 6-66 是同一患者。颈部清扫术和放射治疗后,颈动脉分叉(BIF)向前移位。转移性淋巴结清扫术术床(OP AREAL)位于颈部外侧,呈不均匀低回声,境界不清。ACI,颈内动脉。

结,但是数量不会太多。淋巴结良、恶性的判别标准同样适用于这种情况。我们发现,可疑淋巴结较治疗前明显缩小。比较声像图中放疗或化疗前后淋巴结的大小,将治疗后淋巴结体积缩小作为评价治疗有效的一个标准。具体计算方法或标准应予以详细说明(计算体积的方法有多种,如 1/6×π×直径 1×直径 2×直径 3)。

声像图中,淋巴结内部回声更致密、不均匀,回声更高、更粗(图 6-69 至图 6-76)。治疗前彩色超声上显示的淋巴结内血流信号在治疗后消失或减少。如果仍存在内部血流灌注,说明淋巴结内还存有活性细胞。然而,目前缺乏关于肿瘤活性和灌注相关性方面的可靠研究。因此,如有必要,可以利用 PET-CT 协助判断是否需要手术治疗(颈部清扫术)。

在疾病进程中,淋巴结增大或内部回声异常改变,提示淋巴结有活性,应高度怀疑为新发转移灶,尤其是那些位于淋巴引流区域内的淋巴结(图 6-77 和图 6-78)。

作为一种无创性的操作,超声检查可以在恶性病变随诊中根据需求多次应用,其价廉、快捷、普及。主管临床医师了解病程以及内镜检查结果,由其亲自对患者行超声检查,可视为超声在疾病随访中的一个优势。这种全面的掌控,有助于准确理解治疗前后病情的动态变化,做出正确的判断。

可以这么说,在发现肿瘤及肿瘤随访中,超声的

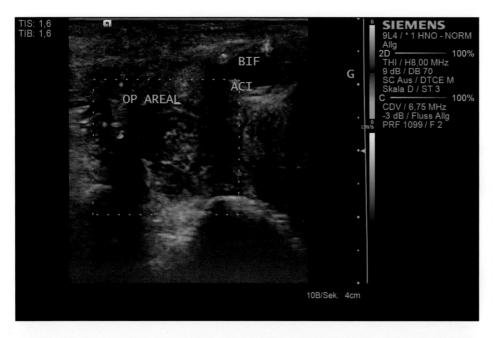

图 6-68 右侧颈部Ⅲ区横切面,彩色多普勒声像图。颈部清扫术和放射治疗后,颈动脉分叉(BIF)向前移位。转移性淋巴结清扫术床(OP AREAL)位于颈部外侧,呈不均匀低回声,境界不清,未见血流,表明该处为瘢痕形成而非肿瘤复发。ACI,颈内动脉。

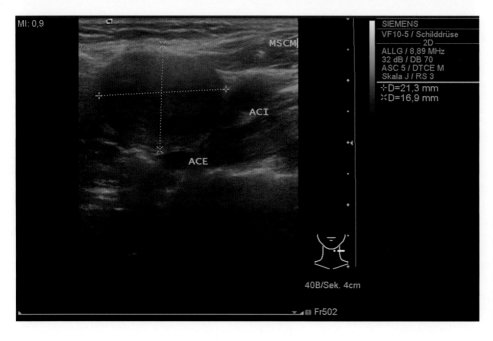

图 6-69 左侧颈部横切面。cN2c 期放化疗之前,颈动脉(ACE/ACI)外侧,见转移性淋巴结,形态不规则,内部呈不均匀低回声。ACI,颈内动脉;ACE,颈外动脉;MSCM,胸锁乳突肌。

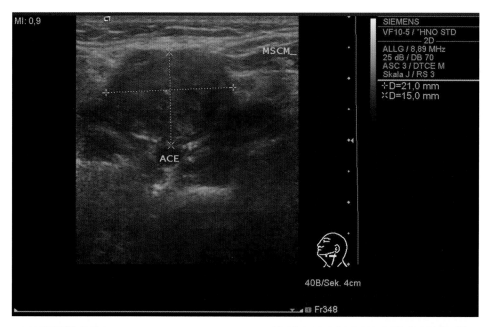

图 6-70　左侧颈部横切面。放射治疗后，淋巴结内回声增强、不均匀。仅利用灰阶成像不能判断肿瘤细胞的残存活性。ACE，颈外动脉，MSCM，胸锁乳突肌。

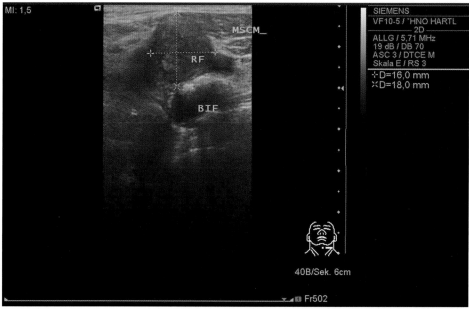

图 6-71　左侧颈部横切面。胸锁乳突肌前缘、颈动脉分叉(BIF)旁转移灶(RF)。病变呈圆形、回声不均匀，大小为 16mm×18mm。MSCM，胸锁乳突肌。

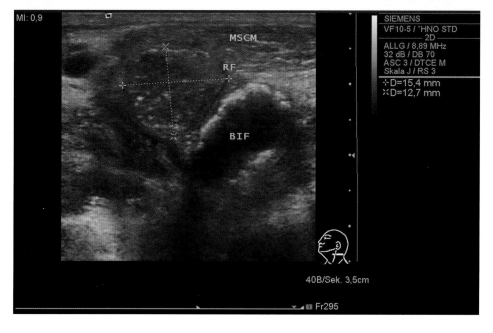

图 6-72　放射治疗后转移灶缩小(12mm×13mm)，实质回声不均匀增高。伴发血管壁增厚、回声增强，为放射治疗致血管壁硬化的表现。BIF，颈动脉分叉;MSCM，胸锁乳突肌。组织学诊断:无肿瘤活性的鳞状细胞癌。

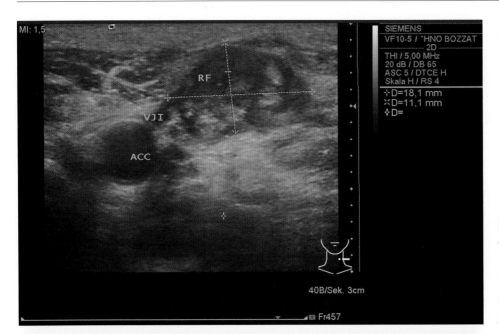

图 6-73　左侧颈部Ⅲ区横切面。位于颈内静脉(VJI)和颈总动脉(ACC) 外侧的 cN1 期转移灶(RF)(18mm×11mm)。组织学诊断:具有肿瘤活性的少量鳞状细胞癌癌巢。

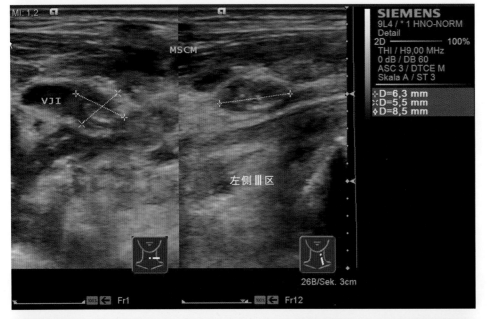

图 6-74　左侧颈部Ⅲ区横切面分屏图。颈内静脉(VJI)外侧转移灶,放射治疗后体积明显缩小(5mm×6mm)。MSCM,胸锁乳突肌。组织学诊断:无肿瘤活性的鳞状细胞癌。

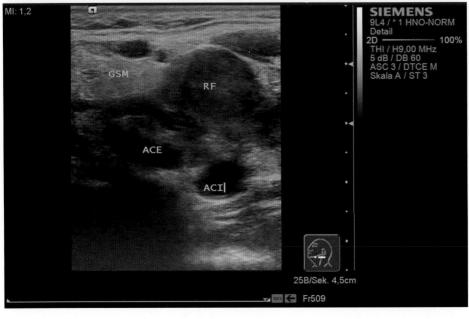

图 6-75　左侧颈部Ⅱ区。颌下腺(GSM)后缘、颈动脉分叉(ACE,ACI)前方转移灶(RF)。

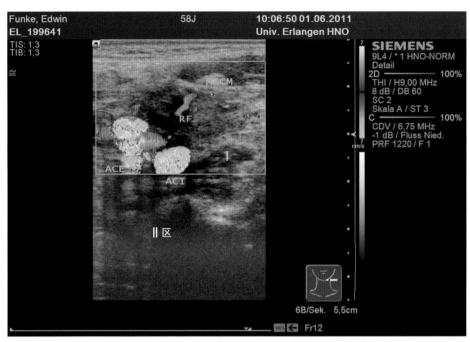

图 6-76　左侧颈部Ⅱ区,彩色多普勒声像图。放射治疗后原转移灶(RF)所在区域呈边界不清的低回声区。无法判断其活性。颈动脉分支内(ACE,ACI)可见清晰的彩色多普勒信号，转移灶内见孤立的点状血流信号。MSCM,胸锁乳突肌。诊断:联合治疗后的组织变化。

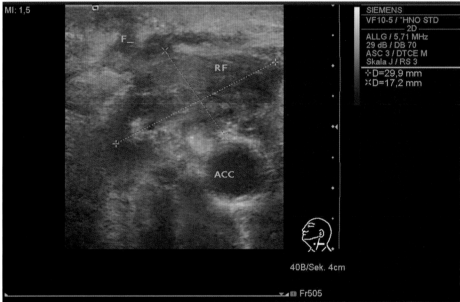

图 6-77　左侧颈部Ⅲ区横切面。颈清扫术及放化疗后 2 年，患者皮肤破溃。超声显示颈总动脉(ACC) 内侧边界不清低回声区，通过瘘管(F)与皮肤表面相通。诊断:联合治疗后瘘管形成。

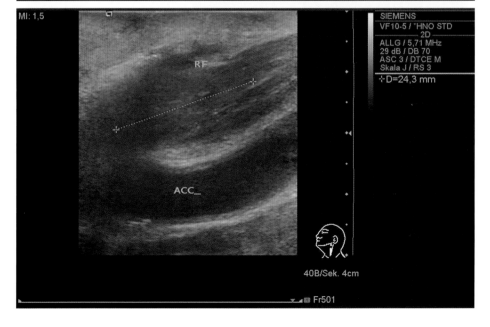

图 6-78　左侧颈部Ⅲ区纵切面。与图 6-77 为同一患者。纵切面上,肿物与颈总动脉分界清晰,但与胸锁乳突肌 (MSCM) 分界不清。穿刺活检证实为早期口咽癌复发。ACC,颈总动脉。

应用是不可或缺的一部分。

超声引导穿刺活检

　　穿刺活检的应用通常是为了明确诊断。穿刺结果可提供细胞病理学、组织病理学和(或)微生物学方面的信息(图6-79; ▶视频6-12至视频6-14)。

　　头颈部涎腺(腮腺、颌下腺)和颈部淋巴结病变均可行穿刺活检术。细针抽吸还可用于囊肿和脓肿引流以及血管内导管的置入。诊断性穿刺活检分为细针抽吸活检(FNAB)、细针抽吸细胞学检查(FNAC)和粗针活检(图6-80)(获得组织学标本)。细针穿刺活检定义为活检针直径<1mm(通常为0.7~0.8mm),粗针穿刺活检使用的针直径≥1mm(图6-81)。

　　利用穿刺活检,尤其是细针抽吸活检,诊断恶性淋巴瘤时具有一定的困难,应以淋巴结整体组织结构的评估作为鉴别诊断的依据。疑为间叶来源肿瘤、发生囊变或坏死的病灶诊断难度增加。诊断的准确率取决于临床及病理医师在对标本获取、处理和结果判读方面的经验。

　　如果只需要鉴别病变的良、恶性,细针及粗针穿刺活检通常足以满足这个需求,也可以避免不必要或不适宜的外科手术活检。

　　综上所述,穿刺活检是一种相对简便、微创、可于门诊进行的诊断方法。肯定的阳性结果意味着无需再接受其他诊断性检查了,但当结果为阴性时该方法的参考价值有限。尽管超声的引导可以提高其灵敏度和阴性预测值,上述局限性依然存在。穿刺活检没有绝对的禁忌证,对于麻醉风险高或不能耐受麻醉的患者,它甚至可以作为首选的诊断方法。当患者有严重的凝血功能障碍时应谨慎进行此操作。

超声引导注射

　　在超声的引导下,细针成为一种精确的定位工具,被越来越多地应用于局部神经阻滞、囊肿和淋巴管瘤的硬化治疗(见图6-53)以及注射肉毒杆菌毒素(图6-82; ▶视频6-15)。

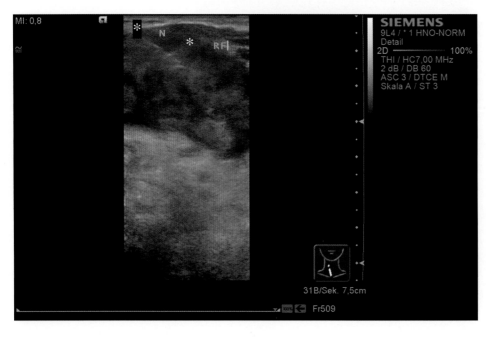

图6-79　右侧颈部斜切面。对表现为不均质低回声的疑似恶性病灶(RF)进行穿刺活检。使用BARD Magnum 粗针快速活检系统。图中斜行线状高回声为活检针(N,星号),小心插入待检病灶。诊断:肉瘤。

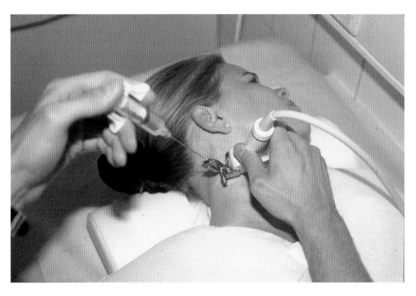

图 6-80　超声引导细针穿刺活检,通过与探头连接的穿刺架辅助。

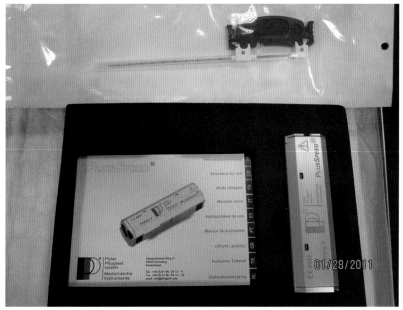

图 6-81　快速粗针活检系统 , 经 Peter Pflugbeil 快速发射穿刺针。图像上部为一支 14G (直径 2.11mm) 的穿刺针。

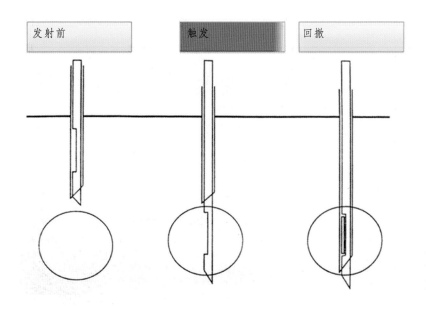

图 6-82　新型粗针穿刺活检系统。先将穿刺针置于病变前方;触发后 , 活检针芯进入病变内部 , 由外圈的刀片切割下圆柱状的组织条。最后取出这两个组件。

（冀鸿涛　李江萍　译）

第 7 章　颅外神经

解剖

　　超声仅能显示部分颅外神经。颈段迷走神经因位于颈动脉与颈内静脉之间而容易显示，迷走神经也是超声唯一能显示的脑神经(图 7-1 和图 7-2)。迷走神经自颅底发出后，沿颈内动脉外侧壁下行，经颈动脉分叉后，沿颈总动脉与颈内静脉之间下行。

　　一般而言，臂丛神经在颈部 V 区可显示。在颈部 V 区斜切面，臂丛神经位于前斜角肌侧方，呈卵圆形，内部低回声(图 7-3)。因此，易与该区域的淋巴结混淆。

　　临床越来越多地应用超声辅助臂丛神经阻滞。鉴于缺乏明确的定位标志以显示如舌下神经、面神经和副神经等其他脑神经，其病变亦无法与周围组织的病变鉴别。体型瘦小或部分术后患者，在脊椎的横切面或纵切面可显示椎管内的脊髓(▶视频 7-1)。

炎性病变

　　颈动脉痛罕见，其临床表现为颈动脉分叉处疼痛，并伴有触痛。尽管对该综合征是否存在仍存有争议，在出现相关临床症状和体征的患者中，超声检查往往可以发现一些异常表现。患者颈动脉分叉处局部触痛最为明显之处，声像图上显示颈动脉管壁增厚，呈低回声，有时管壁分成两层，上述表现导致颈动脉管腔轻微缩窄、外径增大(图 7-4)。

良性肿瘤

副神经节瘤

　　副神经节瘤是来源于肾上腺外自主神经系统副神经节细胞的神经内分泌肿瘤。它们沿迷走神经和颈动脉走行区域分布，分别位于喉上和喉下的神经节，超声可以显示除鼓室外其他部位的副神经节瘤。

　　在灰阶图像上，颈动脉副神经节瘤位于颈动脉分叉处，呈卵圆形，边界光滑(图 7-5)。内部呈不均匀低回声，伴稍强回声(图 7-6)。其声像图特征性表现是，在彩色编码双功能超声(CCDS)上血流极其丰富(图 7-7; ▶视频 7-2 和视频 7-3)。这个血流极其丰富的特征在彩色和能量多普勒超声上被描述为"火海征"。

　　颈动脉副神经节瘤由颈内、外动脉分支供血(▶视频 7-4)。探头加压扫查时，能感到强烈的搏动感。

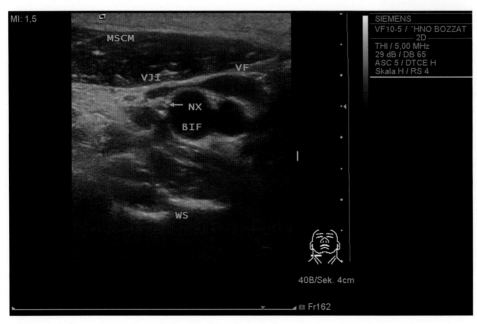

图 7-1　右侧颈部 III 区横切面。迷走神经(NX，箭头所示)为圆形低回声结构，位于颈总动脉分叉(BIF)侧方、面静脉(VF)汇入颈内静脉(VJI)处。MSCM，胸锁乳突肌；WS，脊椎。

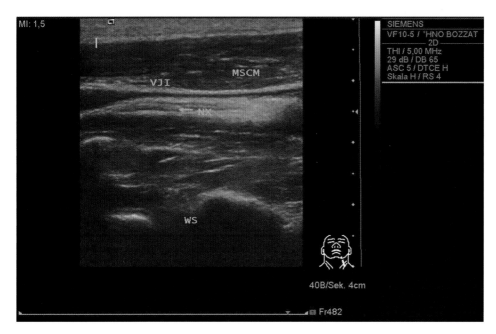

图 7-2　右侧颈部纵切面。纵切时迷走神经(NX,箭头所示)为带状低回声结构。MSCM, 胸锁乳突肌;VJI,颈内静脉;WS,脊椎。

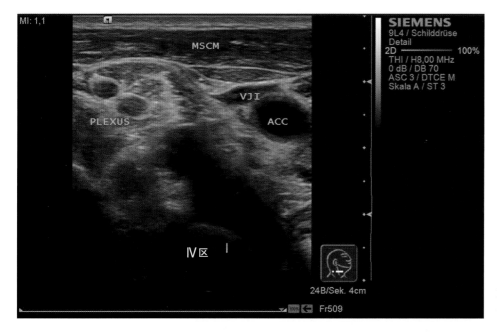

图 7-3　右侧颈部横切面。斜切面时臂丛神经分支呈椭圆形,易与淋巴结混淆。ACC,颈总动脉;MSCM,胸锁乳突肌;VJI,颈内静脉。

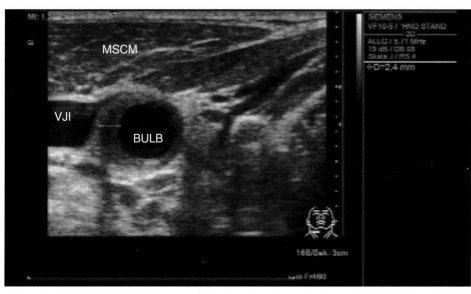

图 7-4　右侧颈部横切面。颈动脉壁(BULB)的中膜呈镰刀形增厚,触痛显著。MSCM,胸锁乳突肌;VJI,颈内静脉。诊断:颈动脉痛。

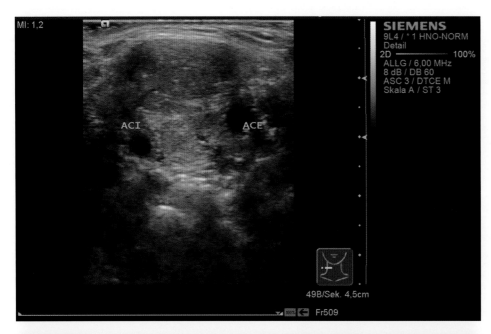

图 7-5　右侧颈部横切面。肿物位于颈动脉分叉,呈低回声,内部不均,包绕颈内动脉(ACI)和颈外动脉(ACE),使颈动脉分叉角度增大。诊断:颈动脉副神经节瘤。

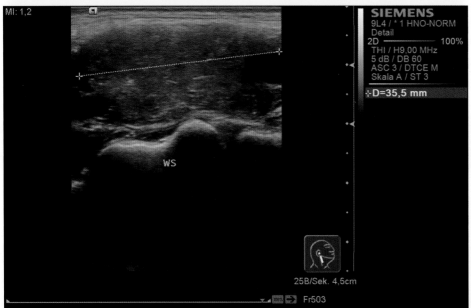

图 7-6　右侧颈部纵切面。肿物呈椭圆形,位于脊椎(WS)的前方,用探头推挤肿物易滑动。诊断:副神经节瘤。

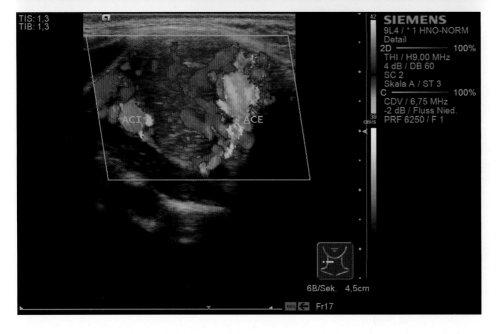

图 7-7　右侧颈部横切面。副神经节瘤,表现为特有的丰富血流(PRF 6250)。内部血流分布不规则,可显示来自颈内动脉(ACI)或颈外动脉(ACE)的滋养血管。

神经源性肿瘤

　　神经源性肿瘤包括神经纤维瘤和神经鞘瘤两类肿瘤,较少见。声像图上两者具有后方回声增强的特征,可借此与淋巴结鉴别。

　　超声图像上神经纤维瘤表现为无包膜,形态常不规则,呈低回声,内部回声不均匀,紧邻其起源的神经干(图 7-8 至图 7-10;▶视频 7-5 和视频 7-6)。恶变率为 5%。肿瘤生长迅速、与周围组织分界不清时应警惕恶变。

　　神经鞘瘤超声表现为低回声肿物,内部回声不均匀,其内常见囊变区,有时可以显示其起源神经(如迷走神经、臂丛分支)。如超声显示病变来源于神经结构或与神经结构紧密相关,此时肿瘤多呈球形(瘤样)增大(图 7-11)。

　　CCDS 显示神经鞘瘤较神经纤维瘤血流丰富,但仅凭此点难以对两者做出鉴别诊断(图 7-12 和图 7-13)。

恶性肿瘤

　　侵润脑神经的恶性肿瘤多为恶性间叶组织来源肿瘤、鳞状细胞癌及其颈部转移性淋巴结。颈部 V 区 cN3 期转移瘤往往侵润或包裹臂丛神经分支,超声可对此做出诊断。一旦肿瘤侵犯至胸锁乳突肌与斜方肌之间的深部组织时,术前应评估神经损害的程度(图 7-14 和图 7-15)。

　　Merkel 细胞癌极为罕见。通常为紫红色、半球形或球形的实性肿物(图 7-16 和图 7-17)。

　　Merkel 细胞癌可能继发于皮肤溃疡。肿瘤直径多小于 20mm。超声表现为病灶边界模糊,内部回声不均(图 7-18)。肿瘤周围发现可疑转移性淋巴结时,应行颈清扫术。

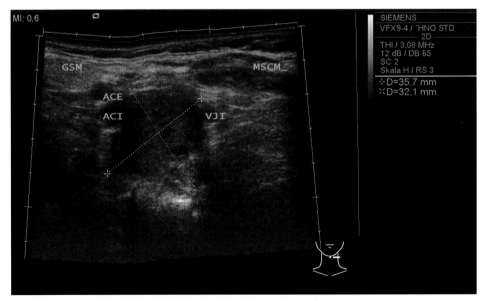

图 7-8　左侧颈部横切面。神经纤维瘤,位于颈动脉分叉(ACE/ACI)与颈内静脉 (VJI) 之间。GSM,颌下腺;MSCM,胸锁乳突肌。

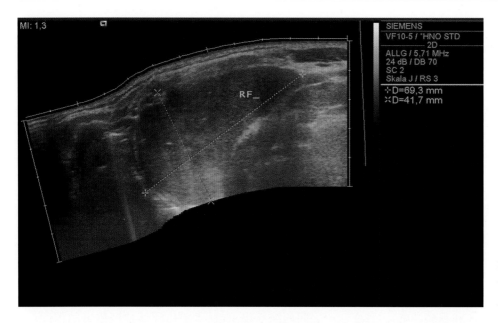

图 7-9　左侧颈部 Ⅱ 区纵切面宽景成像。丛状神经纤维瘤,呈均匀低回声,呈指状向后方组织内延伸。

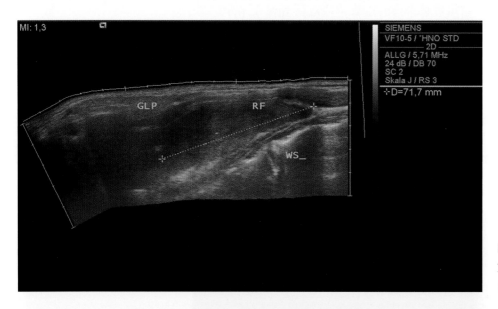

图 7-10　左侧颈部 Ⅱ 区纵切面宽景成像。神经纤维瘤,与腮腺(GLP)和脊椎(WS)分界清晰。

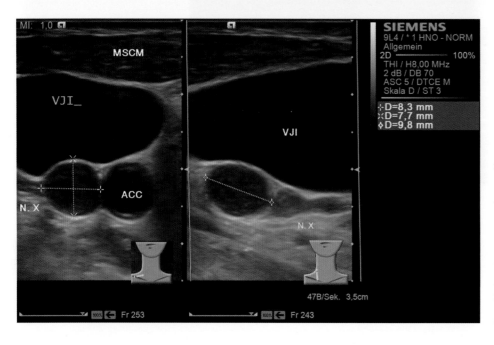

图 7-11　右侧颈部 Ⅳ 区分屏图。第 Ⅹ 脑神经(N.Ⅹ)的纵切面(右图)显示瘤样增厚,呈葡萄形。横切面(左图)上其直径与颈总动脉(ACC)管径相仿。除了形态学上的表现,可以根据病灶位于颈动脉与颈内静脉(VJI)之间这一位置特点,做出迷走神经来源神经鞘瘤的推测。MSCM,胸锁乳突肌。

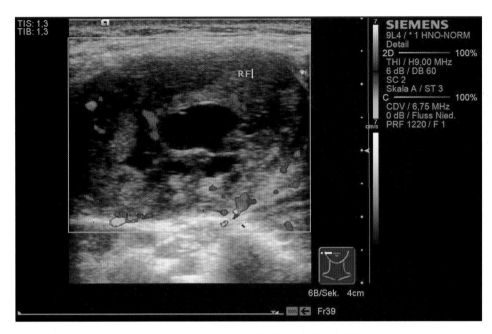

图 7-12 右侧颌下、颈部 Ⅱ 区横切面。神经鞘瘤(RF),呈低回声,CCDS 显示部分无回声区血流较丰富,中心无回声区可能为囊性变。

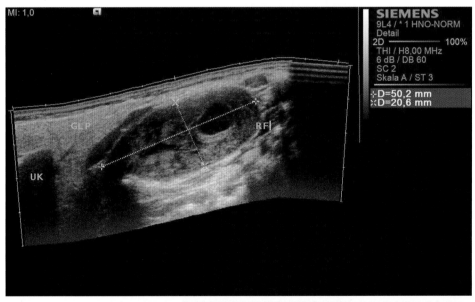

图 7-13 右颈 Ⅱ 区纵切面宽景成像。神经鞘瘤(RF),长径约 50 mm,呈椭圆形,边界清晰,内部不均匀,下极见边界清楚的无回声区。GLP,腮腺;UK,下颌骨。

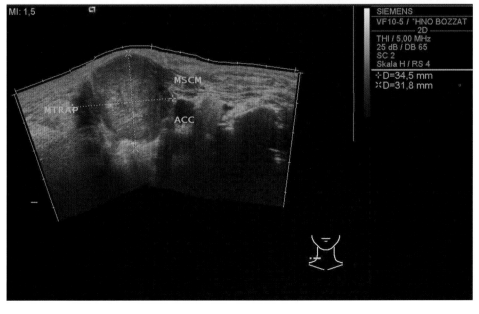

图 7-14 右侧颈部 Ⅴ 区横切面。cN3 期下咽癌转移性淋巴结(35mm ×32mm),位于胸锁乳突肌(MSCM)后缘、颈总动脉(ACC)与斜方肌(MTRAP)之间。在颈清扫时,为确保清扫彻底,需切除若干臂丛神经分支。

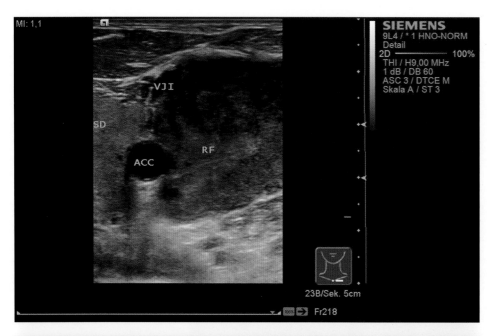

图 7-15 左侧颈部 V 区横切面。转移癌软组织浸润(RF),侵犯颈总动脉(ACC)、甲状腺(SD)和颈内静脉(VJI)。在颈清扫时,为确保清扫彻底,需切除若干臂丛神经分支。

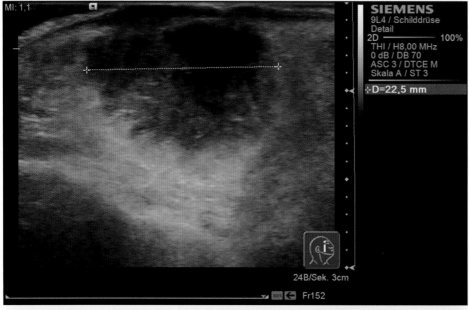

图 7-16 右侧颞弓纵切面。皮肤 Merkel 细胞癌,肿瘤呈不均质低回声,与周围组织分界不清。

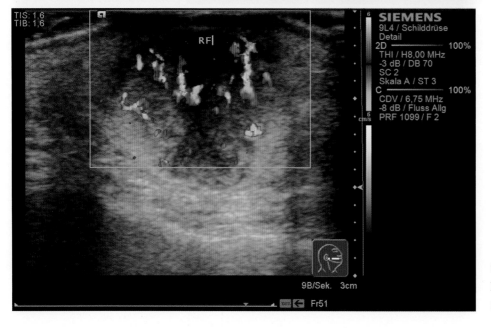

图 7-17 右侧颞弓横切面。皮肤 Merkel 细胞癌。CCDS 显示肿瘤内部弥漫分布不规则血流。

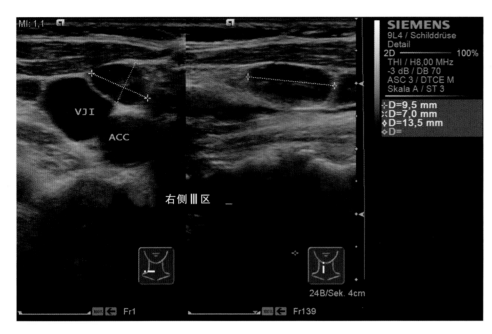

图 7-18　右侧颈部 Ⅲ 区分屏图。右颈 Ⅲ 区数个淋巴结受累，呈椭圆形，中心高回声结构（"门征"）。最 大 者 13.5mm ×7mm ×9.5mm，"门征"清晰。右图纵切面显示内部回声不均，应警惕。ACC，颈总动脉；VJI，颈内静脉。诊断：Merkel 细胞癌淋巴结转移。

（石文媛 译）

第8章 口底与口咽

解剖

舌、口底和口咽最传统的检查方法是视诊、触诊以及喉镜。

应用超声检查口底与口咽的方法主要有两种：一种是经皮超声，通过颈部软组织扫查；另一种是经口腔超声，用手套等将超声探头包裹后置入口腔内扫查（图8-1和图8-2）。此外，还有一些特殊的探头可用于检查口腔或位置更深一些的口咽和喉咽。

起初，当检查口底、舌和口咽时，将超声表现为强回声伴后方声影的骨性结构（下颌骨水平支和舌骨）用作解剖标志。除舌内肌表现为均质的高回声外，口底的肌肉同头颈部的其他肌肉一样也表现为低回声。横行、纵行以及垂直走行的肌纤维束在超声的横切或纵切面上表现为点状高回声。舌面因其气体-组织界面表现为弧形的高回声，超声上较容易辨认。检查舌的全貌应将穿透深度设置为70mm，并适当调整频率、焦点和增益。

常规经皮超声扫查，声束受口腔内气体干扰不能穿透显示腭咽后壁。同样，舌尖为气体环绕，经皮超声也显示困难，但在临床上，舌尖易于视诊和触诊。此外，这些区域可应用口腔内超声检查。

经皮超声扫查自颏棘开始，横切面上最先显示的结构是下颌骨声影后方圆形的二腹肌前腹（图8-3；▶视频8-1）。

颏舌骨肌位于下颌舌骨肌与颏舌肌之间，下颌舌骨肌附于下颌骨水平支上，与舌内肌的高回声不同，这些肌肉均表现为典型的低回声。

向舌骨方向移动探头可显示包括舌根在内的舌的全长。舌的中后三分之一移行处可显示舌动脉，表现为圆形的低回声或无回声结构（图8-4和图8-5；▶视频8-2）。

在舌骨稍上方保持横切，探头稍向颌下区侧倾，可显示扁桃体床。扁桃体表现为边界较清楚的低回声结构，内有高回声的气体反射（图8-6）。腭扁桃体在声像图上表现为扇贝样外观。扁桃体的大小因年龄而异，个体差异较大。

在低回声的舌下肌群下方、舌骨与甲状软骨上缘之间，可探查到会厌前间隙，由于其内含脂肪组织，表现为偏高回声（图8-7）。

在确定上述解剖标志之后，应仔细地进行横切面和纵切面检查以便发现可能存在的病变。

炎性病变

在口底、舌和口咽的感染及炎性病变中，主要需鉴别蜂窝织炎与脓肿。

口底的蜂窝织炎表现为不同组织层次之间的低回声区，通常边界不清，结构松散（图8-8和图8-9）。口底的脓肿则表现为边界清晰的占位性病灶，中央含低至无回声，后方回声增强（图8-10和图8-11）。炎性病变组织区域通常有积液。

当牙周脓肿对下颌骨有溶蚀时，该部位骨质的高回声轮廓线出现缺损（图8-12）。

腭扁桃体为急性炎症所累及时，体积增大、回声减低、与周围组织分界不清。运用超声检查明确的区分扁桃体脓肿（包括内部、周围以及扁桃体后脓肿）与急性扁桃体炎较为困难，但可支持初步诊断（图8-13至图8-15；▶视频8-3至视频8-5）。

扁桃体脓肿表现为位于扁桃体床的低回声占位性病变，边界清楚，并常有脓肿的典型征象：中央无回声区，其内可出现散在的细胞碎屑回声，后方回声增强。超声有时是非常有用的诊断工具，如感染或炎症导致张口困难的情况下非常适合行超声检查。

扁桃体的炎性病变进展可导致咽旁间隙脓肿（图8-16至图8-18）或颈部蜂窝织炎（图8-19和图8-20；▶视频8-6）。

要点与误区

双侧对比检查对明确是否有扁桃体脓肿十分重要。此时，分屏显示极其有用，可同时显示双侧扁桃体并相互比较。

良性肿瘤

鳃裂囊肿

鳃裂囊肿和鳃裂瘘管位于侧颈部,多起源于第二鳃裂(咽裂),因为第二鳃裂在胚胎发育期体积最大、存留时间最长。发生于此处的囊肿或瘘管与颈动脉分叉部关系密切,若有内窦,一般开口于扁桃体上窝(图8-21)。鳃裂囊肿通常位于颈内静脉外侧、二腹肌后腹下方。第一、三、四鳃裂的畸形较少见。超声扫查可显示位于颈部 Ⅱ、Ⅲ 区的边界清楚的圆形或椭圆形的囊肿。超声触诊可有液体感。内部回声均质,最为典型的是无回声至低回声,当有感染时,回声可较高。同样,后方回声增强以及彩色编码双功能超声(CCDS)显示内部无血流是其特征性的表现(图8-22至图8-24;▶视频8-7和视频8-8)。现代超声仪器分辨率高,甚至连鳃裂囊肿内的糖蛋白分子都能显示,表现为"漂浮"于囊内的细密点状高回声。

在条件好的情况下,鳃裂瘘管或窦道的走行可追踪至口咽(图8-25至图8-27;▶视频8-9和视频8-10)。

感染性鳃裂囊肿

视临床情况而定,当鳃裂囊肿发生急性双重感染时,其清晰的边界会部分或全部消失,与胸锁乳突肌之间的界限变得模糊不清。CCDS显示囊肿周边组织的血流灌注较丰富。囊肿内部回声不均,可出现分泌物导致的高回声(图8-28;▶视频8-11和视频8-12)。

甲状舌管囊肿和甲状舌管瘘

甲状舌管囊肿和甲状舌管瘘位于颈中线,其发生与颈部甲状腺的胚胎发育密切相关。该病变是颈中线颏下与甲状腺之间区域(罕见于胸骨上)最常见占位性病变,质韧,常于感染时或感染后发现。一旦在甲状腺上切迹水平发现瘘管开口,即不难做出甲状舌管瘘的诊断,如同时在此处发现分泌物,则提示炎性感染或脓肿形成。

灰阶超声显示甲状舌管囊肿在解剖上毗邻舌骨(图8-29和图8-30;▶视频8-13),可位于舌骨的头侧、足侧、前方和(或)后方。甲状舌管囊肿或窦道的范围可在手术前明确;通过超声的横切面和纵切面扫查不难评估其延至舌根的深度。鉴别诊断包括舌根囊肿以及喉囊肿。

其他良性肿瘤

口底、舌以及口咽的良性肿瘤与头颈部其他位置的同类型肿瘤具有相似的超声特征。

超声可评估脂肪瘤、血管瘤以及淋巴管瘤与周围组织的关系,据此确定手术方式(经口或经颈部)。其他良性肿瘤的相关内容详见第6章和第10章。

> **要点与误区**
>
> 与腮腺或颌下腺相比,口腔的实性肿瘤,特别是那些疑为小唾液腺来源的肿瘤,恶性更常见。

唾液腺的潴留性囊肿,类似于舌下囊肿,具有囊肿的典型超声特征:边界清楚,均质无回声,明显的后方回声增强,CCDS显示无血流灌注(图8-31和图8-32)。这些特征也有助于囊肿与实性结节相鉴别。

沙漏样的"蛤蟆肿",自口底肌肉穿出延伸至下颌床。若兼具舌下囊肿的典型位置以及囊肿内有高回声这些特点,应考虑表皮样囊肿的可能性(图8-33和图8-34;▶视频8-14)。

声像图上,舌根的"云形"低回声改变,中央强回声反射,在内镜下相应表现为舌扁桃体的淋巴增生(图8-35)。

舌根的囊性病变需判定其与舌骨的关系以鉴别舌根囊肿和甲状舌管囊肿(图8-36)。

舌根发现均质高回声的占位性病变,应考虑异位甲状腺组织的可能(图8-37)。CCDS显示,异位甲状腺组织血流灌注非常丰富。

> **要点与误区**
>
> 异位甲状腺组织常临床发现于甲状腺切除术后的患者,手术切除异位甲状腺组织可导致甲状腺激素水平不足。

口底、舌以及口咽的良性实性肿瘤少见,常被误认为囊肿(图8-38和图8-39)。

恶性肿瘤

声像图上恶性肿瘤表现为不均质低回声,通常边界不清,但这并不是恶性肿瘤生长的必备超声征象。同前所述,恶性肿瘤的最后诊断需组织病理学确认。

治疗前,超声可协助估测肿瘤的体积以及原发病灶的浸润范围。

涉及手术的层面,实性非肿瘤性病变和恶性肿瘤与舌中线的位置关系非常重要(图8-40至图8-44)。评价舌-口底癌甚或黏膜下肿瘤与舌中线的位置关系,临床查体有时会判断错误,而超声能较好地进行评估。另外,超声可用来显示恶性肿瘤与咽侧壁的关系,并可判断颈部软组织是否直接受侵(肿物与软组织相延续)(图 8-45 至图 8-47)。

在舌根和(或)声门上区的恶性病变中,超声也可评估会厌前间隙脂肪是否受侵(图 8-48;见图 8-7,图 12-1 和图 12-9)。

超声通常不能评估骨性结构病变,特别是恶性肿瘤的骨侵犯。这种情况下,以及由于原发肿瘤体积较大而超声不能完全显示时,需采用其他影像诊断方法(CT 和 MRI)。

除了检查原发肿瘤,采用超声检查相关的淋巴引流情况也非常重要(见第 3 章,图 3-12)。

癌症治疗后组织可发生水肿(淋巴水肿)、瘢痕以及纤维化,超声可在这些组织中早期发现肿瘤的复发(图 8-49)。

早期的局灶性和区域性的复发,触诊常常不能发现,在超声上显示为低回声,边界通常不清楚,但偶尔也清晰(图 8-50 至图 8-52)。在癌症患者的随访过程中,与早期图像对比,留意可能出现的动态变化是非常重要的,这有利于复杂超声征象(复发或瘢痕)的鉴别以及后续治疗方法的选择(见第 6 章 60 页)。

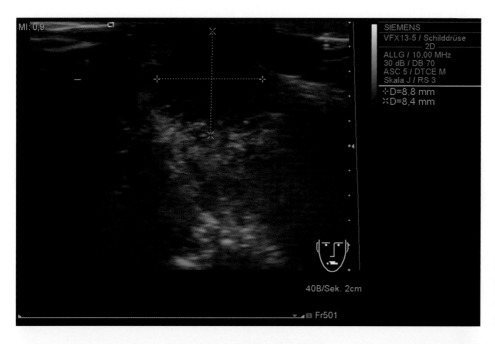

图 8-1 舌及口腔内横切面。舌尖低回声占位,移行于舌后区。大小为 9mm×8mm,延伸至肌肉内,边界不清。诊断:血管瘤。

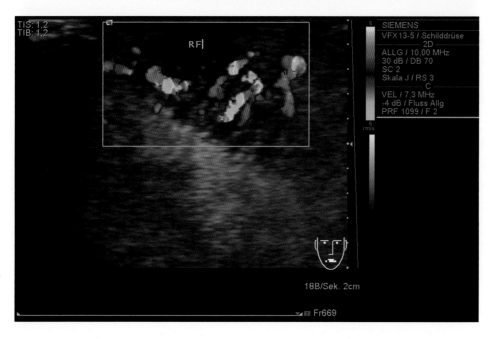

图 8-2 舌及口腔内横切面。彩色多普勒成像。肿瘤内血流灌注丰富,提示为血管瘤。

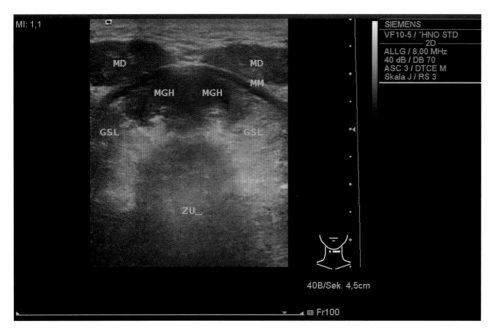

图 8-3 口底前部横切面。双侧的二腹肌前腹(MD)均可显示。下颌舌骨肌(MM)位于其下方,呈帐篷样。颏舌骨肌(MGH)位于较深侧,呈低回声。舌下腺(GSL)位于口底外侧、下颌骨内侧。ZU,舌体。诊断:正常声像图。

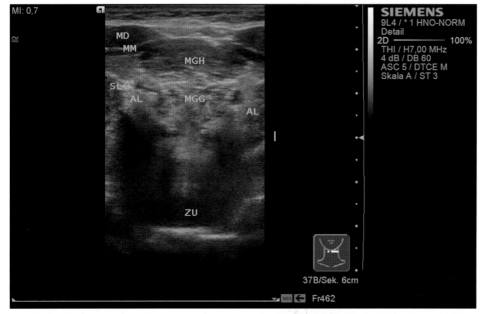

图 8-4 舌正中横切面。舌体(ZU)的横切面为马蹄形,口底的解剖标志为二腹肌(MD)、颏舌骨肌(MGH)、深侧回声较强的颏舌肌(MGG)和下颌舌骨肌(MM)。舌根两侧为成对的舌下腺(SLG)。舌动脉(AL)横行或斜行穿插于舌体内,其搏动性有助于识别。诊断:正常声像图。

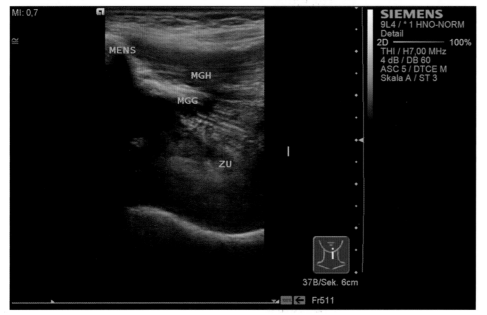

图 8-5 舌正中纵切面。图左侧是颏棘(MENS)以及口底肌肉的前插入点。同时显示的有颏舌骨肌(MGH)和颏舌肌(MGG)。舌体(ZU)本身为低回声,内有弥漫性的条状强回声(肌纤维束)。舌表面凭借其高回声的轮廓很容易辨认。诊断:正常声像图。

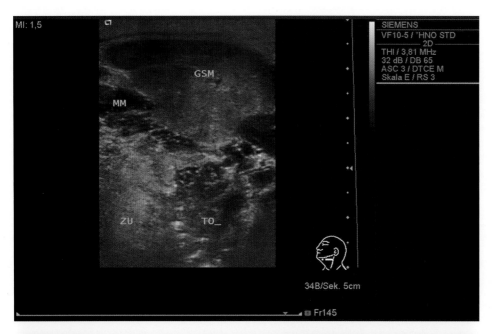

图 8-6 左侧颌下区横切面。此切面为显示扁桃体床的最佳切面。颌下腺(GSM)和舌体(ZU)边缘形成一个三角形区,低回声的扁桃体结构(TO)即位于其中。在其前方,包括下颌舌骨肌(MM)在内的口底部肌肉将颌下腺床与舌分隔。诊断:正常声像图。

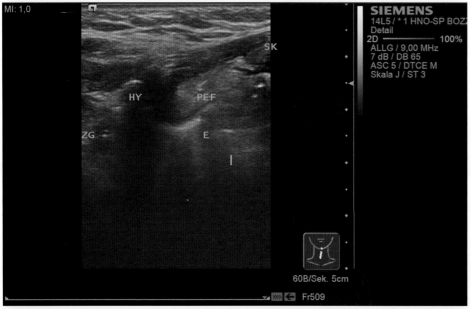

图 8-7 舌根纵切面。会厌前间隙脂肪(PEF)位于舌根(ZG)、舌骨(HY)、甲状软骨上缘(SK)以及会厌(E)之间,在其前方可显示低回声的喉旁肌束。诊断:正常声像图。

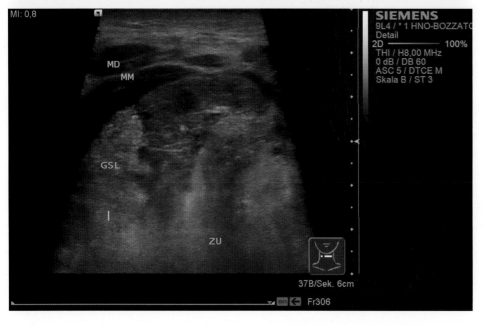

图 8-8 口底正中横切面。蜂窝织炎。下颌舌骨肌(MM)、二腹肌(MD)及其邻近组织,舌下腺(GSL)回声减低,结构疏松,明显肿大,但没有出现脓肿的表现(无回声或后方回声增强)。ZU,舌体。诊断:蜂窝织炎。

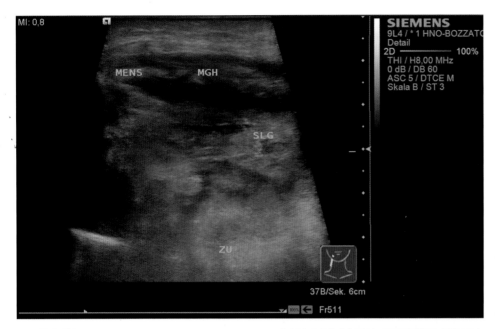

图 8-9 口底正中纵切面。蜂窝织炎。受炎症累及，口底的颏舌骨肌(MGH)、舌下腺(SLG)和舌体(ZU)也表现为回声减低、结构疏松。MENS，颏棘。

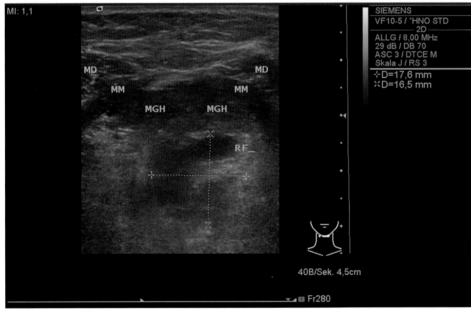

图 8-10 口底正中横切面。左侧脓肿。与蜂窝织炎不同，脓肿为局限性的低回声区(RF)，轮廓不清，内部回声不均。在此切面上，同时清晰显示了口底肌肉。MD，二腹肌；MGH，颏舌骨肌；MM，下颌舌骨肌。

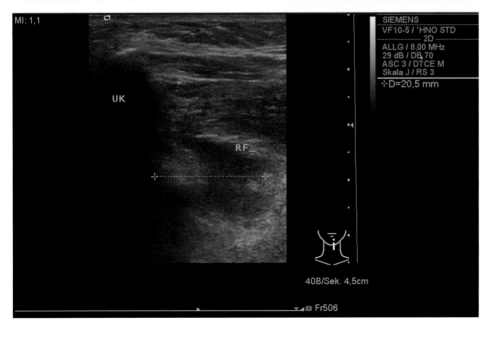

图 8-11 口底正中纵切面。左侧脓肿。纵切面明确了炎症(RF)的范围及其与颏棘(UK)的关系。

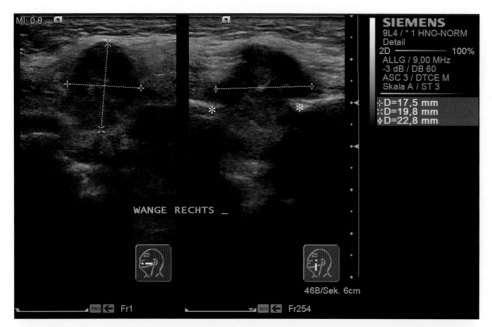

图 8-12 左侧下颌弓分屏图。牙周脓肿导致下颌骨水平支的破坏。

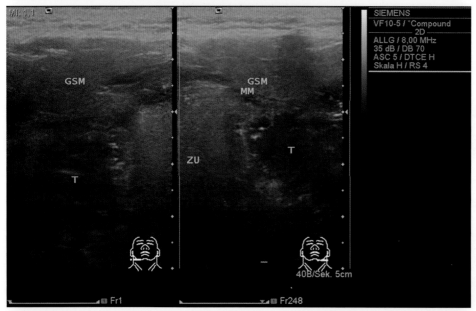

图 8-13 颌下区横切面分屏图。临床为急性扁桃体炎。两个扁桃体(T)体积对称性增大。急性感染导致扁桃体与周围组织分界欠清楚。MM,下颌舌骨肌;GSM,颌下腺;ZU,舌体。

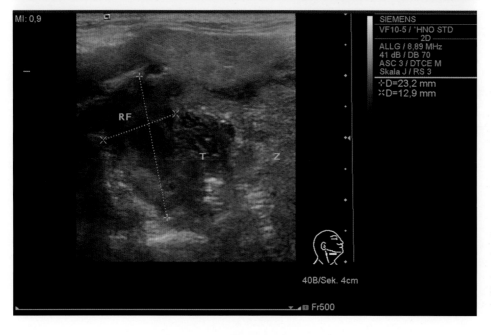

图 8-14 右侧颌下区横切面。几乎不必作双侧对比,仔细观察右侧的扁桃体(T)即可发现内部的脓肿无回声区(RF),后方回声增强。其内侧残存的实性条状腺体回声被脓肿抬高。Z,舌。

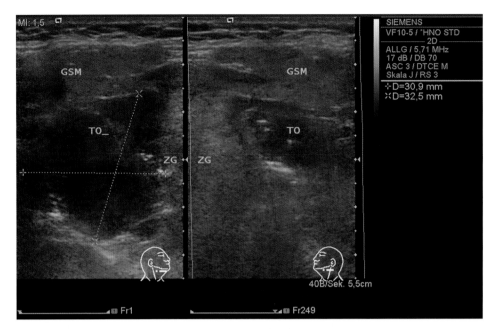

图 8-15 颌下区横切面分屏图。对照左侧较小的扁桃体(TO),很容易发现右侧扁桃体床侧方有一个形态不规则的无回声区;其内侧与舌根(ZG)相邻,边界较外侧清楚,但从两个切面上可确定病灶大小约 30mm×30mm。GSM,颌下腺。诊断:扁桃体周围脓肿。

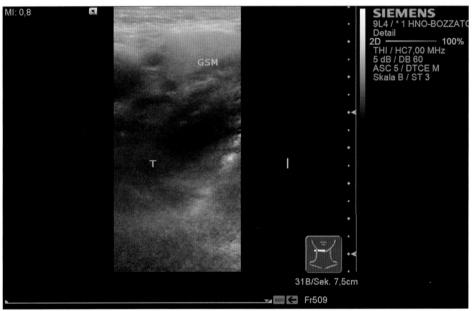

图 8-16 右侧颌下腺床横切面。右侧可见延伸自扁桃体周围脓肿(T)的咽旁脓肿,其内侧与颌下腺(GSM)分界清楚。

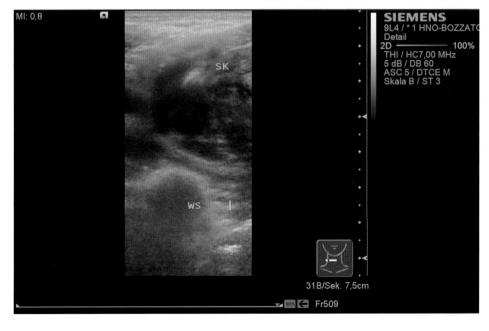

图 8-17 右侧颈部咽旁横切面。咽旁脓肿向足侧延伸至甲状软骨(SK)右侧缘水平;甲状软骨表现为低回声带状结构。在声像图上,脓肿为低至无回声区,后方回声增强。WS,椎体前缘。

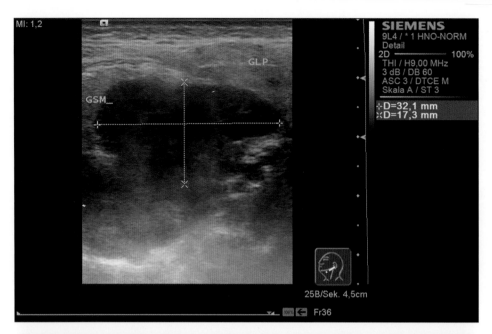

图 8-18　左侧颈部咽旁横切面。左侧颈部 Ⅱ 区的咽旁牙周脓肿，与腮腺（GLP）和颌下腺（GSM）相邻。脓肿呈云形，内为低至无回声，后方回声增强。动态图可显示脓腔内的液体；当探头加压时，可见移动的点状回声；血管搏动时也可见到该效应。

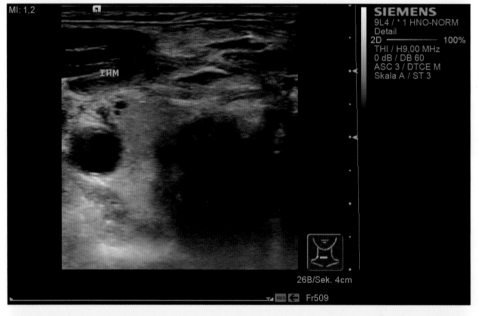

图 8-19　右侧颈部 Ⅳ 区横切面。喉旁间隙蜂窝织炎，位于甲状腺和舌下肌群（IHM）内侧，边界不清。肌肉和甲状腺的边界亦广泛不清。蜂窝织炎沿面部间隙下行蔓延，导致肌肉和甲状腺的边界模糊不清。

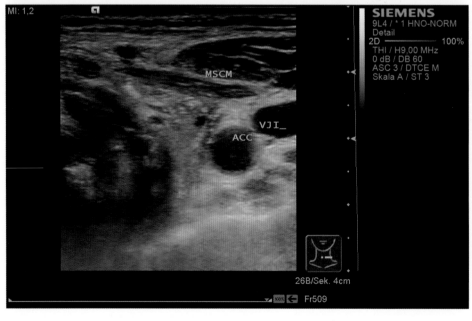

图 8-20　左侧颈部 Ⅳ 区横切面。肌肉和甲状腺的边界弥漫性不清。蜂窝织炎蔓延至邻近组织，造成界限不清；甲状腺内侧以及咽旁间隙的移行部显示不清。ACC，颈总动脉；VJI，颈内静脉；MSCM，胸锁乳突肌。

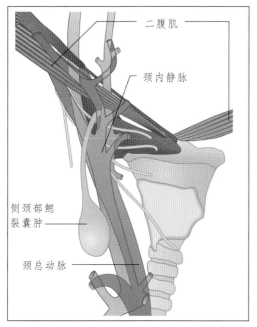

二腹肌

颈内静脉

侧颈部鳃
裂囊肿

颈总动脉

图 8-21　侧颈部囊肿(第二鳃裂囊肿)。本图显示的是鳃裂囊肿最常见的位置。严格地讲,本例是 1 例侧颈部的颈内窦道,起源于第二鳃裂,内开口于扁桃体上窝。From: Probst R, Grevers G, Iro, H. Basic Otorhinolaryngology. Stuttgart: Thieme; 2006.

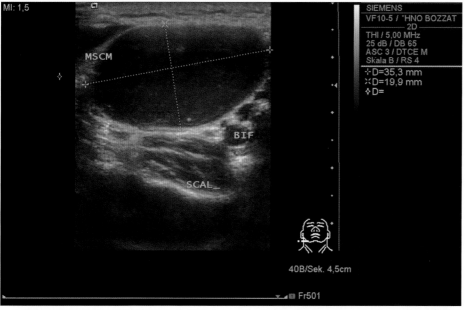

图 8-22　右侧颈部横切面。颈部鳃裂囊肿呈椭圆形,边界清楚,后方回声增强。囊肿位于颈动脉(BIF)外侧;颈内静脉受超声探头压闭而未显示。囊肿外侧为胸锁乳突肌(MSCM),深侧的斜角肌(SCAL)也可清晰显示。

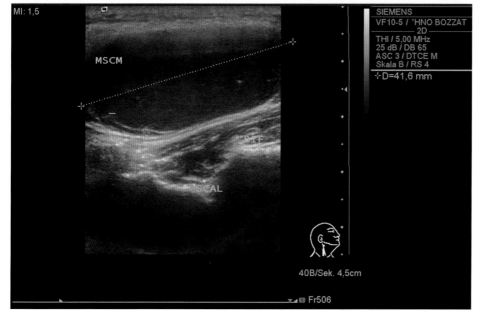

图 8-23　右侧颈部纵切面。边界清晰的椭圆形囊肿在纵切面上清楚显示长径(40mm)。囊肿外侧邻近胸锁乳突肌(MSCM),深侧的斜角肌(SCAL)也可清晰显示。

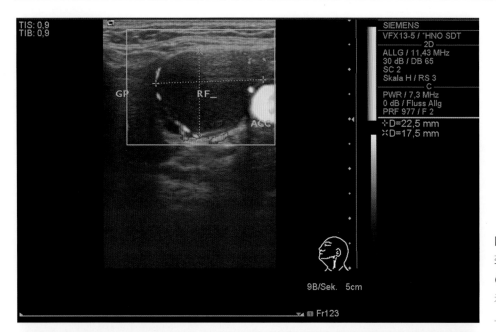

图 8-24 左侧颈部纵切面。左侧颈部囊肿通常位于腮腺下方(GP)和(或)邻近颌下腺。典型的未感染的鳃裂囊肿(RF)在 CCDS 上无血流灌注。ACC,颈总动脉。

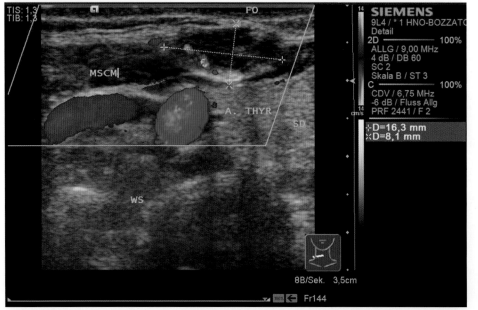

图 8-25 右侧颈部横切面 CCDS 图像。从皮肤表面开口处探查,鳃裂瘘管为皮下软组织内的低回声椭圆形结构,根据其充盈程度不同表现略有差别。CCDS 可将其与皮下静脉相区别。A.THYR,甲状腺上动脉;FO,瘘管开口;MSCM,胸锁乳突肌;SD,甲状腺;WS,脊柱。

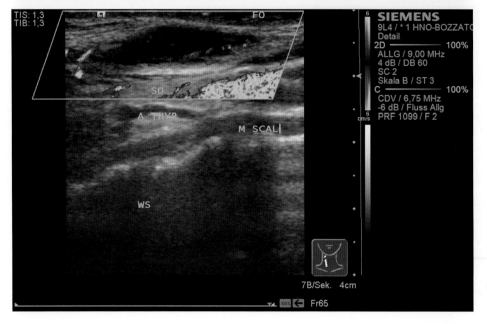

图 8-26 右侧颈部纵切面。鳃裂瘘管首先见于皮下软组织内,在纵切面上很容易显示。A.THYR,甲状腺上动脉;FO,瘘管开口;M.SCAL,斜角肌;SD,甲状腺;WS,脊柱。

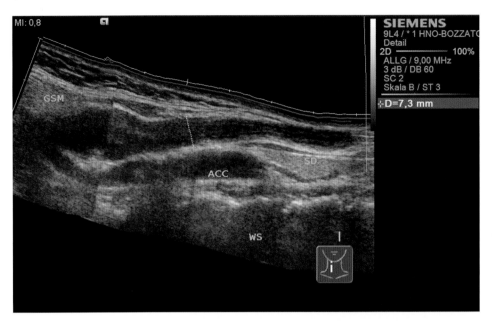

图 8-27 右侧颈部纵切面宽景成像。鳃裂瘘管穿过颌下腺 (GSM)达口咽的全程可借助宽景成像技术显示, 这种技术特别适合显示这样的病灶的全程。ACC, 颈总动脉; WS, 脊柱。

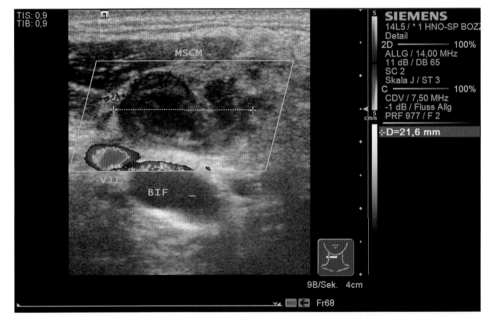

图 8-28 右侧颈部横切面。39 岁男性患者, 右颈部红肿。超声显示一椭圆形的低回声占位性病变, 回声不均, 位于胸锁乳突肌 (MSCM)前缘, 颈动脉分叉部和颈内静脉(VJI)内侧。与前例类似, CCDS 未见明显血流。该囊肿凸向颈中部, 与周围组织分界不清。BIF, 颈动脉分叉部。

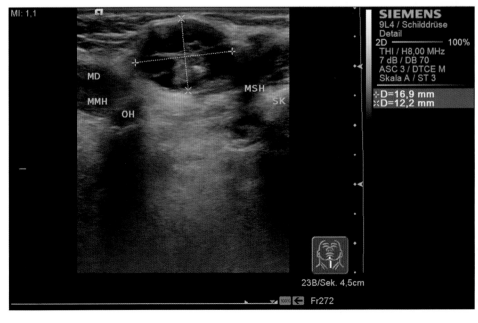

图 8-29 颈部正中纵切面。中线部位的甲状舌管囊肿为无回声腔, 内含高回声分隔。囊肿位于舌骨(OH)与甲状软骨(SK)上缘之间的皮下软组织内。MD, 二腹肌; MMH, 下颌舌骨肌; MSH, 胸骨甲状肌。

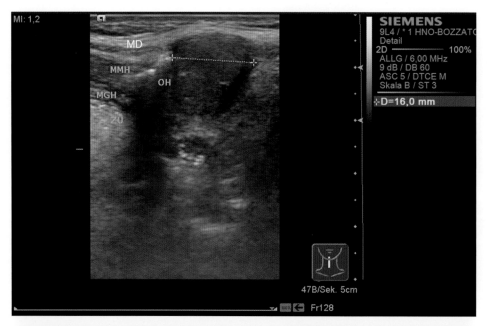

图 8-30 颈部正中纵切面。由于内容物性状不同,颈部囊肿内可呈现高回声,提示囊内容物黏稠度较高。囊肿位于舌骨(OH)与甲状软骨上缘之间、舌骨后缘的后下方。超声检查不能排除皮下开口的存在。MD,二腹肌;MGH,颏舌骨肌;MMH,下颌舌骨肌;ZU,舌体。

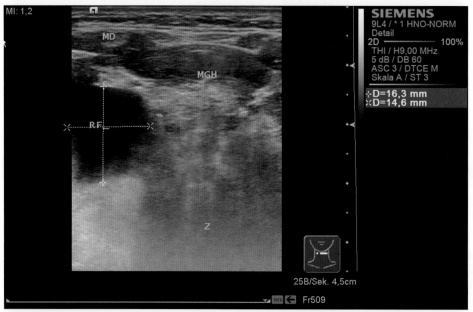

图 8-31 口底横切面。口底右侧球形的无回声占位性病变,边界清楚,后方回声增强,具有舌下囊肿的特征性表现。同时显示的有二腹肌 (MD) 和颏舌骨肌 (MGH)。Z,舌。

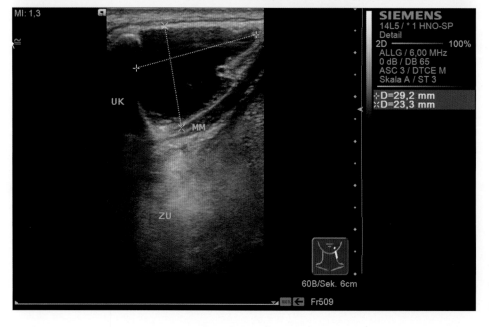

图 8-32 口底斜纵切面。在这个切面上,舌下囊肿位于颏棘(UK),舌体(ZU)和下颌舌骨肌(MM)之间。

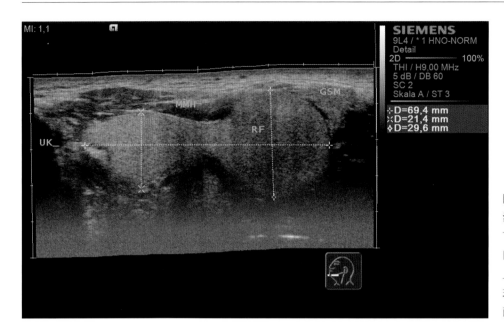

图 8-33 左侧颌下腺区横切面。沙漏样占位性病变(RF)位于颌下腺(GSM)和下颌骨(UK)之间，回声非常强。尽管从形态及位置上看，其符合楔形舌下囊肿的表现，但却是表皮样囊肿，与术中的面团样韧性触感是相符的。

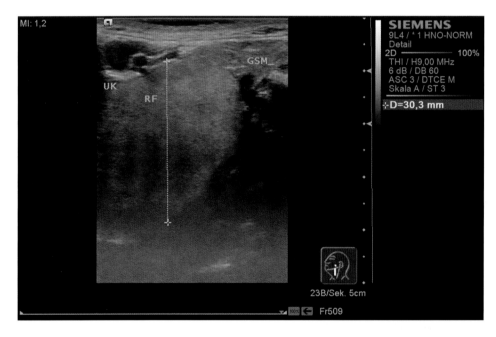

图 8-34 左侧颌下腺区斜纵切面。表皮样囊肿呈三角形，位于颌下腺(GSM)上方，前后径 30 mm。UK，下颌骨。

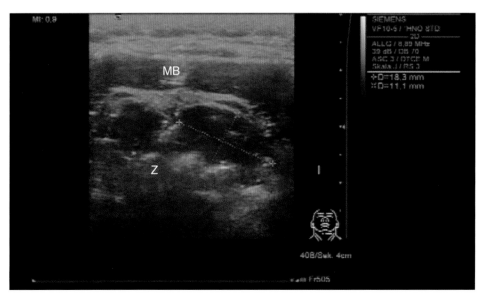

图 8-35 舌根横切面。舌根为低回声结构，左侧比右侧更外凸。图中深侧不规则的高回声轮廓是舌(Z)与口腔的界面，是由气体-组织界面的高声阻抗差形成的。MB，口底后方肌肉。诊断:舌扁桃体增生。

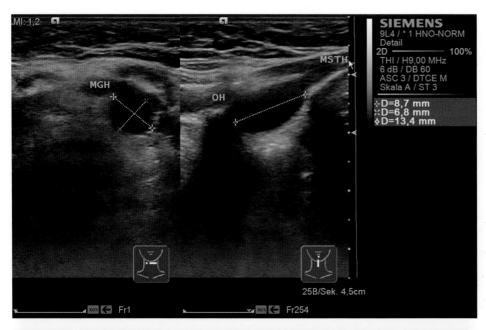

图 8-36　舌根分屏图。左侧图像显示的是正中线左旁的无回声占位性病变,由于其边界清楚,后方回声增强,可确定为囊肿;右侧纵切面图像显示病灶位于舌骨下方。MGH,颏舌骨肌;MSTH,胸锁乳突肌;OH,舌骨。

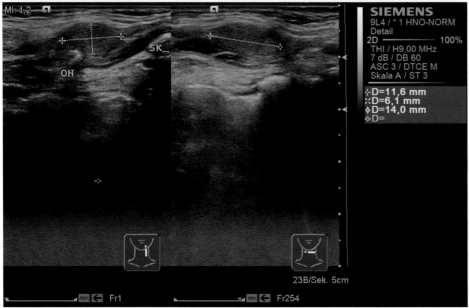

图 8-37　舌根分屏图。左侧图像为舌根纵切面,显示椭圆形的高回声病灶,边界清楚,位于舌骨(OH)前下方、甲状软骨(SK)上方。横切面显示病灶为椭圆形,边界清楚。诊断:异位甲状腺组织。

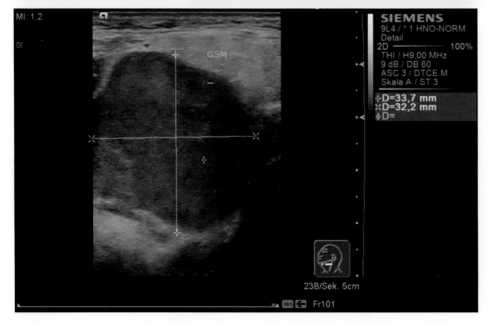

图 8-38　左侧颈部ⅠB区横切面。颌下区圆形低回声病灶,边界清楚,很明显是起源于口底,延伸至颈部。第一印象为舌下囊肿(见图 8-37)。

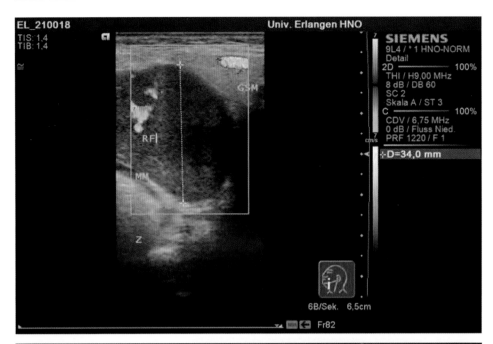

图 8-39　左侧颈部ⅠB区横切面。CCDS可见不规则血流,故排除囊肿。术中见肿瘤为实性,可完整切除。病理诊断为横纹肌肉瘤。

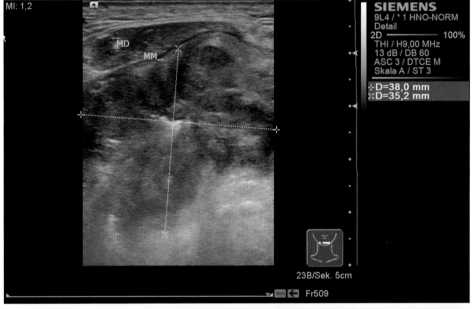

图 8-40　口底前部横切面。癌,cT3 期(量标)。口底不规则低回声肿物,跨过中线,侵及舌部。MD,二腹肌;MM,下颌舌骨肌。

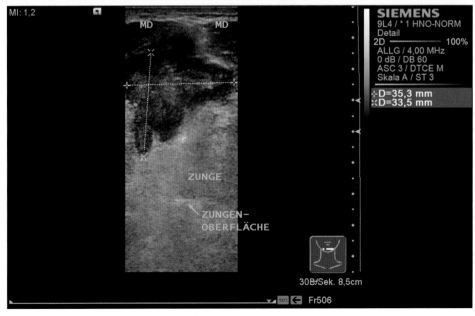

图 8-41　口底横切面。癌,cT3 期。口底肿物侵及舌内肌,并跨过中线。根据二腹肌"双腹"之间的分隔线可确定正中线的位置。MD,二腹肌;ZUNGE,舌;ZUNGEN-OBERFLÄCHE,舌表面。

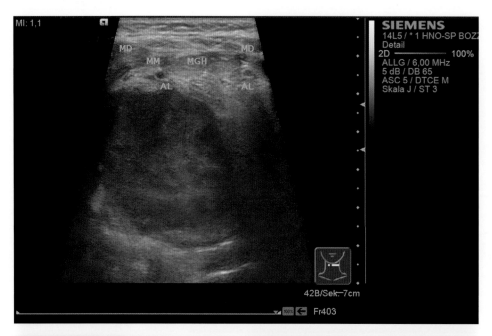

图 8-42 舌横切面。舌右侧缘近表面的占位性病变，跨过舌正中线，直径>30 mm。病灶为不均质低回声，边界不清。MGH，颏舌骨肌；MD，二腹肌；MM，下颌舌骨肌；AL，舌动脉。诊断：舌癌，跨正中线。

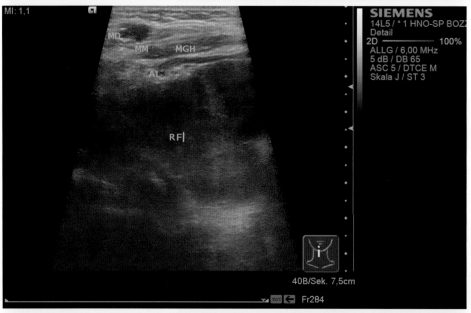

图 8-43 舌纵切面。纵切面显示舌根肿物(RF)前后径 40mm。边界不清，在此切面显示更清晰。MGH，颏舌骨肌；MD，二腹肌；MM，下颌舌骨肌；AL，舌动脉。诊断：舌癌。

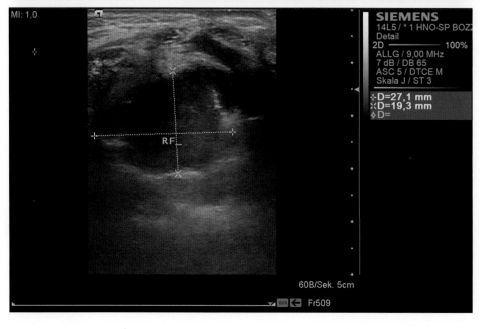

图 8-44 口底中线横切面。舌根不均质低回声病灶，诊断为舌癌；原发肿瘤大小约 27mm×19mm。

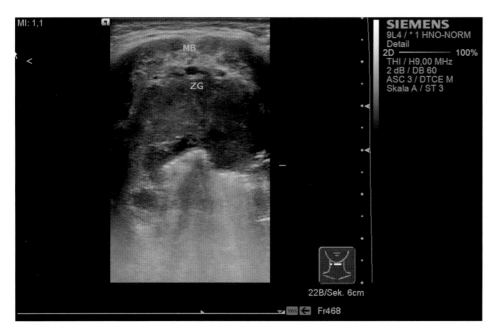

图 8-45　口底中线横切面。cT3
期舌癌,延伸至舌根(ZG),低回
声,不均质。浅层的口底肌肉(MB)
与肿物似有分界。

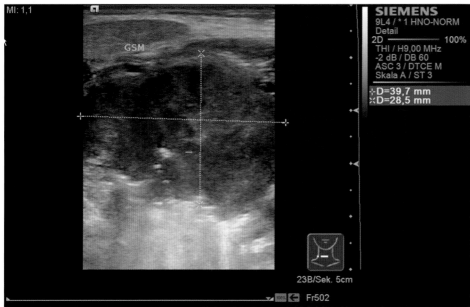

图 8-46　口底中线横切面。cT3
期舌癌,延伸至舌根和口底,侵及
颈部软组织。肿物为低回声,与颌
下腺(GSM)分界不清,但二者之
间仍有肌肉分隔。肿物向外侧生
长,强烈提示直接侵及颈部。

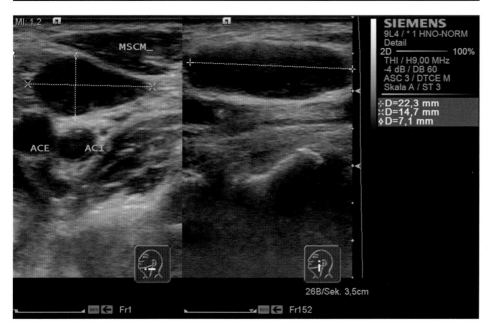

图 8-47　左侧颈部Ⅲ区分屏图。
颈部淋巴结肿大,形状为椭圆形,
但内部回声紊乱。ACI,颈内动脉;
ACE,颈外动脉;MSCM,胸锁乳突
肌。诊断:舌癌,可疑区域性淋巴
结转移。

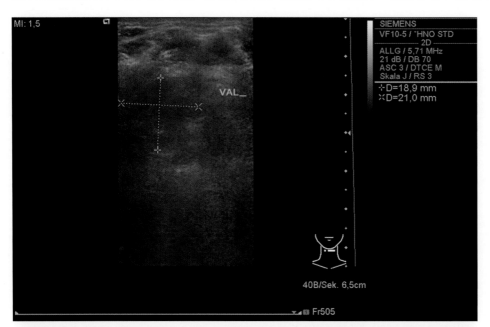

图 8-48　舌根中线横切面。右侧会厌谷癌，T1 期，在舌根(VAL)水平双侧对比，右侧舌骨(本图上未显示)下方见一边界不清肿物，大小 19mm×21mm，内部回声不均匀。

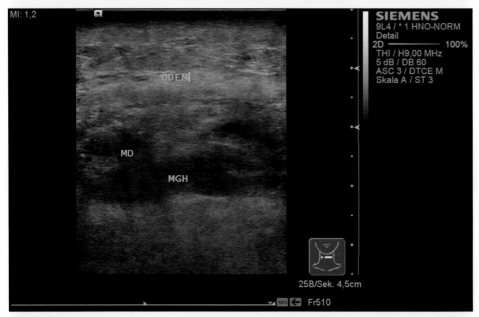

图 8-49　口底前部横切面。放射治疗后淋巴水肿(ODEM)。放射治疗后皮下软组织增厚，回声增强。阻塞的淋巴管显示为低回声的云形松散结构。另一特征性改变是生理性结构的萎缩，如口底肌肉。MD，二腹肌；MGH，颏舌骨肌。

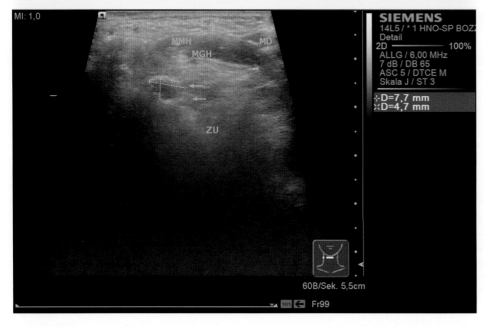

图 8-50　口底横切面。右侧口底复发癌。舌体(ZU)内有一新发的低回声病灶，大小 7mm×5mm(箭头所示)。MD，二腹肌；MGH，颏舌骨肌；MMH，下颌舌骨肌。

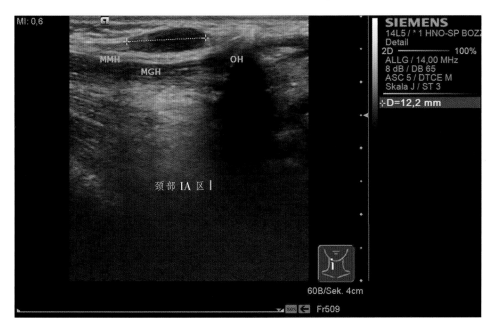

图 8-51　右侧口底纵切面。右侧口底复发癌。与复发相呼应的是，存在高度可疑的肿大淋巴结。尽管淋巴结形态为椭圆形，边界清楚，但其内有无回声区。由于其位于舌淋巴管引流的区域，内部回声有改变，故诊断为转移性淋巴结。MGH，颏舌骨肌；MMH，下颌舌骨肌；OH，舌骨。

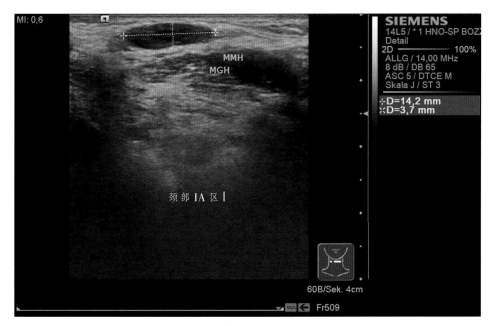

图 8-52　右侧口底横切面。MGH，颏舌骨肌；MMH，下颌舌骨肌。

（夏春霞　译）

第9章 涎腺

解剖

由于三对大涎腺（腮腺、颌下腺及舌下腺）位置表浅，超声易于观察。一般情况下，本章所讨论腺体表现为实性、均质、边界清晰的回声结构，如同甲状腺的表现（图9-1）。

腮腺

横切面显示，腮腺是一个轮廓光滑、均质的等回声器官。它与皮下脂肪组织分界清晰。其浅叶位于咬肌前方。可通过嘱患者收缩、放松咬肌来分辨咬肌前缘与低回声的颊脂肪垫。腮腺主体位于下颌后窝内，前缘是下颌骨升支，后缘是乳突和胸锁乳突肌。腮腺下极的内下方为二腹肌后腹、颈内动脉及颈内静脉（图9-2和图9-3；▶视频9-1）。下颌后静脉位于腮腺实质内，于纵切面显示得更清晰（▶视频9-2）。横切面上，茎突常凸出到下颌后静脉下方，表现为腺体实质内的高回声反射。

> **要点与误区**
>
> 茎突高回声信号可能被误诊为涎腺结石。

现今应用高分辨率探头（7.5~18MHz），可以显示部分腮腺导管（Stensen管）。但是，通常情况下，如果不合并梗阻，很难清晰成像。

> **要点与误区**
>
> 声像图中，不能显示面神经和腺体内非肿大的淋巴结。

颌下腺

颌下腺位于颌下三角内，纵切面上呈松果形，头侧为下颌骨与下颌舌骨肌，同时还毗邻二腹肌前腹、舌以及扁桃体床（图9-4至图9-6；▶视频9-3）。

颌下腺呈弓形跨越下颌舌骨肌的后缘，向前内侧舌下腺方向延伸，形似"钩突"。

> **要点与误区**
>
> 偶尔会见到后方伴声影的高回声结构伸入颌下腺内部，这可能是舌骨的一部分或涎石，必须加以鉴别。舌骨是随吞咽移动的，这有助于二者的鉴别。

颌下腺的超声表现与腮腺实质回声类型一样，为均匀一致的等回声（图9-7）。即使颌下腺导管（Wharton导管）未阻塞时，应用高分辨率超声探头有时也可以显示部分导管。面静脉朝向下颌骨走行，逐渐接近体表，可观察到其汇入颈内静脉，受探头压迫可变扁。超声可以清晰显示面动脉、面静脉在腺体深部交会。面动脉起源于颈外动脉，止于腺体后缘或呈拐杖样穿过腺体（图9-8；▶视频9-4）。

舌下腺

舌下腺有时难以显示。其典型的位置是位于口底黏膜下方，靠近系带，舌尖附着其上。三大涎腺中最小的是舌下腺，其后缘常紧贴颌下腺。其前缘和内侧缘分别为颏舌骨肌和颏舌肌，下缘为下颌骨（图9-9a；▶视频9-5a）。

舌下腺可通过口底肌间隙外脱（图9-9b；▶视频9-5b）。

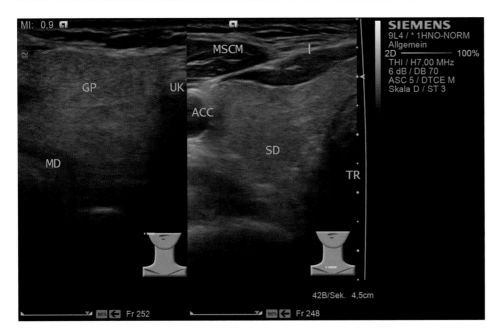

图 9-1　甲状腺（SD）和腮腺（GP）分屏图。这两个实性腺体的内部回声表现为相似的均匀等回声。ACC，颈总动脉；MD，二腹肌；MSCM，胸锁乳突肌；TR，气管；UK，下颌骨。

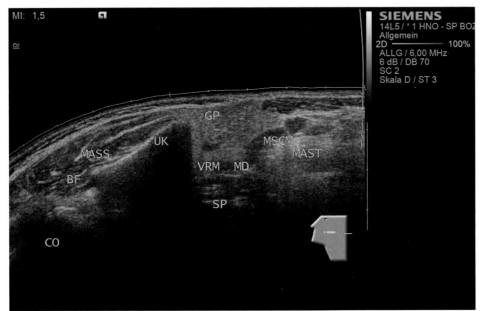

图 9-2　左侧腮腺床（GP）横切面宽景成像。腮腺浅叶覆盖于咬肌（MASS）；腺体前缘与口腔（CO）间以高回声界面相隔。后界是下颌骨（UK）升支和更后方的乳突和胸锁乳突肌（MSCM）。腮腺深叶位于下颌后窝。二腹肌（MD）的后腹和下颌后静脉（VRM）位于腺体实质内深侧。BF，颊脂垫；MAST，乳突；SP，茎突。

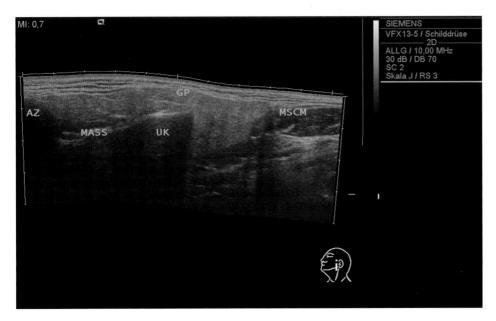

图 9-3　左侧腮腺床（GP）的纵切面宽景成像。腺体上界为颧弓（AZ），下外侧界为胸锁乳突肌（MSCM），内侧界为下颌骨（UK）与咬肌（MASS）。

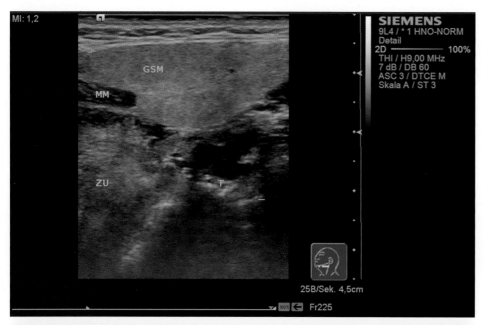

图 9-4 左侧下颌下区横切面，显示左侧颌下腺(GSM)的长轴切面。下颌舌骨肌(MM)向前延伸将颌下腺分为体部和钩突部。舌(ZU)和扁桃体(T)毗邻。

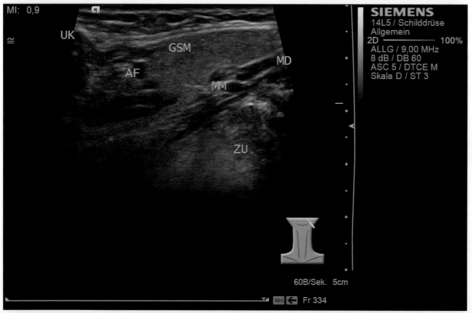

图 9-5 左侧颌下腺(GSM)横切面。此时探头的方位是纵切。下颌舌骨肌(MM)和二腹肌(MD)能被清楚地显示。位于图像左侧(即颅侧)边缘的是下颌骨(UK)声影。与之紧密相邻的是舌(ZU)和扁桃体床。颈阔肌的肌纤维显示为低回声层，它构成了腺体的浅界。AF，面动脉。

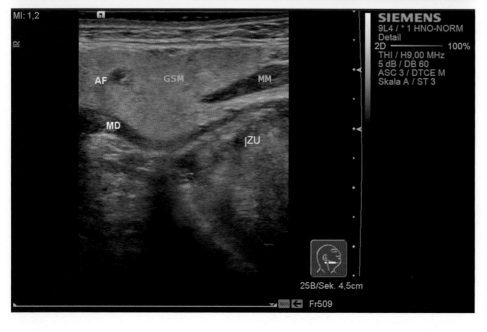

图 9-6 右侧颌下腺(GSM)纵切面。面动脉穿过腺体后部，下颌舌骨肌于腺体前部实质内逐渐变细。二腹肌(MD)后腹构成腺体下极的边界。从舌的位置可看到与邻近口腔的明确分界。

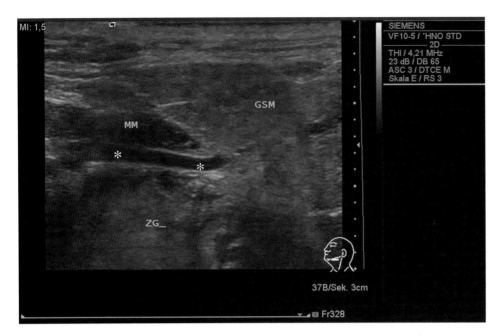

图 9-7 左侧颌下区横切面。颌下腺（GSM）实质结构显示不清晰，腺体门部见一条无回声带（星号），伴有高回声轮廓，位于下颌舌骨肌与舌之间。最初怀疑为扩张的颌下腺导管。

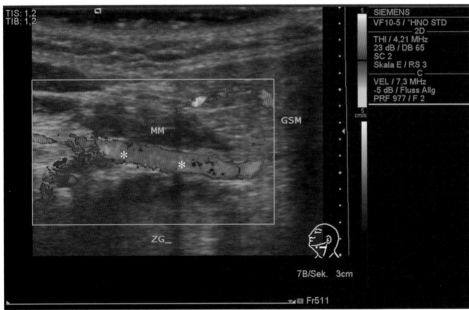

图 9-8 左侧颌下区（GSM）横切面。开启彩色双功能超声模式，动脉（星号）呈现出平行于导管的清晰的血流信号。在灰阶图像上，它的外观与导管相似。MM，下颌舌骨肌；ZG，舌。

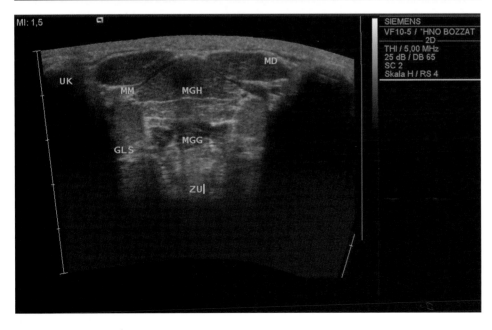

图 9-9a 口底中线、舌体中段横切面。一对舌下腺（GLS）位于下颌骨（UK）内侧。口底和舌的肌肉于周边环绕。MD，二腹肌；MGG，颏舌肌；MGH，颏舌骨肌；MM，下颌舌骨肌；ZU，舌。

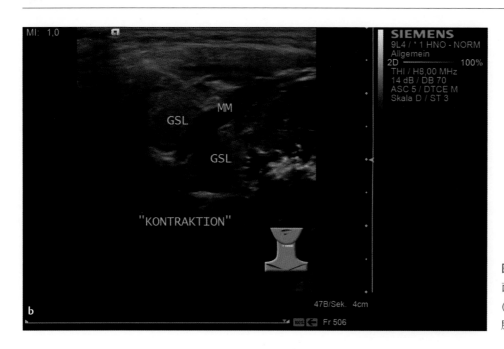

图 9-9b　右侧口底旁正中横切面。舌收缩状态下，右侧舌下腺(GSL)经下颌舌骨肌(MM)间外脱。诊断：下颌舌骨肌裂。

炎性病变

急性涎腺炎

当相关临床表现提示需要进一步检查，急性涎腺炎的超声表现是患侧腺体弥漫性肿大，与周边组织分界清楚。腺体实质表现为肿大、结构疏松、不均匀、回声减低(图 9-10 至图 9-12；▶视频 9-6)。

这种改变是由于感染或炎症引起腺体内液体容量增加。偶尔可见局限性低回声占位性病变，这是腺体内淋巴结的炎性反应。因为还未证明颌下腺内有淋巴结，所以这种情况不包括颌下腺在内。单独靠超声不能确定病变是否由细菌或病毒引起。最常见的病毒源是副黏膜病毒、巨细胞病毒、柯萨奇病毒、艾柯病毒、流感病毒、副流感病毒和人类免疫缺陷病毒。很多化脓性涎腺炎的病例中发现金黄色葡萄球菌、肺炎链球菌、化脓性和嗜血杆菌感染。化脓性涎腺炎中经常可以发现充满脓液的导管，可能是梗阻所致，但也见于没有任何阻塞的脱水患者(消耗性腮腺炎)。

腮腺脓肿

液化区表现为低至无回声，被高回声壁围绕，后方回声增强，在彩色编码双功能超声(CCDS)上未见血流灌注(图 9-13 和图 9-14；▶视频 9-7)。

液化区内部的粗糙回声可能由坏死组织造成，探头加压有时反而会不支持脓肿的诊断。这时很难将其归咎为某一具体原因(如浓缩或钙化)，可于急性期后复查超声再做判断。

慢性涎腺炎

腺体的超声表现很大程度上取决于感染或炎症在实质内的持续时间和范围。总的来说，内部回声明显增粗、不均匀，可能由于实质纤维化导致瘢痕形成。随着功能损伤的发展，实质回声增强、体积减小。有时会出现导管局限性扩张形成的小囊性区。

这些改变常出现于放射治疗后(图 9-15 和图 9-16)和阻塞性舌涎症的慢性病程中(图 9-17 至图 9-19)。

超声不能明确引起慢性涎腺炎的各种病因。腺体实质内边界清楚的局限性低回声也可能经组织学证实为炎性病灶。

慢性复发性青少年腮腺炎在儿童期和青春期罕见，通常累及双侧腮腺，能为超声所见(图 9-20；▶视频 9-8)。在急性期，这些表现与急性阻塞性涎腺炎相似。成人慢性复发性涎腺炎表现与青少年的相似，但经常伴发腮腺导管局部扩张。

硬化性涎腺炎(Küttner 肿瘤)是一种特殊类型的慢性炎症，发生于颌下腺。好发于腺体边缘，表现为局灶性低回声，有时为腺体内不均质病变区(图 9-21 和图 9-22)。

原发性和继发性舍格林综合征(Sjögren 综合征)的腮腺超声表现为受累腺体呈不均匀低回声。腺体内多发的局限性低回声病变，可能是囊性扩张的导管或腺体内肿大的淋巴结。整体表现可被描述为"云状"或"豹纹状"(图 9-23 至图 9-25；▶视频 9-9)。进展期，这种自身免疫反应导致其他涎腺亦受累，形成与腮腺病变相似的超声表现。

当发现腺体内及颈部淋巴结时,提示可能为局灶性黏膜相关淋巴组织(MALT)淋巴瘤。(图 9-26;▶视频 9-10)。

上皮细胞涎腺炎(Heerfordt 综合征)是结节病的急性表现,其特征是腺体肿大、内部回声增强,弥漫分布的多发低回声肿大淋巴结(图 9-27)。CCDS 表现为不规则的高血流灌注(图 9-28)。只要是存在肿大的颈部淋巴结,均显示丰富的淋巴结门型灌注(见第 6 章,图 6-3 和图 6-7)。

淋巴结肿大

超声通常显示腺体内的多发低回声区。这些病灶没有明显的后方回声增强。一般来说,中央高回声结构("门征")在炎性淋巴结中很容易分辨。此外,门型或中央型灌注也是炎症的征象(图 9-29)。

对于涎腺,超声同样不能明确鉴别肿大淋巴结的良恶性。超声检查也不可能确切地鉴别腺体内的反应性淋巴结炎、淋巴瘤和转移灶,但是它们的形态各有特征(图 9-30 至图 9-34;▶视频 9-11 至视频 9-13)。

另一方面,超声很容易判断病变是位于腺体内或是位于腺体下方被膜外(图 9-35)。病变良恶性的鉴别诊断标准同第 6 章(第 60 页)。

涎腺囊肿

一般说来,先天性和获得性涎腺囊肿都内含或多或少的浆液性分泌物。在此基础上,它们在声像图上具备囊性结构的典型表现:低回声占位性病变、边界清楚和典型的后方回声增强(图 9-36 至图 9-38;▶视频 9-14)。囊肿内黏性成分越多,声像图上回声越高。囊肿内没有血流,但含囊性成分的实性肿瘤内可见血流。舌下腺囊肿是一种特殊类型的涎腺囊肿,在第 8 章中已描述(第 103 页)。

淋巴上皮囊肿与 HIV 感染有关,当超声检查发现双侧腮腺囊性占位性病变并符合相关病史时,应考虑此病(图 9-39 和图 9-40)。

涎石症和阻塞性疾病

结石(或钙化)的典型声像图表现是后方伴有声影的强回声(结石的直接征象)(图 9-41 和图 9-42)。

虽然后方声影容易显示,强回声本身有时却不能显示或显示不清。涎腺结石的间接征象是涎腺导管内分泌物淤滞(不显示结石)。因声阻抗差异较大,在大涎腺内当结石直径达 2mm 时超声就能明确显示。位于口底前方的小结石,成像受下颌骨声影的影响,可以通过倾斜探头改善(图 9-43 和图 9-44;▶视频 9-15)。鉴别诊断包括静脉石、动脉粥样硬化、钙化的淋巴结、瘢痕形成、恶性肿瘤、异物、动静脉畸形与血管瘤。

由于关系到治疗方案的选择,准确判断涎石的位置(腺体内或外,导管内)是非常重要的。超声引导下的结石触诊有助于定位(图 9-45)。

如前所述,当某些病例只有阻塞的间接征象时,很难鉴别涎石症与阻塞性狭窄性涎管炎(图 9-46 和图 9-47;▶视频 9-16)。

使用涎腺内镜进一步直视下观察,有助于判断导管内结石。如果有相关既往病史,比如此前曾行导管切开术,导管扩张也可能是由狭窄所导致。

选择适合的患者,服用抗坏血酸非常有助于初次超声检查鉴别狭窄与涎石症(图 9-48 和图 9-49)。我们使用粉末状抗坏血酸,它可以分布于整个口腔。60 秒内,刺激产生的分泌物即可最大限度地充盈梗阻导管,改善成像。

超声可用于引导介入操作,如针吸活检,内镜取石或涎腺导管引流支架植入术,还可用于评价碎石术疗效(图 9-50 至图 9-55;▶视频 9-17 至视频 9-21)。其优点是能在超声检查过程中同时进行介入治疗;也就是说,可以辅助介入操作。治疗前,初步的诊断性超声检查有助于治疗计划的拟订。

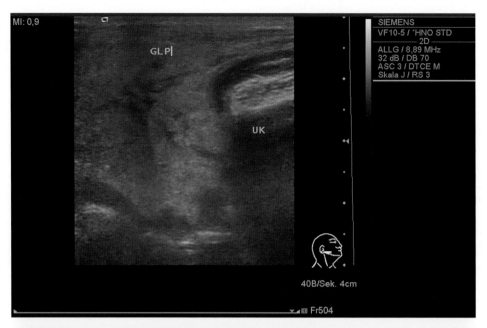

图 9-10　右侧腮腺横切面。腺体实质(GLP)明显肿大,结构松散,中央见星状低回声区。低回声区为扩张的间质内淋巴间隙。未见导管扩张。UK,下颌骨。诊断:风疹病毒感染引起的右侧腮腺炎(流行性腮腺炎)。

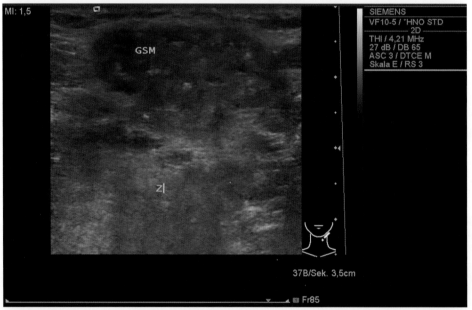

图 9-11　左侧颌下区斜切面。急性肿大的腺体(GSM)呈低回声,结构较对侧疏松。边界不清。腺体回声不均质。Z,舌。诊断:急性病毒性涎腺炎。

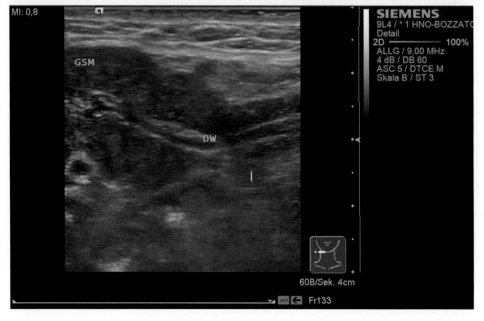

图 9-12　右侧颌下区横切面。急性肿大的腺体(GSM)呈低回声,实质肿胀,难以与口底肌肉区分。颌下腺(Wharton)导管(DW)内充满脓性分泌物,因此其走行清晰可见。诊断:急性细菌性涎腺炎。

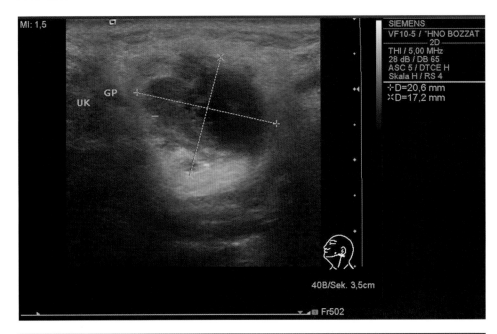

图 9-13　左侧腮腺横切面。临床表现为急性感染。在腺体（GP）中部可见伴有中央无回声区的低回声。此异常区域后方回声增强，提示脓肿形成。探头加压触诊显示液体成分为"泥状物"。UK，下颌骨。诊断：腮腺脓肿。

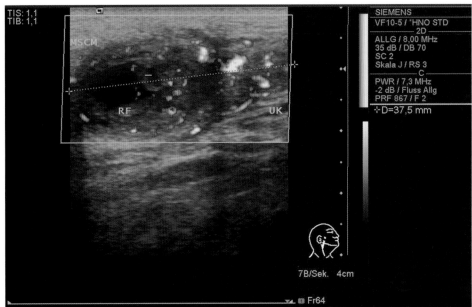

图 9-14　右侧腮腺斜切图。在斜切面或纵切面，脓肿显示得更清晰。低回声区的下部回声不均质。超声触诊显示液性成分为"泥状物"。彩色双功能超声显示液性无回声区没有血流，但周边腺体内见血流。UK，下颌骨。诊断：腮腺脓肿。

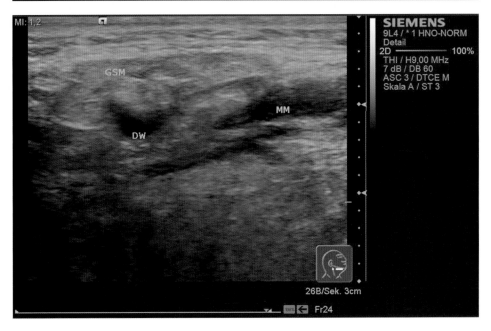

图 9-15　右侧颌下区横切面。放射治疗后，右侧颌下腺（GSM）体积缩小、回声增强。在腺体中部，Wharton 导管（DW）呈镰刀状扩张。MM，下颌舌骨肌。诊断：放射治疗后慢性涎腺炎。

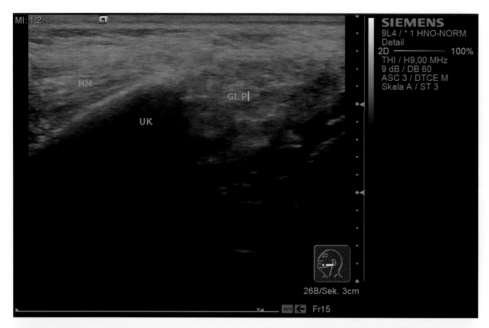

图 9-16 左侧腮腺横切面。放射治疗后，致密的腺体实质（GLP）回声不均匀，伴有低回声改变和体积减小。MM，下颌舌骨肌；UK，下颌骨。诊断：放射治疗后慢性涎腺炎。

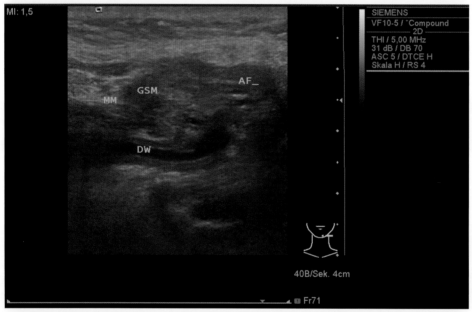

图 9-17 左侧颌下区横切面。颌下腺（GSM）回声减低、体积缩小。阻塞的颌下腺导管（DW）走行于下颌舌骨肌（MM）前方。AF，面动脉。诊断：持续阻塞所致慢性涎腺炎。

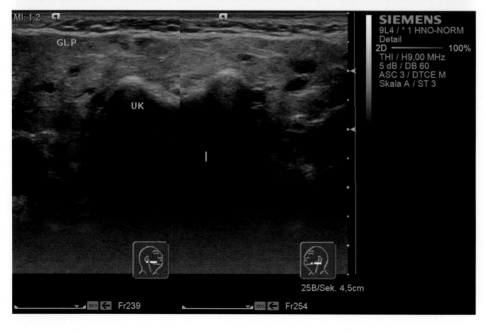

图 9-18 双侧腮腺横切面分屏图。腺体实质（GLP）呈低回声，其内散在结节样病灶。UK，下颌骨。诊断：持续阻塞所致慢性涎腺炎。

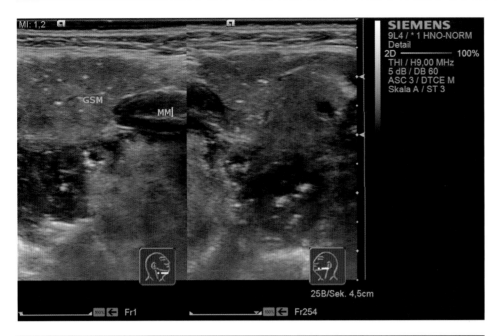

图 9-19 双侧颌下腺横切面分屏图。慢性复发性涎腺炎,双侧腺体实质(GSM)致密并充满针尖样高回声。MM,下颌舌骨肌。诊断:持续阻塞所致硬化性涎腺炎。

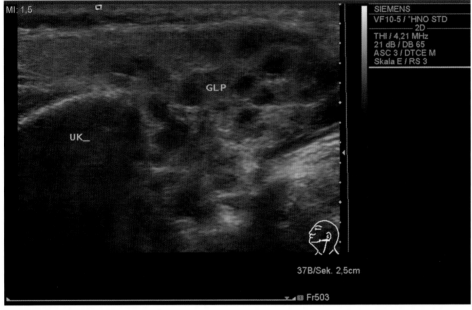

图 9-20 12 岁男孩,慢性复发性青少年腮腺炎。腺体(GLP)外侧部分呈疏松的云雾状低回声结构,对应的正是临床常见的腮腺肿胀区域。过渡期导管淤滞不常见。

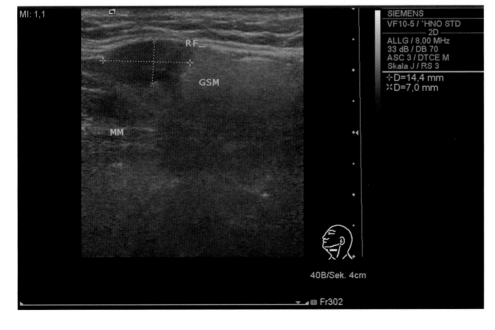

图 9-21 左侧颌下区横切面。完全位于颌下腺(GSM)内的是一个椭圆形低回声的占位性病变(RF)。其中央强回声可能被误认为是淋巴结中央的高回声结构("门征")。MM,下颌舌骨肌。诊断:硬化性涎腺炎。

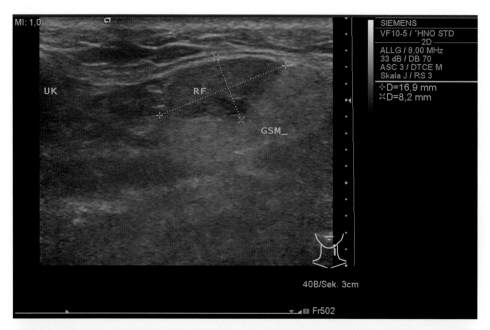

图 9-22　左侧颌下区纵切面。腺体组织(GSM)内边界清晰的低回声病灶，在腺体横切面上显示更清晰。UK，下颌骨。诊断：硬化性涎腺炎。

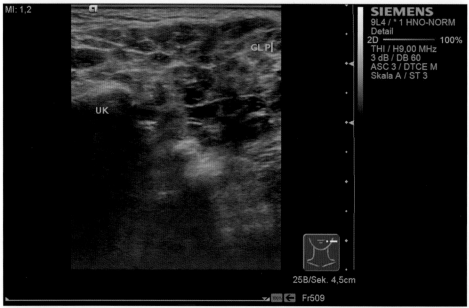

图 9-23　左侧腮腺横切面。腮腺(GLP)肿大，伴有多发低回声病灶组成的"云状"结构。腺体大小随炎症的时间和程度而变化；可以缩小、增大或正常。UK，下颌骨。诊断：舍格林综合征。

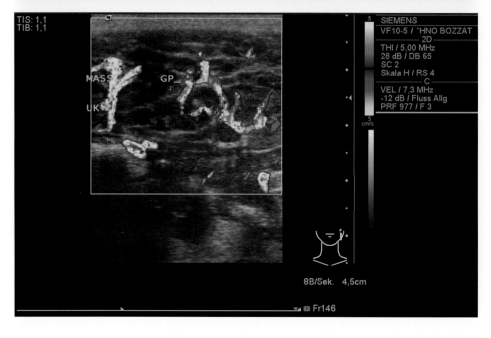

图 9-24　左侧腮腺纵切面。腮腺(GP)肿大，内伴低回声病灶。在彩色双功能超声上，肿大的腺体内，病灶间隔处血流丰富。MASS，咬肌；UK，下颌骨。诊断：舍格林综合征。

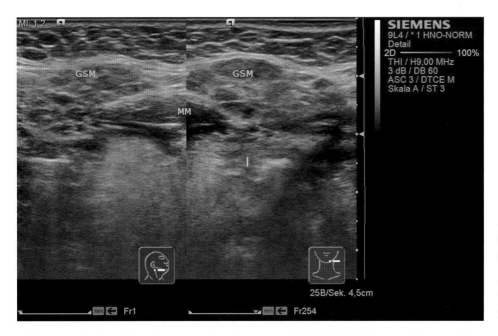

图 9-25 双侧颌下区横切面分屏图。颌下腺(GSM)由于低回声病灶而表现为片状的"云状"结构。腺体大小随炎症的时间和程度而变化。可以缩小、增大或正常。MM,下颌舌骨肌。诊断:舍格林综合征。

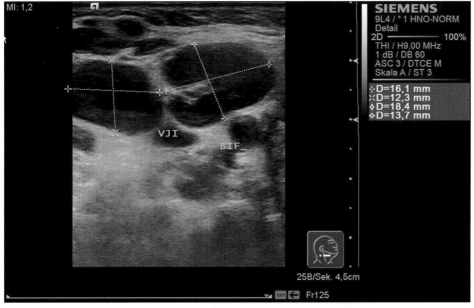

图 9-26 右侧颈部横切面。一位已知原发舍格林综合征患者右颈部出现新生淋巴结。淋巴结边界清晰,内呈低回声。在多数淋巴结中只有少数有时会融合,可清晰显示中央高回声结构("门征")。VJI,颈内静脉;BIF,颈动脉分叉处。诊断:舍格林综合征合并 MALT 淋巴瘤。

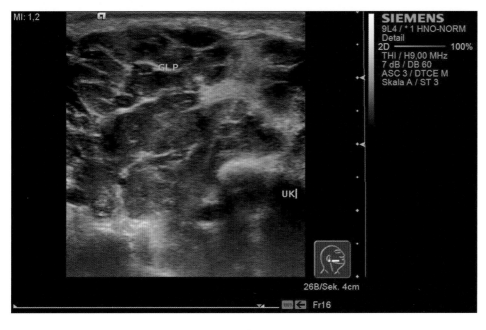

图 9-27 右侧腮腺横切面。腺体(GLP)呈低回声伴疏松的"云状"结构,边界不清。病灶内可见边界清晰的椭圆形低回声结构。在急性期常会累及多个涎腺。UK,下颌骨。诊断:结节病。

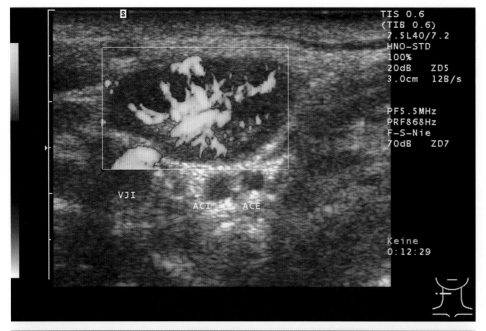

图 9-28　右侧颈部横切面。一个位于颈Ⅲ区、颈动脉分叉处的椭圆形淋巴结，内部回声结构稍有不均，门型血流丰富；同时伴有腮腺实质改变，提示为结节病。ACE，颈外动脉；ACI，颈内动脉；VJI，颈内静脉。

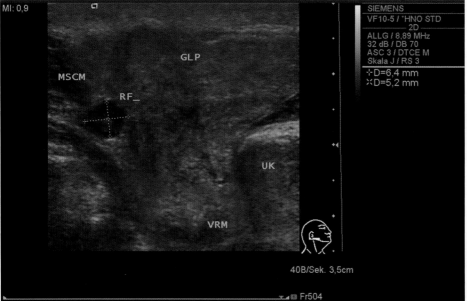

图 9-29　右侧腮腺下部。低回声的疏松的腺体组织内可见圆形病灶，中央高回声结构（"门征"），位于胸锁乳突肌（MSCM）前缘。腺体（GLP）本身因腮腺炎（流行性腮腺炎）呈弥漫性肿大。UK，下颌骨；VRM，下颌后静脉。诊断：流行性腮腺炎所致的淋巴结肿大。

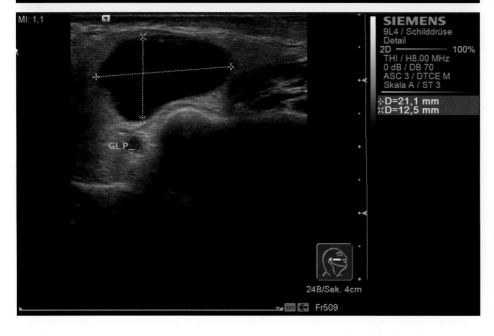

图 9-30　右侧腮腺横切面。在右侧腮腺（GLP）耳前区中部，可见单发的、边界清晰的、形态不规则的低回声占位性病变，未见"门征"，但后方回声增强。初步提示囊肿，但尚需更多信息。

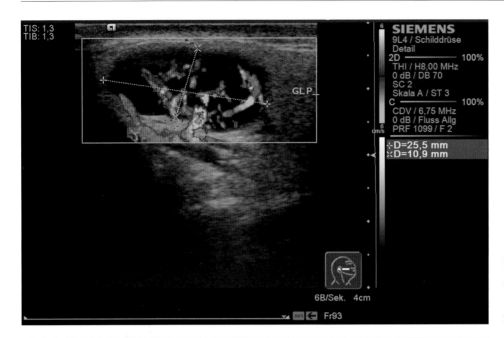

图 9-31 右侧腮腺横切面。彩色多普勒超声显示中央高血流灌注（见图 9-30）。病理证实为霍奇金淋巴瘤。

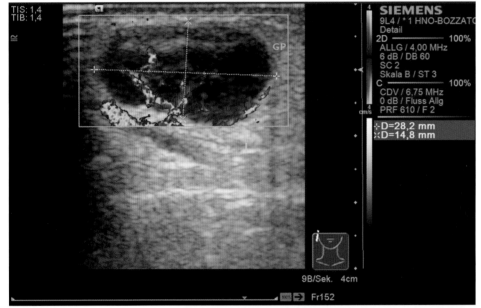

图 9-32 右侧腮腺纵切面。在腮腺（GP）的侧面有一个占位性病变，内部回声异常不均，彩色多普勒超声显示偏心型的高血流灌注，考虑其为淋巴结。病理证实为恶性淋巴结。

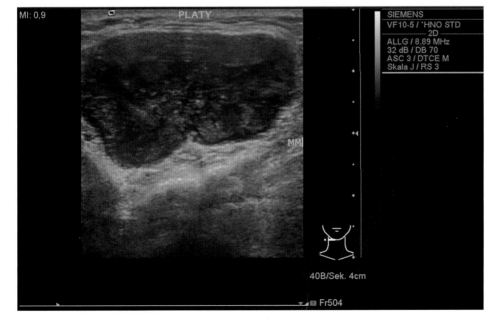

图 9-33 右侧颌下区横切面。右颈ⅠB区见一个快速生长的分叶状肿瘤（套细胞淋巴瘤），边界清晰，内部呈不均匀低回声。MM，下颌舌骨肌；PLATY，颈阔肌。

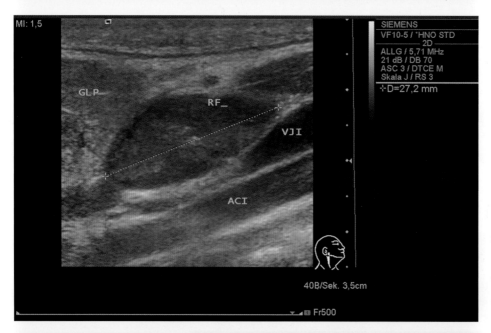

图 9-34　右侧颌下区纵切面。套细胞淋巴瘤位于下颌骨表面,向下方挤压腺体。动态观察发现肿瘤可在颌下腺表面滑动,主要应与颌下腺腺瘤鉴别,后者与腺体间分界不清。MM,下颌舌骨肌;PLATY,颈阔肌。

图 9-35　右侧腮腺纵切面。腮腺(GLP)下极可见一淋巴结(RF),在横切面时不能判断其位于腺体内或腺体外。纵切面显示其与腺体是分开的。紧邻颈内静脉(VJI)和颈内动脉(ACI)。诊断:腺外淋巴结。

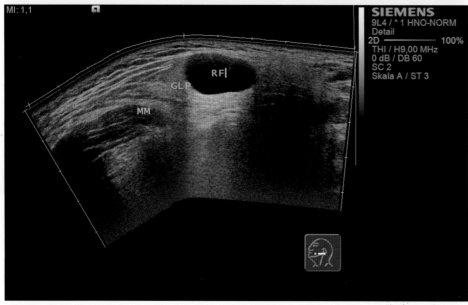

图 9-36　左侧腮腺区横切面宽景成像。在腺体(GLP)中部见椭圆形边界清晰的无回声占位性病变(RF),后方回声增强,典型的囊肿表现。彩色多普勒超声有助于鉴别诊断,如排除内部血流灌注可证实为囊肿。MM,下颌舌骨肌。诊断:腮腺囊肿。

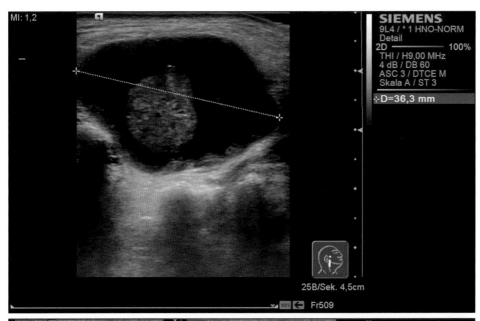

图 9-37　右侧腮腺纵切面。此囊肿明显特征是中心等回声结构在探头触诊时可自由移动。彩色多普勒超声也没有显示内部血流。诊断：腮腺囊肿。

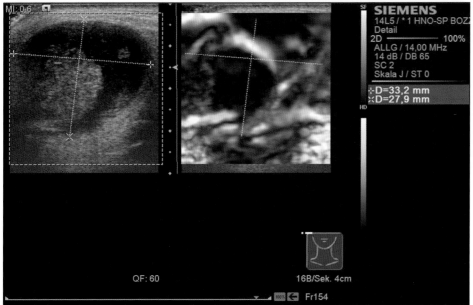

图 9-38　右侧腮腺横切面。应用超声弹性成像，囊肿显示特征性的"牛眼征"，这里表现为白色水平条带。诊断：腮腺囊肿。

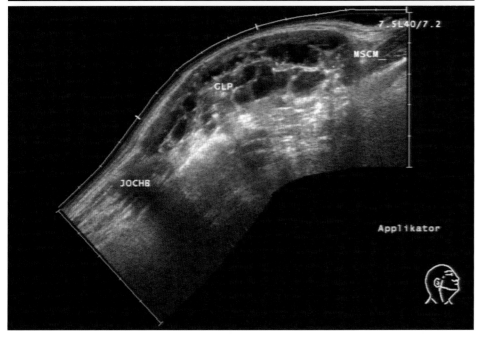

图 9-39　右侧腮腺纵切面宽景成像。腺体（GLP）自头侧的颧弓（JOCHB）延伸至足侧的胸锁乳突肌（MSCM），实质内充满多个无回声病变。诊断：HIV 感染所致腮腺多囊样改变。

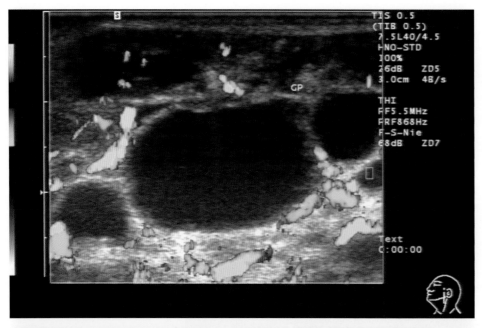

图 9-40 左侧腮腺纵切面。在肿大的腺体(GP)内囊性特点更清晰；这种表现多见于双侧。彩色多普勒超声显示囊性区周围及分隔处血流丰富。诊断：HIV 感染所致腮腺多囊样改变。

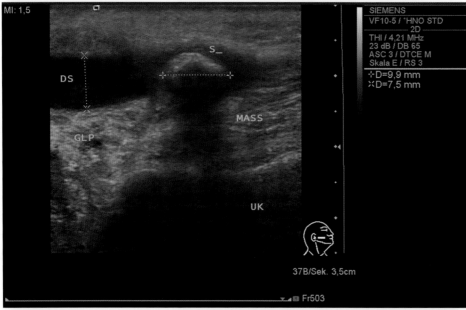

图 9-41 右侧腮腺横切面。涎腺结石(S)强回声的后方声影，遮蔽了近端受阻的腮腺导管(DS)。GLP，腮腺；MASS，咬肌；UK，下颌骨。诊断：涎腺结石。

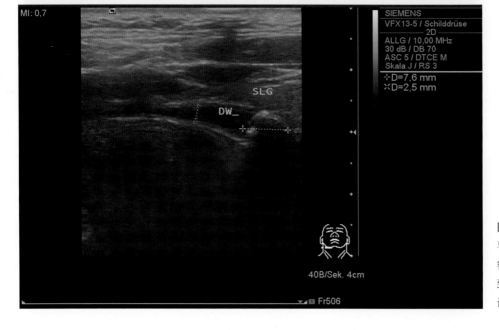

图 9-42 右侧口底斜向横切面。导管(DW)开口处见一个回声致密的腮腺结石，后方伴有声影，导致近端导管阻塞。SLG，舌下腺。诊断：涎腺结石。

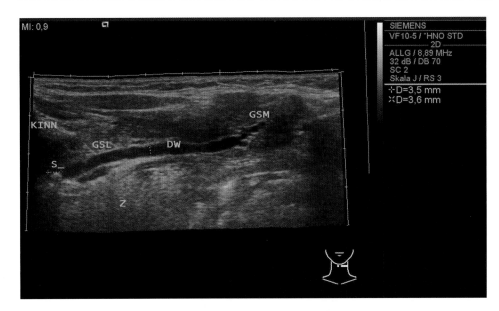

图 9-43 左侧口底斜向横切面。颌下腺导管（DW）乳头处小结石。导管扩张一直延伸到腺体（GSM）内部。结石（S）几乎被下颌骨（KINN）声影遮挡。邻近器官为舌（Z）和舌下腺（GSL）。诊断：涎腺结石。

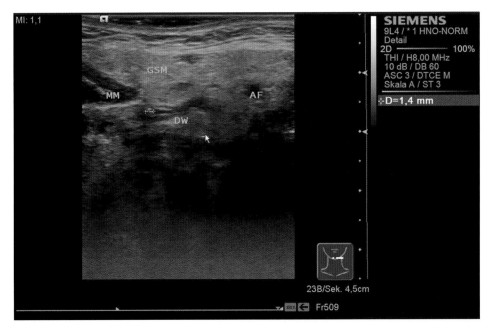

图 9-44 左侧颌下区横切面。Wharton 管（DW）门部的梗阻，在腺体（GSM）门部很容易识别腔内的低回声与管壁的高回声。点状强回声（量标）不易测量，测值为1.4mm。AF，面动脉；MM，下颌舌骨肌。诊断：涎腺结石。

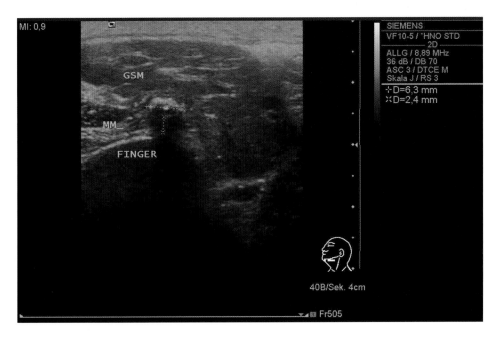

图 9-45 左侧颌下区纵切面。在腺体（GSM）门部可见后方伴声影的高回声结石（量标）。位于口腔内的、检查者用于触诊的手指（FINGER），显示为下颌舌骨肌后方的带状高回声。诊断：涎腺结石。

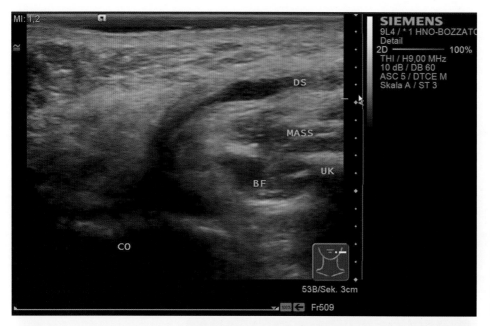

图 9-46　左侧腮腺横切面。口腔(CO)内乳头处炎性狭窄,这导致腮腺导管(DS)近端梗阻。BF,颊脂肪垫;MASS,咬肌;UK,下颌骨。诊断:腮腺导管狭窄。

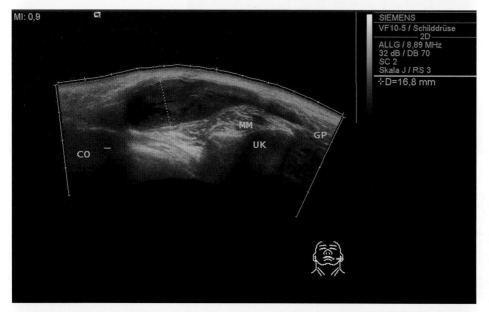

图 9-47　左侧腮腺横切面宽景成像。口腔(CO)内医源性损伤瘢痕导致的导管开口处狭窄。这些瘢痕导致腮腺导管近端梗阻,管径最宽处 17mm。GP,腮腺;MM,下颌舌骨肌;UK,下颌骨。诊断:腮腺导管狭窄。

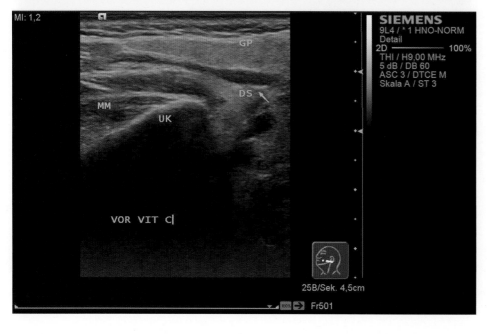

图 9-48　左侧腮腺横切面。腮腺(GP,箭头)的梗阻性舌涎症,可见导管(DS)门部节段性扩张。MM,下颌舌骨肌;UK,下颌骨。

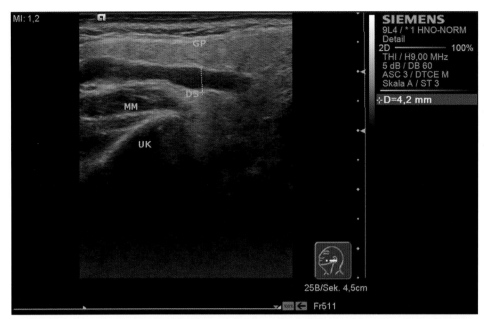

图 9-49 左侧腮腺横切面。服用抗坏血酸粉末 60 秒后,刺激唾液分泌导管明显扩张, 可一直追踪至导管开口狭窄处。DS,腮腺导管;GP,腮腺;MM,下颌舌骨肌;UK,下颌骨。

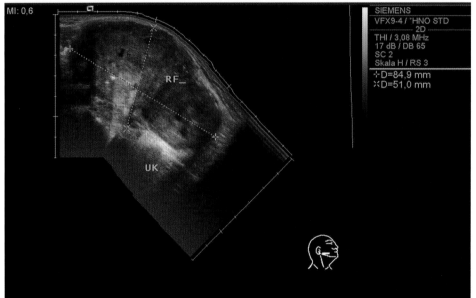

图 9-50 右侧腮腺横切面宽景成像。92 岁女性患者,怀疑下颌骨(UK)上方恶性肿物(RF)。建议行粗针穿刺活检,以决定是否需要手术。诊断:乳腺癌腮腺转移。

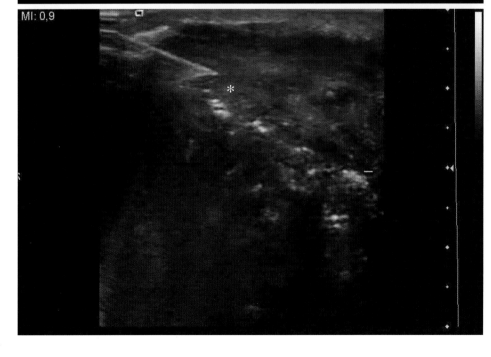

图 9-51 右侧腮腺横切面。使用 Bard Magnum 穿刺活检枪。图像左侧可见高回声针尖(星号),正以平行于探头纵轴的方向插入肿瘤内。

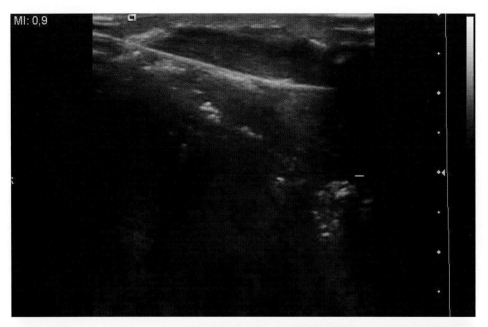

图 9-52 右侧腮腺横切面。使用 Bard Magnum 穿刺活检枪。激发活检枪后,针槽迅速切取组织。

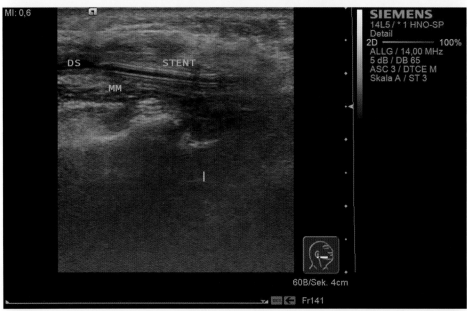

图 9-53 右侧腮腺横切面。使用涎腺内镜,将硅胶支架(STENT)植入到腮腺导管内(DS),扩张由于瘢痕导致的狭窄。MM,下颌舌骨肌。

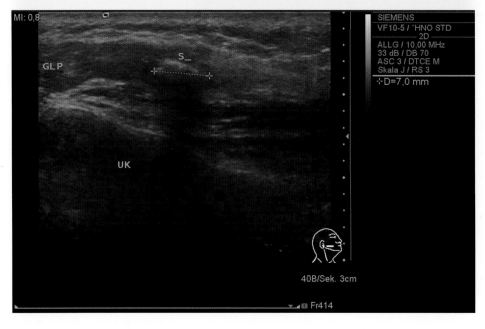

图 9-54 右侧腮腺横切面。右侧腮腺内涎腺结石(S),在结石碎裂(碎石术)前测值为 7mm(量标)。GLP,腮腺;UK,下颌骨。

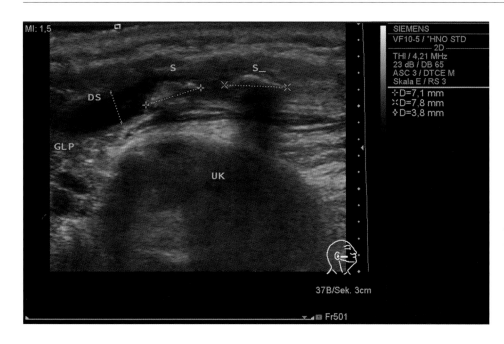

图 9-55 右侧腮腺横切面。治疗后见两个碎石(S,S),分开的结石比原结石测值大。结石碎裂(碎石术)使其结构不如之前紧密,导致其明显增大。DS,腮腺(Stensen)导管;GLP,腮腺;UK,下颌骨。

涎腺病

涎腺病,通常病因不明,所有大涎腺可同时受累。超声检查显示受累腺体弥漫性增大,与周围结构分界不清(图 9-56 和图 9-57)。回声均匀增强。涎腺病不会出现疑似肿瘤的区域。腮腺肿大的患者常伴有饮食失调,如贪食症。

良性肿瘤

涎腺良性肿瘤的典型特征是与周围涎腺组织分界清晰。

血管瘤表现为肿瘤特征,但其在血流灌注、超声触诊、边界等方面,声像图表现多样(图 9-58;▶视频 9-22)。

多形性腺瘤通常表现为均匀的低回声。但是,偶尔会看到不均质的实性结构和囊性成分。通常后方回声增强(图 9-59)。形态一般呈椭圆形或分叶状(图 9-60;▶视频 9-23)。彩色多普勒超声上没有特征性表现(图 9-61 和图 9-62;▶视频 9-24)。

同多形性腺瘤一样,腺瘤(如 Warthin 瘤或腺淋巴瘤)超声表现可以是均匀的低回声。然而,如果内含大量囊性结构,Warthin 瘤也可表现为近似无回声伴后方回声局部增强。肿瘤周围腺体组织边界清楚(图 9-63 至图 9-65)。偶尔,在不同肿瘤成分之间可见分隔,这些分隔含有丰富血管结构。

多房性病变和双侧实性占位性病变,尤其发生在腮腺内时,提示为 Warthin 瘤(图 9-66 至图 9-68;▶视频 9-25 和视频 9-26)。

其他不常见的涎腺良性肿瘤(如基底细胞腺瘤、嗜酸细胞瘤、皮脂腺腺瘤)也会呈现相似的、缺乏特征性的声像图表现(图 9-69 至图 9-71)。

单凭超声检查不足以对涎腺良性肿瘤做出明确的鉴别诊断,但通过分析其特征性表现可以做出初步评估,选择合适的手术方式和时机。

> **要点与误区**
>
> 急性炎性腺瘤(尤其是腺淋巴瘤)边界不清、血流丰富、生长迅速,很难与恶性肿瘤鉴别。

由于声像图上很难显示神经,所以不能准确地判断腮腺肿瘤与面神经的关系。但是可以将下颌后静脉作为参照物。以此为据,一个位于下颌后静脉浅侧的占位性病变也就等同于位于面神经区浅侧。对比两侧后,如果发现静脉被推挤入深侧组织,则可以推断肿瘤至少与面神经下颌支关系密切。

如果只看咽旁"冰山状肿瘤"的表浅部分,可能低估问题的严重性(图 9-72 和图 9-73)。一旦注意到它们已累及下颌骨升支下方,就意味着需要 MRI 来确定病变的位置和大小。

腺体内脂肪瘤具有典型的波纹样回声。通常形态不规则,但与周围腺体组织边界清楚(图 9-74)。探头触诊之下,这些良性病变通常质地很软。

恶性肿瘤

不管是何种组织来源,涎腺恶性肿瘤的征象包括边界不清楚、回声不均匀、神经受累,以及向周边结构浸润性生长(图9-75和图9-76)。彩色双功能超声显示不规则的血供,有时血流丰富(图9-77和图9-78; ▶视频9-27)。

发现形态异常的淋巴结,则其恶性的风险也随之增加。

图9-79和图9-80对比了黏膜表皮样癌的超声解剖图像与大体标本。肿瘤的良恶性可能最终无法明确,尤其是缺乏前述诊断标准的小肿瘤(图9-81,图9-82,图9-84至图9-86; ▶视频9-28)。

要点与误区

有一个规律:肿瘤侵犯的涎腺越小,其恶性可能性越大。

尽管出现面神经麻痹时几乎可以确定病变为恶性,超声检查还是不能显示颅神经受累的直接征象。

在这种情况下,对淋巴结的评估是绝对必要的,一旦

当肿瘤侵犯下颌骨、颅底或乳突等骨性结构时,需采用CT和(或)MRI进一步检查明确诊断。

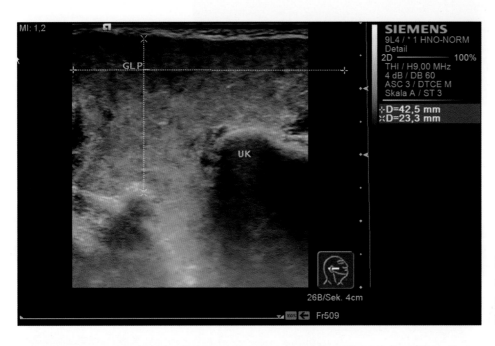

图9-56 右侧腮腺横切面。腺体(GLP)回声增强并增大,后方声衰减。深侧组织或结构显示不清。UK,下颌骨。诊断:腮腺涎腺病。

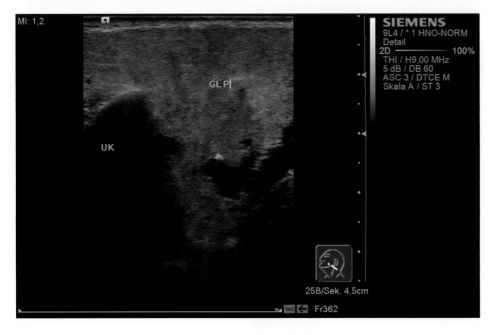

图9-57 左侧腮腺横切面。患有贪食症的29岁女性患者,其腺体弥漫性肿大。双侧颌下腺亦肿大。诊断:左侧腮腺涎腺病。

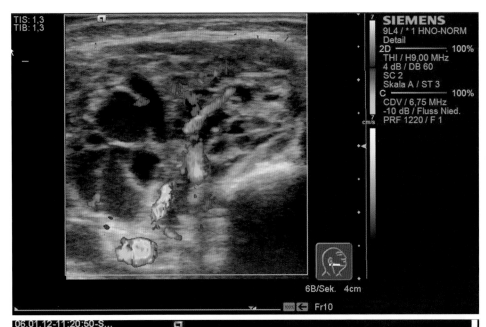

图 9-58 右侧腮腺横切面。海绵状血管瘤。腺体下端充满较大囊性病变区，彩色多普勒超声能显示血供丰富(静脉)。

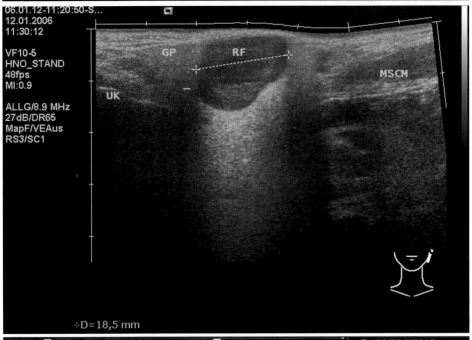

图 9-59 左侧腮腺横切面宽景成像。边界清晰、分叶状的多形性腺瘤(RF)位于腺体中央，后方回声增强。彩色多普勒超声显示其内未见明确血流。UK，下颌骨；MSCM，胸锁乳突肌。诊断：多形性腺瘤。

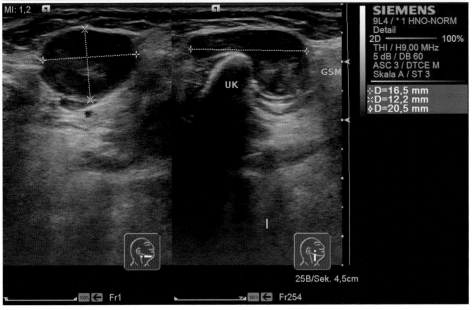

图 9-60 右侧颌下区分屏图。颌下腺(GSM)内一个轮廓清晰的卵圆形低回声，内部呈稍高回声。此肿瘤的特征是它如手指样跨越下颌骨(UK)水平支的边缘。诊断：多形性腺瘤。

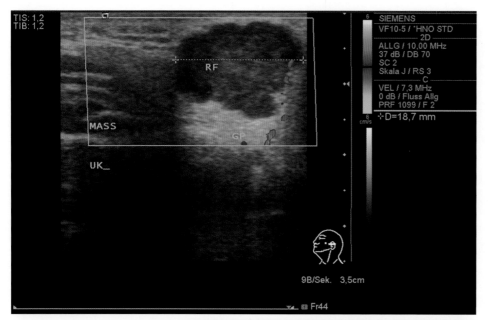

图 9-61　左侧腮腺横切面。腺体中部可见一个分叶状多形性腺瘤(RF),边界清晰,后方回声增强。彩色多普勒超声未见明显血流。MASS,咬肌;UK,下颌骨。诊断:多形性腺瘤。

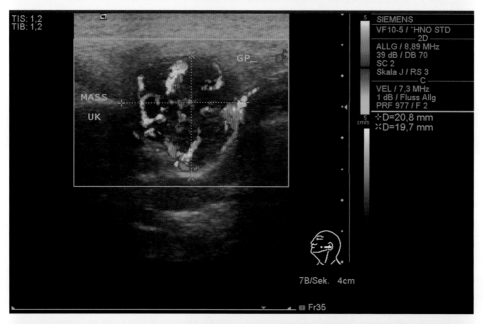

图 9-62　左侧腮腺横切面。腺体中央可见圆形、分叶状多形性腺瘤,边界清晰,后方回声增强。彩色多普勒超声显示血供丰富。GP,腮腺;MASS,咬肌;UK,下颌骨。诊断:多形性腺瘤。

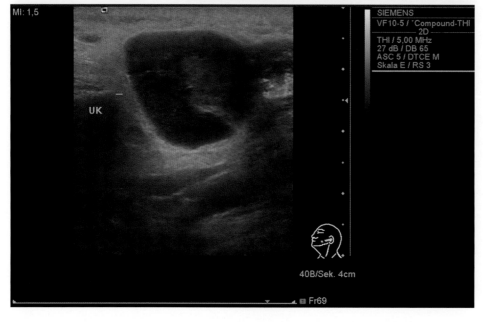

图 9-63　左侧腮腺 Warthin 瘤横切面。腮腺(GP)内见圆形的边界清晰的占位性病变,其为低回声伴中央高回声。UK,下颌骨。诊断:Warthin 瘤。

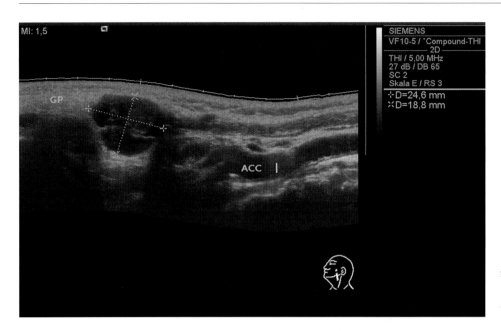

图 9-64　左侧腮腺 Warthin 瘤纵切面宽景成像。肿瘤位于腺体（GP）下极。纵切面也可见其中央高回声。ACC，颈总动脉。

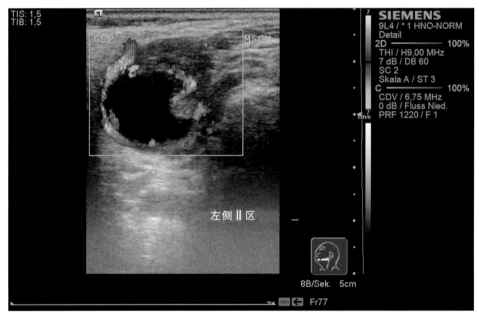

图 9-65　左侧腮腺 Warthin 瘤横切面，肿瘤位于腮腺上极，并延伸至颈部 Ⅱ 区。腮腺（GLP）内可见圆形、边界清晰的占位性病变，其内见形态不规则的无回声区，周边血流丰富。MSCM，胸锁乳突肌。

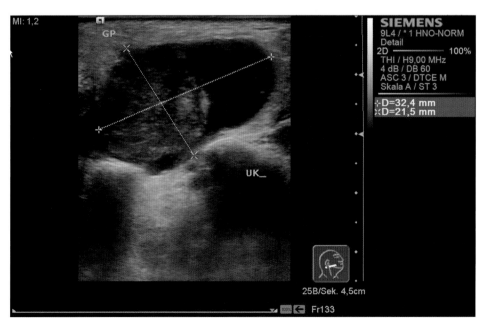

图 9-66　右侧腮腺 Warthin 瘤横切面。边界清晰的低回声占位性病变，内部伴有不均匀的高回声。向前延伸至下颌骨（UK）之上。

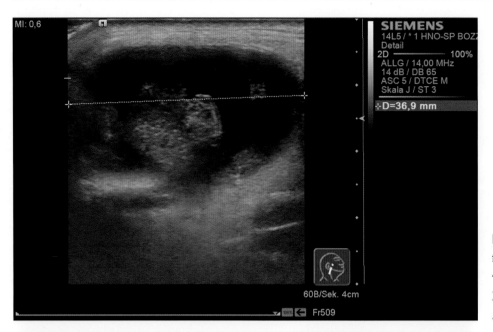

图 9-67 右侧腮腺 Warthin 瘤纵切面。边界清晰的低回声占位性病变，内部伴有不均匀的高回声。肿瘤内常出现的液性成分造成后方回声增强。

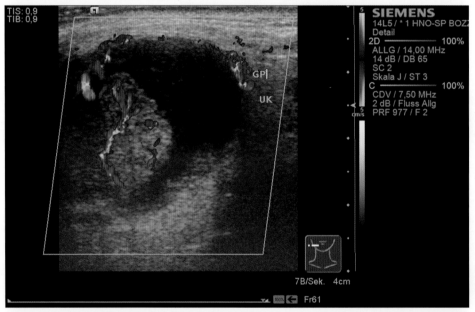

图 9-68 右侧腮腺 Warthin 瘤横切面。当囊性区较大时，彩色多普勒超声有助于鉴别真性囊肿与实性肿瘤。GP，腮腺；UK，下颌骨。

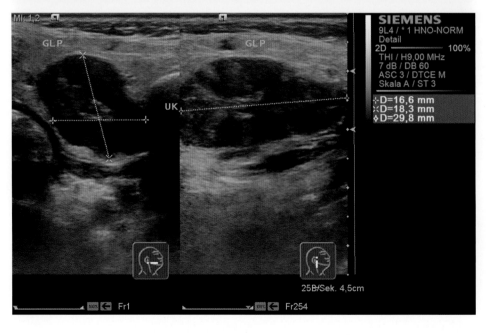

图 9-69 右侧腮腺嗜酸细胞腺瘤分屏图。左图显示一个不规则椭圆形占位性病变位于腺体（GLP）下极；其内侧缘为下颌骨（UK），超声触诊显示其于此处具有活动性。

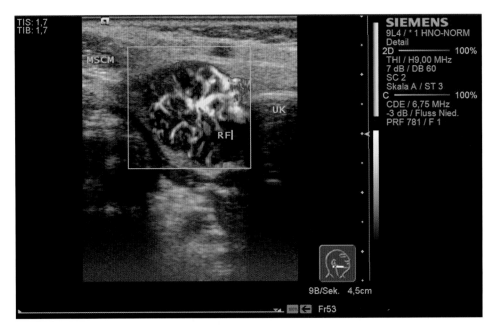

图 9-70 右侧腮腺横切面。能量多普勒超声显示嗜酸细胞瘤(RF)内血流异常丰富。MSCM,胸锁乳突肌;UK,下颌骨。

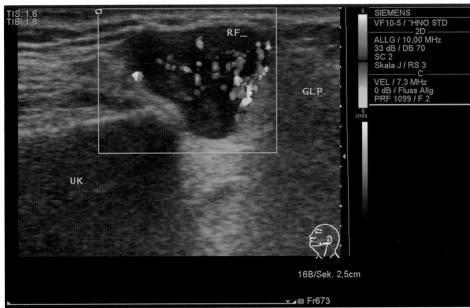

图 9-71 左侧基底细胞腺瘤横切面。分叶状占位性病变(RF),与周围腺体(GLP)分界清晰,后方回声增强,内见散在血流。UK,下颌骨。

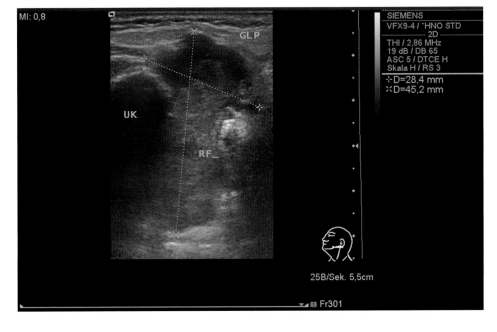

图 9-72a 左侧腮腺横切面。分叶状的"冰山状肿瘤"边界清晰,凸向深侧,但由于下颌骨声影遮挡,肿瘤前缘边界显示不清。GLP,腮腺。诊断:左侧腮腺冰山状肿瘤。

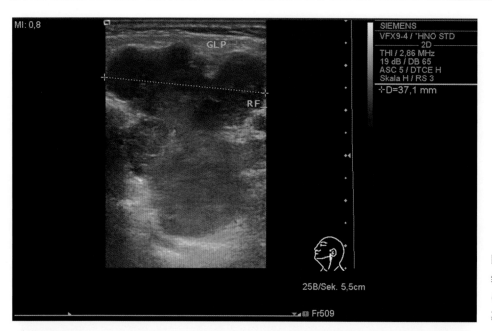

图 9-72b　左侧腮腺纵切面。在纵切面上更好地显示分叶状肿瘤（RF）。GLP，腮腺。诊断：左侧腮腺冰山状肿瘤。

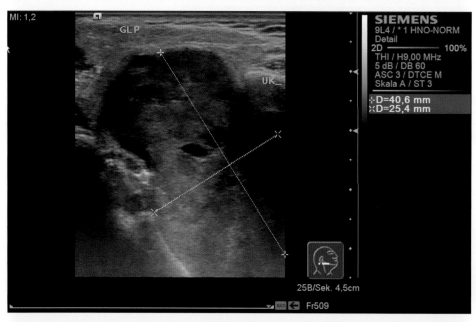

图 9-73a　右侧腮腺横切面。冰山状肿瘤的前内侧边界显示不清，需要 MRI 或 CT 进一步明确。GLP，腮腺；UK，下颌骨。

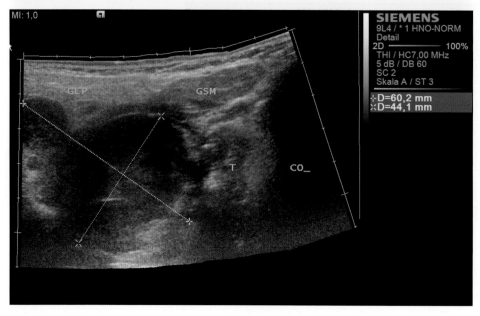

图 9-73b　右侧腮腺横切面宽景成像。位于腺体深叶的分叶状"冰山肿瘤"显示其最大径，到达扁桃体窝。该病例需要进行其他影像学检查。CO，口底；GLP，腮腺；GSM，颌下腺；T，扁桃体。

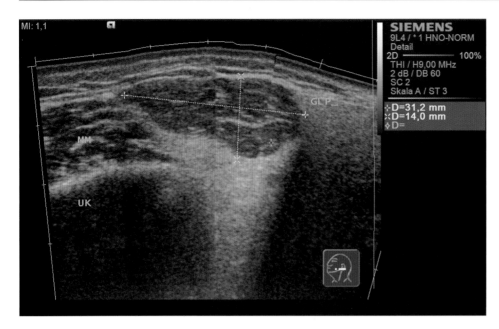

图 9-74　左侧腮腺横切面宽景成像。低回声占位性病变呈椭圆形、边界清晰,位于腺体(GLP)前部浅层,内见条带状回声。MASS,咬肌;UK,下颌骨。诊断:脂肪瘤。

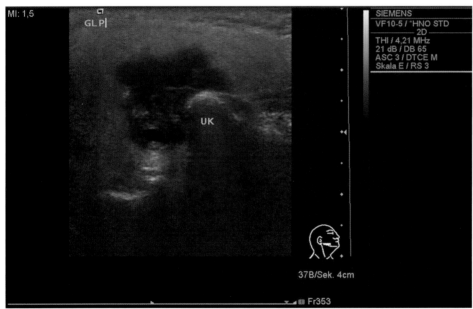

图 9-75　右侧腮腺癌横切面。可见右腮腺(GLP)腺样囊性癌位于下颌骨(UK)处。典型的恶性生长表现,与腺体周围组织分界不清、内部回声不均匀。

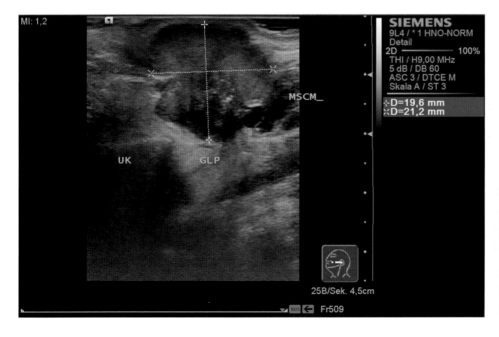

图 9-76　左侧腮腺横切面。左侧腮腺(GLP)黏膜表皮样癌位置靠下,邻近胸锁乳突肌(MSCM)前缘。恶性征象包括边界不清、"旋涡状"不均质的内部回声。UK,下颌骨。

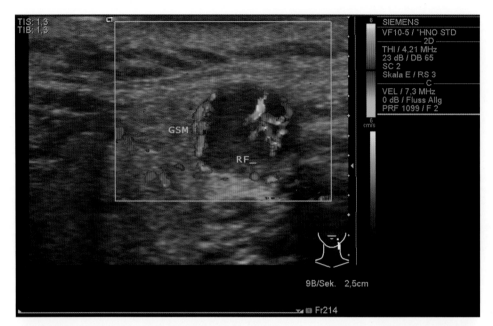

图 9-77 左侧颌下区纵切面。腺体内见一个圆形低回声病灶（RF，肌上皮癌）。表现为不规则血流灌注，边缘更明显。其下方、腺体外另见一低回声占位性病变，与之回声相似。GSM，颌下腺。

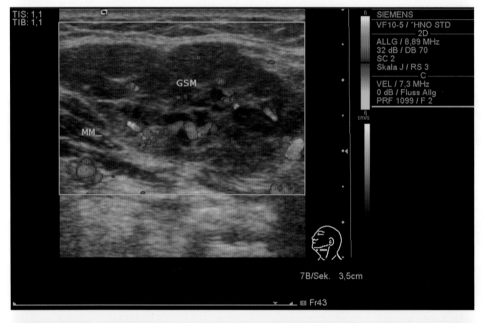

图 9-78 左侧颌下区横切面。如图 9-77 所见，颌下腺深叶增大并呈低回声，内见不规则血流信号，腺体（GSM）回声不均并固定于腺床内。MM，下颌舌骨肌。诊断：横纹肌肉瘤。

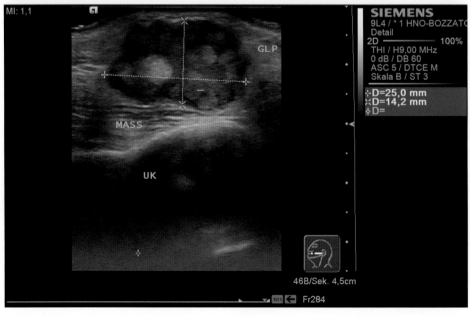

图 9-79 左侧腮腺横切面。黏膜表皮样癌。分叶状的肿瘤内见高回声区。一个有意思的现象是，下颌骨深侧出现镜面伪像。GLP，腮腺；MASS，咬肌；UK，下颌骨。

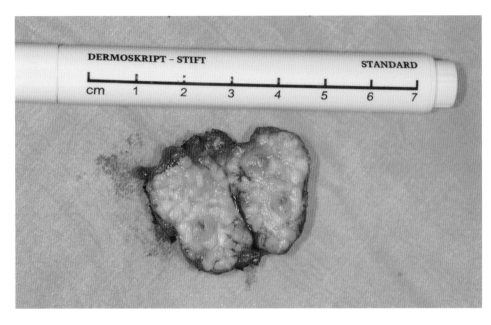

图 9-80　图 9-79 中肿物的大体标本。此图更加直观地显示了肿瘤的内部结构。诊断：黏膜表皮样癌。

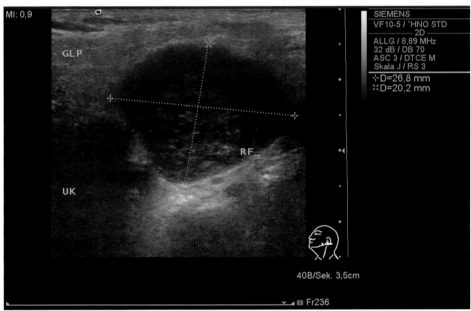

图 9-81　左侧腮腺横切面。低回声占位性病变(RF)与周围组织(GLP)分界清晰，内部回声均质。但是，组织学上，在多形性腺瘤中发现癌灶。诊断：癌在多形性腺瘤中。

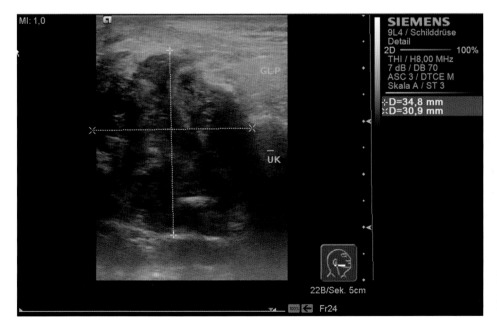

图 9-82　右侧腮腺横切面。黏膜表皮样癌。占位性病变(量标)与周围腺体(GLP)分界不清，回声极为不均。UK，下颌骨。

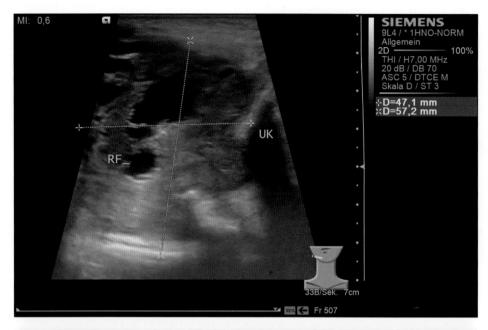

图 9-83　右侧腮腺横切面。93 岁男性患者,肿瘤(RF)前后径约 70mm,病程近 20 年。超声检查怀疑其侵犯下颌骨(UK)。骨骼的高回声轮廓模糊。肿瘤内可见无声区。诊断:黏膜表皮样癌。

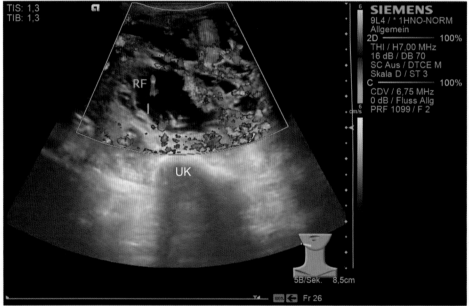

图 9-84　右侧腮腺横切面。与图 9-83 为同一患者。彩色多普勒超声显示肿瘤(RF)内部,囊性区或坏死性无回声区之间的间隔血流较丰富。UK,下颌骨。诊断:黏膜表皮样癌。

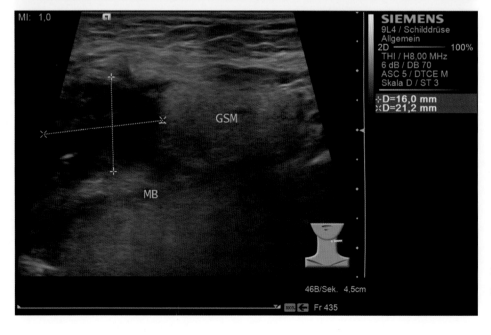

图 9-85　左侧颈部 ⅠB 区颌下横切面。肿瘤边界不清,生长迅速,触诊发现其固定于颌下腺(GSM)前部。诊断:腺样囊性癌。

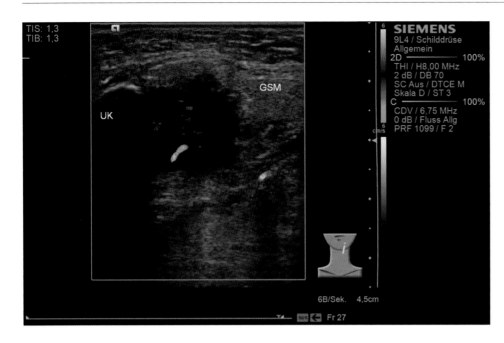

图 9-86　左侧颈部 I B 区纵切面。与图 9-85 为同一患者。肿瘤从颌下腺（GSM）上部延伸至下颌骨（UK）内侧。不能排除侵犯下颌骨水平支。诊断：腺样囊性癌。

（荣雪余　王曦曦　译）

第 10 章　面部软组织

解剖

　　在腮腺区横切面上，咬肌是主要的标志性结构，呈低回声，形态为羽状。腮腺管(Stensen 管)位于咬肌浅侧，仅在腺管堵塞时才显示，表现为低回声或无回声(图 10-1)。

　　腮腺管自腮腺浅部前缘发出，横跨颊部脂肪垫，穿过颊肌(低回声)，开口于口腔前庭，恰与上颌第二磨牙相对(图 10-2)。

　　口腔前方为口轮匝肌和唇部软组织。该组织分为三层：中间为低回声，前后均为带状高回声，分别对应的解剖结构是口轮匝肌和双层皮下软组织(图 10-3)。

　　检查面部结构，如耳廓、乳突或面部软骨结构时需要使用足够的超声耦合剂，确保良好的声学条件。

　　咬肌呈特征性羽状结构位于腮腺前方，覆盖于下颌骨升支表面(高回声伴后方声影)，超声可以分别显示其最大收缩和松弛状态时横切面和纵切面图像。

　　咬肌肥大：排除腮腺因素，单侧颊部肿胀的原因可能是牙咬合功能障碍导致的咬肌肥大(图 10-4)。

　　超声亦可显示颞下颌关节，观察其活动性，明确有无活动障碍或错位(▶ 视频 10-1)。

炎性病变

疖和脓肿

　　疖是毛囊感染引起的周围组织炎性反应，可以发生在任何有毛发的皮肤。疖有典型的临床表现，超声表现为皮肤内星形的低回声疏松结构(图 10-5)。皮下组织的炎性反应程度也不难评估，伴有后方回声增强的无回声区提示脓肿(图 10-6)。彩色编码双功能超声(CCDS)显示炎性区血流丰富(图 10-7 和图 10-8)。

> **要点与误区**
>
> 　　评估口角上的疖时，需要对内眦静脉进行频谱多普勒或彩色双功能成像。一旦发现静脉内血栓(图 10-9)提示炎症有向颅内传播的风险。

乳突炎

　　耳后肿胀超声表现为皮下低回声增厚区(图 10-10)。如果炎症突破乳突的骨皮质，骨皮质连续性中断形成脓肿(图 10-11)。超声可以协助快速诊断，尤其适用于儿童。

　　超声检查尤其有助于评估儿童患者侧颅底手术(如耳蜗植入术)以及随诊观察局部手术切口(图 10-12；▶ 视频 10-2)。

耳前窦道

　　耳前窦道和耳前瘘管来源于胚胎期外胚层组织包含体，超声可用来观察其范围及深度(图 10-13 和图 10-14)。当需要确定手术范围时，尤其需考虑到有无腮腺内穿支这一罕见的可能性。

> **要点与误区**
>
> 　　探查到瘘管后，可以尝试把过氧化氢作为造影剂慢慢注入，以便更清晰地显示深部病灶。

良性肿瘤

　　表皮样囊肿或皮脂腺囊肿形成的原因是皮脂腺管阻塞，好发于有头发的头皮。病变由脂肪细胞、脂肪晶体和表皮细胞组成，超声表现为不均质低回声。在非炎性期，表皮样囊肿与周围组织分界清楚，常表现为低回声管状结构(图 10-15 至图 10-17)。

　　炎性期病灶除体积增大外，其边界亦不清，血流丰富。伴有后方回声增强的无回声区提示脓肿形成(图 10-18)。

　　根据回声特点，超声可以间接判断新发病灶内液体的黏稠程度。本例病灶内充满黏稠液体，质地硬，有弹性，边界清楚，加压有波动感，其内未见血流信号(图 10-19)。

　　面部创伤后血肿表现为皮下低回声占位性病变，边界不清，内部未见血流信号(图 10-20)。随着时间推移、血肿机化，CCDS 可显示新生血管(图 10-21

和图 10-22）。

实性肿瘤内可见血流信号，常表现为低回声或不均质回声。在一定程度上，病灶或肿块内黏稠程度可以依据其回声特点和超声触诊的表现来评价（图 10-23 至图 10-25；▶ 视频 10-3 和视频 10-4）。

初步来看，不同类型血管畸形灰阶超声图像特点相似，难以鉴别。均表现为可压缩的、疏松的蜂窝状结构，部分为低回声，部分为高回声（图 10-26 和图 10-27）。

超声可以显示发生在相关结构及其邻近软组织内病灶的范围和深度。彩色多普勒可以鉴别血管畸形与其他肿物（图 10-28 和图 10-29）。

血管瘤回声不均质，呈低回声，内伴分隔。CCDS 可显示其内的血流，并对其动、静脉成分做出判断（图 10-30 至图 10-32）。其内的穿支血管为颈动脉的属支。其内的高回声提示静脉内钙化形成（静脉石）。探头加压可引起多普勒血流速度测值增高。

与血管瘤不同的是，淋巴管瘤或淋巴水囊瘤内不显示彩色血流或多普勒信号，且易被压缩。其特征性表现为充满大囊或微囊的分隔样病灶（图 10-33 和图 10-34）。好发部位为颌下区、锁骨上区或者腮腺区（另见第 6 章第 60 页和第 10 章第 156 页）。

超声引导下细针抽吸细胞学检查和经皮组织间隙激光疗法发挥了重要作用。直接注射硬化剂是另一种重要手段。

恶性肿瘤

皮肤病变的检查需使用高频超声探头（18～20MHz）。头颈部使用 5～14MHz 探头即可显示大部分皮肤病灶或肿瘤。超声检查可用于评估面部软组织恶性病变的范围和深度，如黑色素瘤和基底细胞癌（BCC）（图 10-35 和图 10-36）。大部分恶性肿瘤系源自鳞状上皮细胞癌的转移瘤（图 10-37 和图 10-38），此处也再次强调扫查颈部淋巴结的重要性，它们也是肿瘤转移的好发部位。

如果发现受累结构超声检查受限，如骨骼或鼻旁窦，则需要进行其他影像学检查。

要点与误区

一旦怀疑占位病变为恶性时，必须仔细扫查相关区域颈部淋巴结。

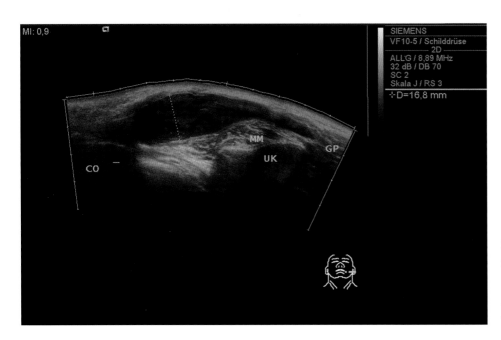

图 10-1 左侧腮腺区横切面宽景成像。腮腺管（量标）全程扩张，起自腮腺（GP）后，越过咬肌（MM），开口于口腔（CO），开口处见狭窄。UK，下颌骨。诊断：阻塞性涎腺炎。

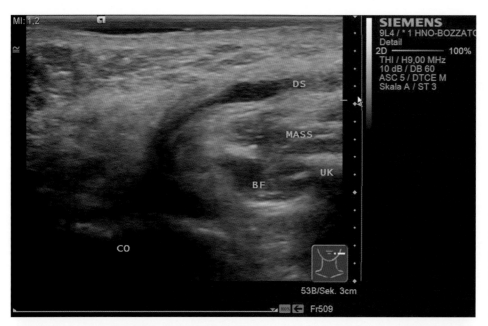

图 10-2　左侧腮腺和口角前部横切面。颊部脂肪垫(BF)表现为边缘不规则的低回声结构，位于腮腺导管(DS)口腔(CO)开口区，位于咬肌(MASS)和下颌骨(UK)后方。诊断：阻塞性涎腺炎。

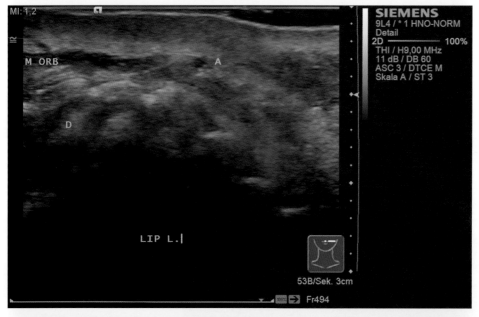

图 10-3　左侧口角和上唇横切面。口轮匝肌(M ORB)呈低回声带，位于浮雕样高回声的牙齿(D)外侧。侧方可见上唇动脉(A)。

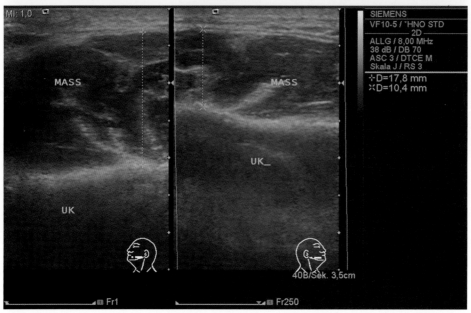

图 10-4　双侧颊部横切面分屏图。左侧咬肌(MASS)明显较对侧增厚。UK，下颌骨水平支。诊断：左侧咬肌肥大。

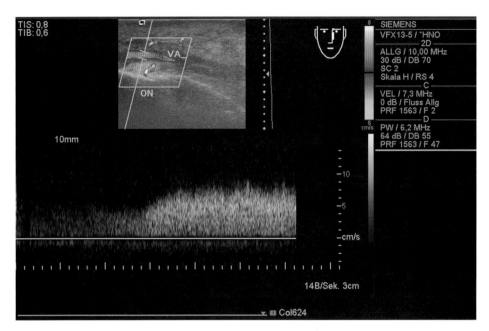

图 10-5 左侧内眦纵切面。内眦疝病,探头置于鼻骨(ON)位置,CCDS 清楚显示静脉频谱, 除外血栓。VA,内眦静脉。

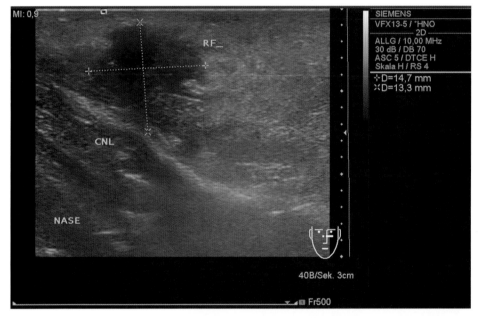

图 10-6 左侧内眦斜切面。疝病继发脓肿(RF)形成。鼻部左侧可见形态不规则、边界不清的低回声增厚区。NASE,鼻。诊断:左侧内眦疝病。

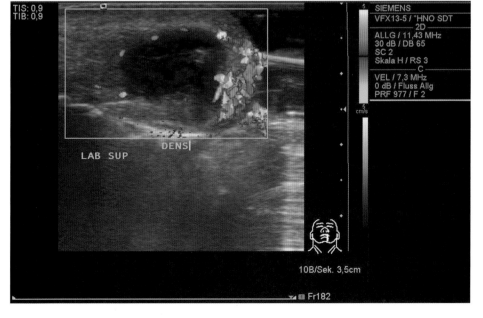

图 10-7 左侧上唇纵切面。上唇脓肿。一条高回声的边界分隔了上唇(LAB SUP)与口腔及后方的牙齿(DENS)。唇部肿大,呈低回声,中心为无回声。其典型征象为后方回声增强。脓肿周围血流丰富。诊断:唇部脓肿。

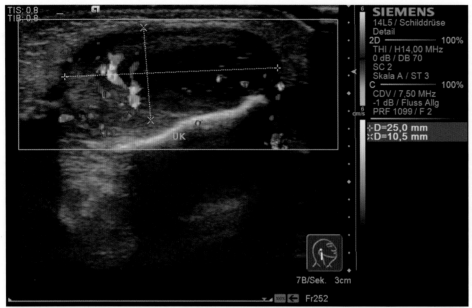

图 10-8　右侧腮腺纵切面，CCDS。2 周大的患儿。病灶呈低回声，中心无回声，最初怀疑血管瘤，但其周边血流丰富、中心无血流这一征象不支持该诊断。行超声引导下细针抽吸细胞学检查，最终证实为脓肿。诊断：腮腺和咬肌脓肿。

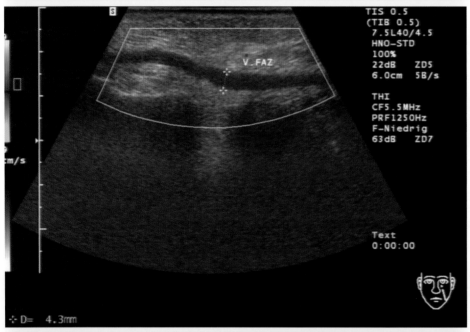

图 10-9　左侧内眦斜切面。沿内眦静脉走行连续扫查可见血栓形成。正常静脉受探头压迫后管腔变扁。诊断：左侧内眦静脉血栓。

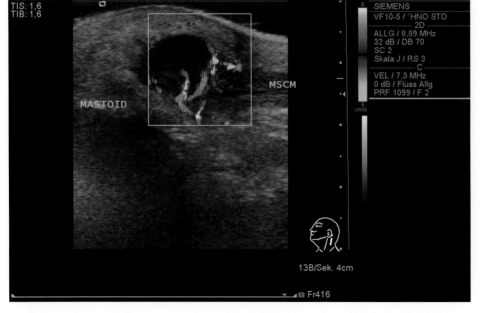

图 10-10　左侧乳突纵切面。耳后皮下组织被抬高，其后方为一边界清楚的淋巴结，中央可见高回声淋巴门及血流信号，形成耳后凸起。需与脓肿鉴别，其乳突面（MASTOID）是完整的。MSCM，胸锁乳突肌。诊断：耳后淋巴结炎。

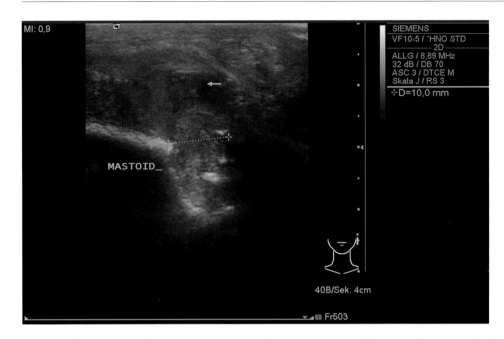

图 10-11　左侧乳突纵切面。炎性反应致使皮下组织增厚（箭头所示）。本例脓肿向体表侵犯，导致乳突（MASTOID）高回声轮廓线中断（光标）。诊断：急性乳突炎。

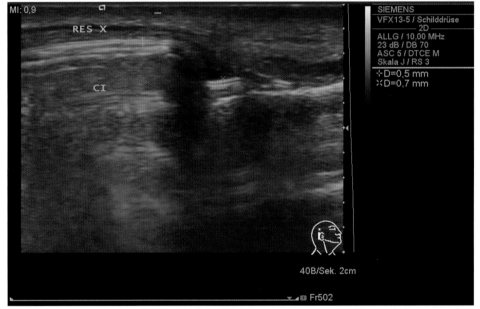

图 10-12　右侧乳突纵切面。人工耳蜗植入术后，植入床未见血肿。植入耳蜗（CI）可于超声图像上显示，其预成型的外壳制材为 ResorbX（D,L- 聚丙交酯和 L- 聚丙交酯）。用于骨缝合固定的则是可吸收网线（RES X®，Ethicon，Johnson & Johnson，Norderstedt，German），超声可以显示该网线，并于数周内吸收。

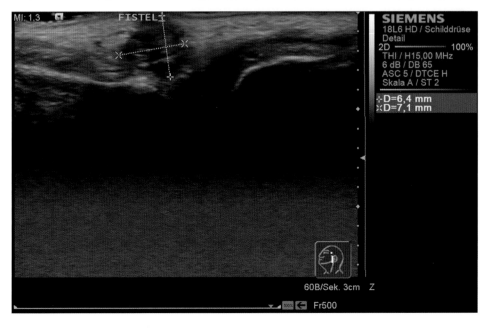

图 10-13　左侧耳前区纵切面。波浪状的外耳皮下组织内显示一圆形低回声病灶。耳前窦道或瘘管（FISTEL）的深部通路不能被显示。诊断：耳前窦道。

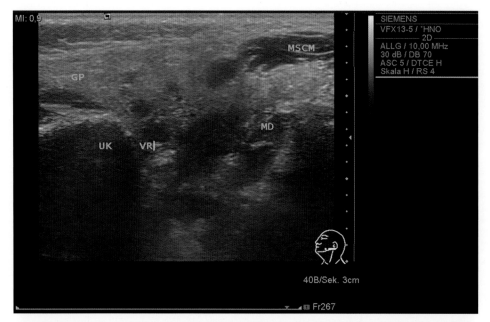

图 10-14 左侧腮腺横切面。外耳道瘘管感染。临床表现为面部肿胀和张口困难，超声表现为腮腺(GP)组织内低回声改变。病变不止累及腮腺浅叶，位于颌下静脉(VR)和二腹肌(MD)水平以下的腮腺深叶亦受累。MS，咬肌；MSCM，胸锁乳突肌；UK，下颌骨。

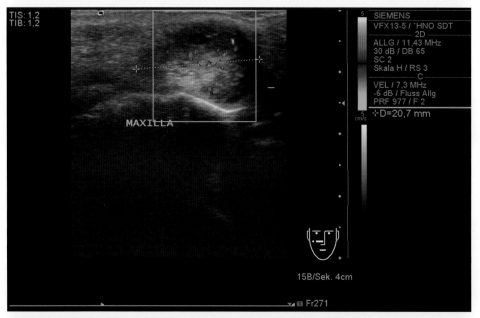

图 10-15 右侧上颌窦前壁横切面。显示皮下边界清楚的低回声占位性病变。表皮样囊肿的典型表现为低、高混杂回声，边缘可见无回声。MAXILLA，上颌窦前壁。诊断：表皮样囊肿。

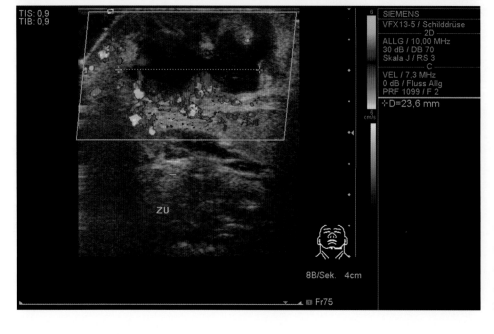

图 10-16 左侧颌下区横切面。表皮样囊肿急性炎性变（量标），肿物增大，紧邻表皮，形态不规则，回声不均质。CCDS 显示其周边组织呈炎性高血供。ZU，舌。

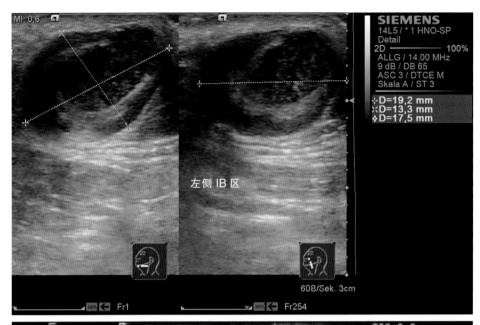

图 10-17　左侧颌下区分屏图。表皮样囊肿(量标)表现为圆形、边界清楚的占位性病变。内部回声不均匀说明其内细胞成分混杂。

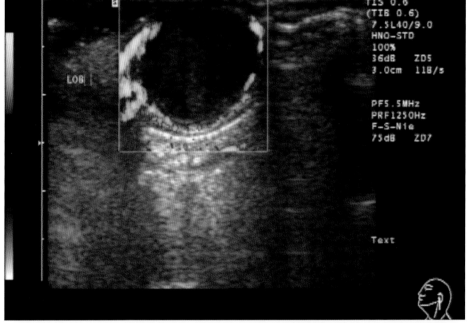

图 10-18　左侧耳下区或耳垂纵切面。CCDS 显示耳垂(LOB)内脓肿边缘血流信号,其内部未见血流信号。病灶边界清楚,后方回声增强。诊断:耳垂脓肿。

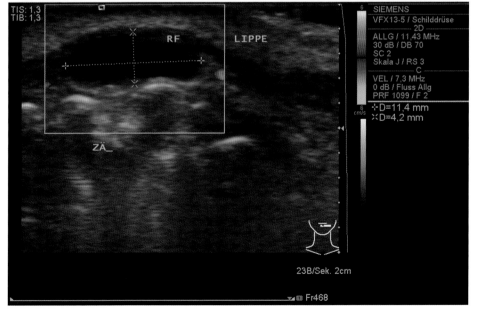

图 10-19　下唇正中偏左侧横切面。下唇(LIPPE)占位性病变(RF),质硬、有弹性且边界清楚,其内未见血流信号。牙齿(ZA)位于病灶内侧缘正后方。诊断:下唇黏液囊肿。

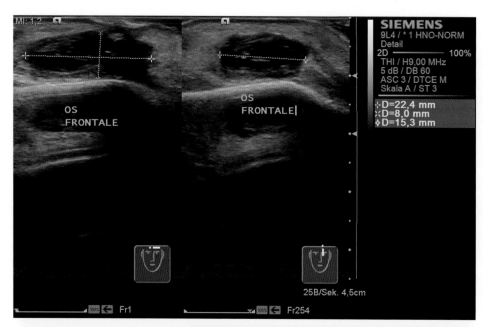

图 10-20　左侧额骨上方（OS FRONTALE）外伤后血肿分屏图。表现为皮下回声不均匀、边缘不规则的占位性病变。必须仔细观察鼻窦前壁高回声带，以排除骨折。注意骨质下方有一个与血肿相似的结构，这是镜面伪像。

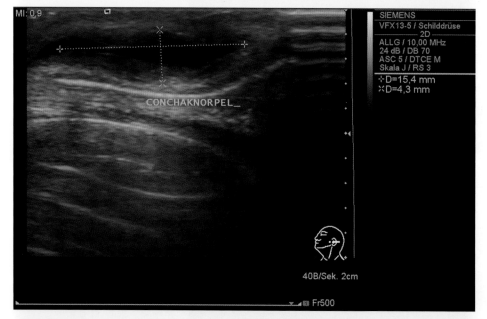

图 10-21　左侧耳廓横切面。外伤后出现外耳软组织肿物，超声检查证实为耳部血肿。耳软骨（CONCHAKNORPEL）位于其后方，结构完整。

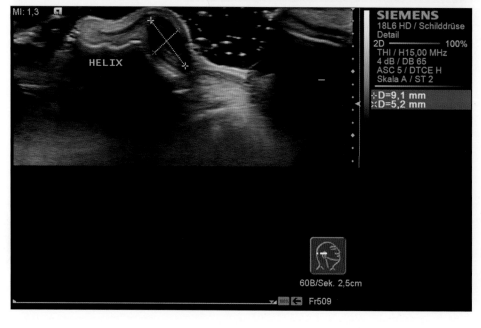

图 10-22　右侧耳廓头端横切面。外伤后耳廓（HELIX）后方肿物。超声显示血肿（量标），大小为9mm×5mm。

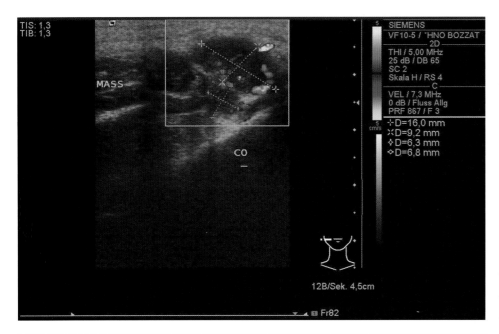

图 10-23　右侧腮腺前方横切面。右侧颊部软组织内实性占位（多形性腺瘤），位于咬肌（MASS）前缘，可活动，与口腔（CO）分界清楚。CCDS 显示占位内散在的血流信号。

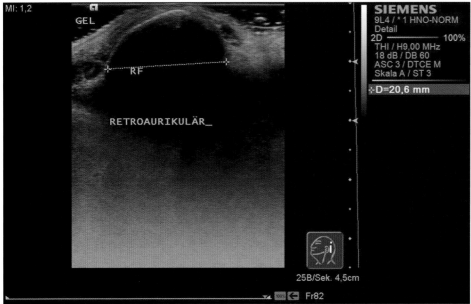

图 10-24　左侧耳后区纵切面。耳后骨瘤表面呈高回声，后方回声衰减，这是骨性结构的典型表现。如果占位明显外凸，需要增加超声耦合剂（GEL）的使用量。

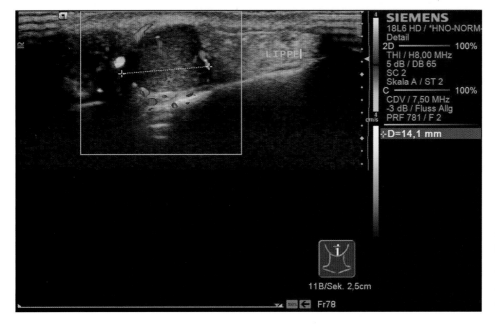

图 10-25　左侧上唇纵切面。上唇（LIPPE）软组织内占位（神经鞘瘤）呈圆形、边界清楚、分叶状且后方回声增强。CCDS 可用于与囊肿相鉴别，散在的血流信号证实为实性肿瘤。

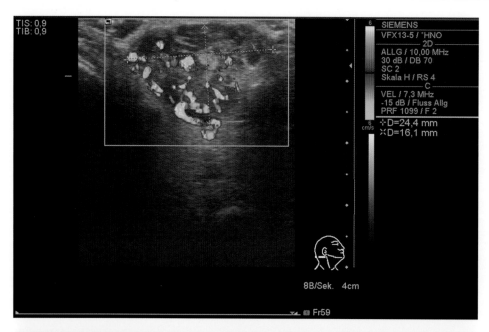

图 10-26 右侧腮腺横切面。4个月患儿,血管瘤,表现为圆形、边界清楚的低回声占位性病变,其内部可见高回声。CCDS 显示病灶内丰富的、散在分布的血流信号。

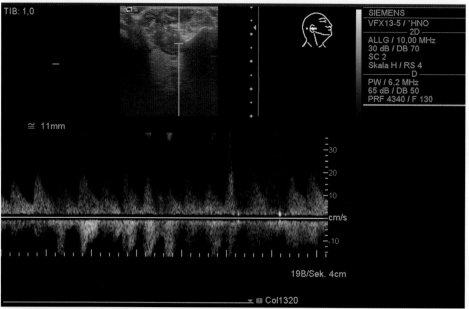

图 10-27 右侧腮腺横切面。频谱多普勒探测到肿瘤内动静脉混合血流,诊断为血管瘤(见图 10-26)。

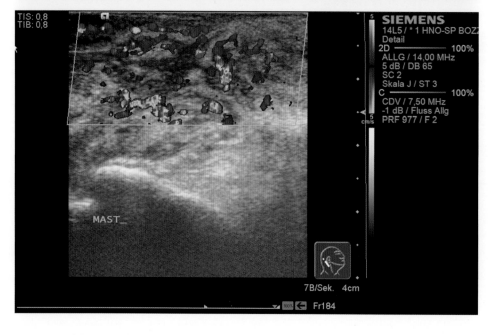

图 10-28 右侧耳后区纵切面,CCDS。低回声肿胀区域内血流散在分布,可见动脉和丰富的静脉血流。MAST,乳突。诊断:动静脉畸形。

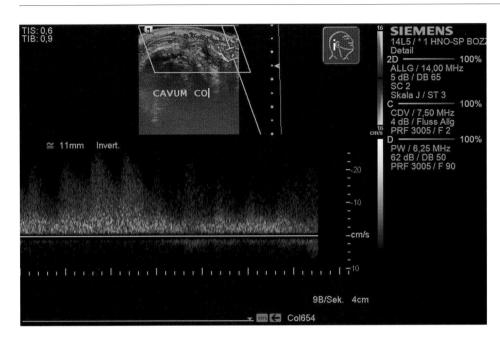

图 10-29　右侧耳后区纵切面，CCDS，多普勒。低回声肿胀区域内血流散在分布，可见动脉和丰富的静脉血流（见图 10-28）。CAVUM CO，乳突。诊断：动静脉畸形。

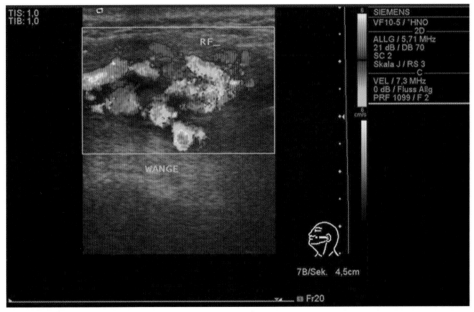

图 10-30　左侧颊部横切面。颊部（WANGE）软组织内低回声占位（RF），CCDS 显示静脉为主的动静脉混合血流信号。诊断：动静脉畸形。

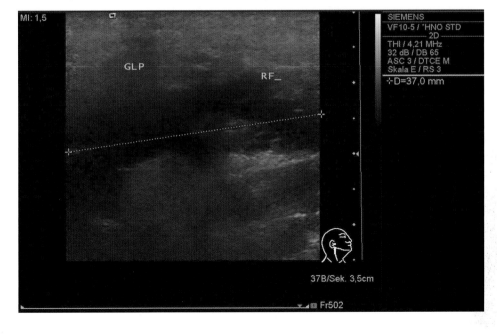

图 10-31　右侧腮腺纵切面。腮腺（GLP）和颈部 II 区间低回声结构，边界不清。诊断：血管瘤。

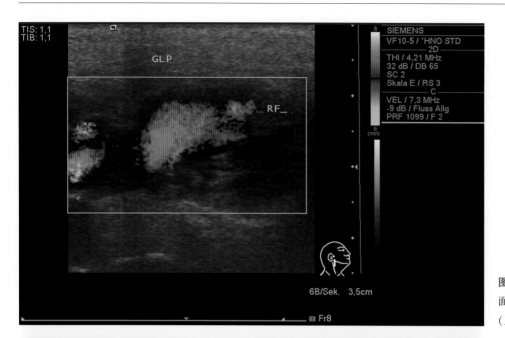

图 10-32 右侧腮腺(GLP)纵切面。CCDS 也证实病变为血管瘤(见图 10-31)。

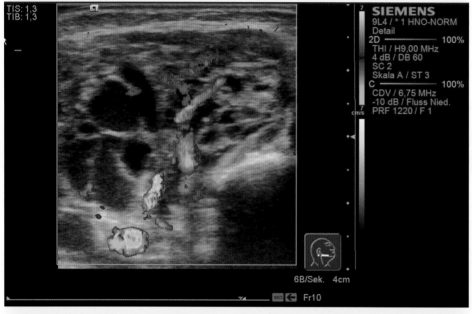

图 10-33 右侧颌下区纵切面。颌下腺淋巴管瘤。大囊型淋巴管畸形位于舌与腮腺形成的三角区内。典型表现为轮廓清晰,分叶状无回声病灶,后方回声增强。常伴有分隔回声,隔上血流丰富。

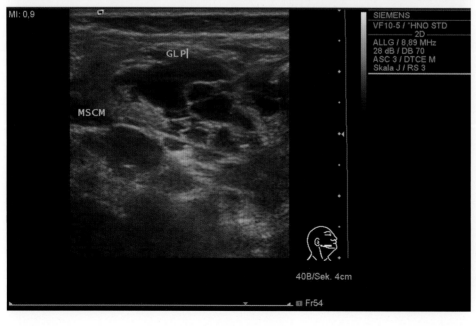

图 10-34 右侧颌下区横切面。显示淋巴管瘤紧邻胸锁乳突肌(MSCM)和腮腺(GLP)下极。具备脉管瘤典型的多囊样结构。

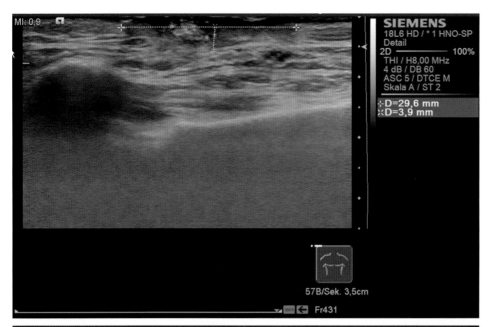

图 10-35　右侧颊部横切面,基底细胞癌。皮肤内不规则低回声占位,浸润深度 3.9mm。基底细胞癌(量标)容易行手术切除。

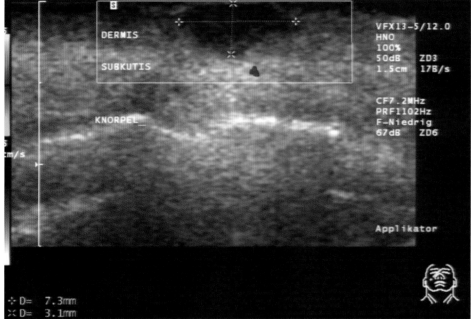

图 10-36　鼻右侧壁斜切面,基底细胞癌。病灶侵及真皮层(DERMIS)深度达 3mm,未达软骨层(KNORPEL)。SUBKUTIS,皮下组织层。

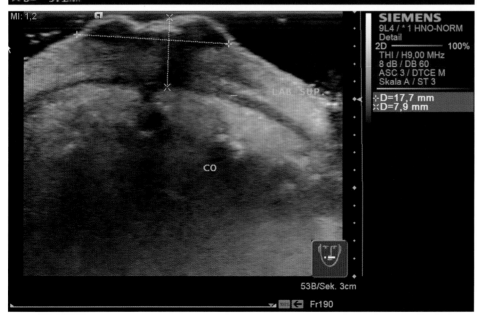

图 10-37　上唇正中横切面,鳞状细胞癌。测量两个层面肿瘤侵犯深度均未达 20mm,肿瘤分期为 T1 期。上唇肿瘤(LAB SUP.)未侵及口轮匝肌。口轮匝肌为位于口唇内的环形肌,呈低回声,形成口腔(CO)的深在边界。

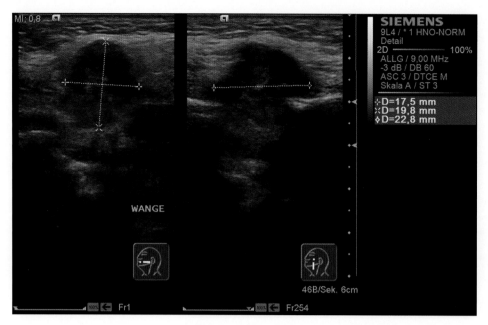

图 10-38 左侧颊部分屏图。颊部(WANGE)鳞状细胞癌复发。横切面中低回声病灶似乎位于咬肌前缘,邻近口腔。纵切面清楚显示下颌骨升支受侵。

(刘娟 译)

第 11 章　鼻窦和面中部

解剖

超声检查快捷、安全,可用于外伤性病变的初步评价,甚至可作为首选检查方法。儿童和孕妇还可以避免暴露于 X 线的电离辐射。

以往常用的是 A 型超声(振幅调制超声)。它代表着超声波遇到组织界面后反射回探头所需的时间。不同组织界面声阻抗差异越大,屏幕上回波波幅也越大。然而,A 型超声很快就被 B 型超声所替代,后者目前已经被广泛使用。

超声通常可以显示表浅的额窦和上颌窦。眼球可以被视为充满液体的介质,使得筛窦气房和小梁得以显示。当然,眼球内的正常和病理结构也可以被显示(▶ 视频 11-1)。

与颈部软组织超声图像相比,鼻部和鼻窦的超声成像有一些独特之处。从物理上讲,声波不能穿透被骨质包绕的含气空腔。在正常上颌窦和额窦,从皮肤到鼻窦前壁的组织(厚 8~10mm)可以被显示,后方组织通常因全反射而无法显示。

病理状态下超声才可以显示"后壁回声",超声才能对鼻窦作出评价。上颌窦的"后壁回声"通常处于40mm 的深度水平,额窦的 "后壁回声" 通常处于20mm 的深度水平。

进行鼻窦超声检查,保持上身直立是最好的体位。此外,头部过伸和颈部前屈位有助于窦内积液和其他病变的鉴别。

上颌窦和额窦超声检查一般包括横切面和纵切面。左右双侧对比尤其重要。自眶下神经发出水平开始扫查上颌窦,自两眉之间开始扫查额窦。检查前需要调整频率(尽可能低)、穿透深度(±60mm)和增益(高)(图 11-1)。

炎性病变

鼻窦炎

如前所述,鼻窦炎产生炎性分泌物和黏膜水肿时

(鼻窦炎),超声波才能穿透窦腔。当整个窦腔被脓或黏液充满时,声波到达鼻窦前壁没有发生完全反射,部分声波穿透窦腔,达到窦腔后壁,形成"后壁回声",上颌窦的后壁显示为"U"形或"V"形结构。

依据窦腔内容物黏稠度的不同,显示为低回声至无回声,内见稀疏分隔(图 11-2 和图 11-3)。如果液性分泌物没有完全充满窦腔,头部前屈可以显示,后仰则消失。

位于窦前壁的囊肿和黏液囊肿表现为圆形占位性病变(图 11-4 至图 11-7)。处于炎性病变急性加重期时,可以观察到骨质的破坏和邻近软组织水肿。当窦腔内充满气体时,后壁的病变不能显示。

良性肿瘤

鼻窦良性肿瘤及肿瘤样病变,比如真菌性鼻窦炎(足分支菌)和腺瘤,仅在个别情况下可以在超声上显示,且与炎性病变鉴别困难(图 11-8)。由于鼻窦腔内实性肿物的存在,超声波在窦腔内多次反射,可以清晰勾勒出病变前缘,病变回声稍高,有时还可显示鼻窦后壁。这种超声表现与头部位置无关。鼻窦这种回声多样性的特点 (窦腔内还有稍高回声结构),不同于渗出物或黏液囊肿的表现,这是因为超声波在鼻窦腔内由前至后传播时再次发生反射。因此,超声波在鼻窦腔内多次反射而产生的窦腔内稍高回声结节, 是鼻窦腔内实性肿物的特征性表现。尽管如此,超声依然不能对鼻窦病变进行组织学诊断。

恶性肿瘤

恶性肿瘤超声表现为向周围邻近组织浸润性生长(图 11-9 和图 11-10; ▶ 视频 11-2)。病变轮廓不清晰、内部回声不均匀,彩色多普勒可见散在、不规则的血流信号,这些表现均提示恶性可能。

以额窦为例,在行根治手术后,鼻窦深部区域结构可以被显示(▶ 视频 11-3 和视频 11-4)。

由于鼻窦恶性肿瘤的不良预后,一旦疑为鼻窦癌,需仔细扫查颈部淋巴结。

创伤

灰阶超声越来越多地被尝试用于诊断鼻骨骨折或面部中外侧创伤(图 11-11 至图 11-13；▶视频 11-5)。其诊断准确、无痛,且可评价复位效果。

超声还可探及血肿向周边扩张的低回声创伤后水肿带。对于骨折,骨质的中断是外伤骨碎片错位的证据。

在疑似存在复杂面部创伤的情况下,需要进一步进行放射学检查,CT 是必需的, 这不仅仅出于法医学的考虑(图 11-14 和图 11-15；▶视频 11-6 和视频 11-7)。

超声不仅可以评价复位是否成功,还能够对接骨材料进行定位(图 11-16)。

疑似异物存在情况下, 超声同样具有诊断价值(图 11-17)。异物在超声上能产生回声(通常为高回声后方伴声衰减)。尤其对于透 X 线异物的定位,超声可发挥重要作用。

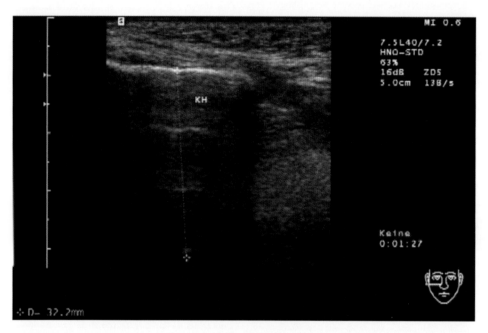

图 11-1 右侧上颌窦横切面。超声探头横置于眶下, 显示正常上颌窦。在深度约 1cm 处可见第一条高回声带, 形成上颌窦前壁与软组织层间的分界。其深侧上颌窦(KH)腔内另见数条高回声带(光标), 等距分布, 范围有限。这些是声波多次反射产生的伪像, 勿与上颌窦后壁回声混淆。

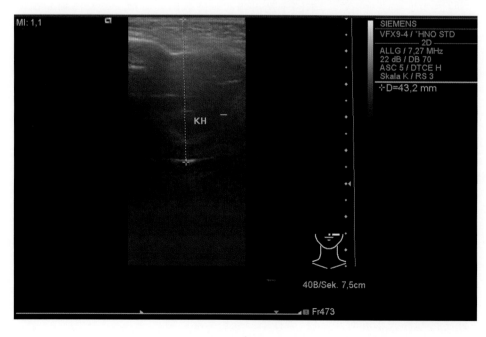

图 11-2 左侧上颌窦横切面。后壁回声(KH)表现为 40mm 深处的一条高回声带。其所处深度(光标)十分重要, 因为这个距离与上颌窦后壁的解剖位置相对应。这些反射是声波多次反射产生的伪像,勿与上颌窦后壁回声混淆。

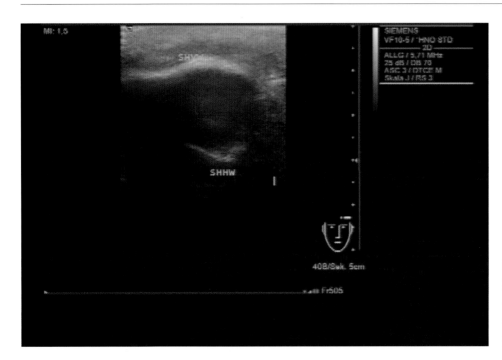

图 11-3 左侧额窦横切面。20mm 深处可以见到槽状高回声（SHHW）。与上颌窦后壁回声近似，急性额窦炎时可以看到额窦的后壁回声。SHVW，额窦前壁。

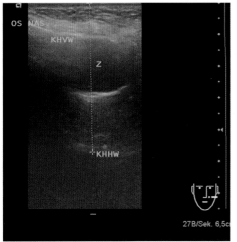 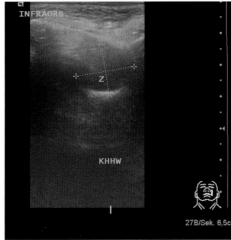

图 11-4 左侧上颌窦分屏图。紧邻上颌窦前壁（KHVW）的囊肿（Z），边界清晰，表现为圆形低回声结构。由于其后方的窦腔内充满分泌物，可以显示位于囊肿后方的上颌窦后壁（KHHW）。INFRAORB，眶下缘；OS NAS，鼻骨。

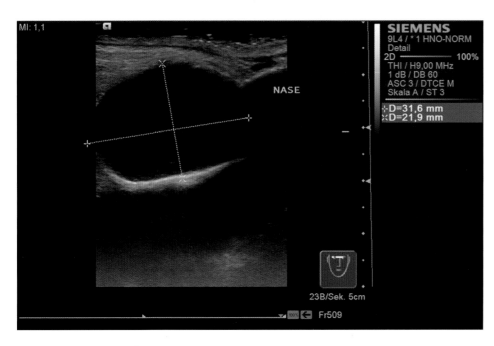

图 11-5 右侧额窦横切面。右侧额窦黏液囊肿，位于鼻骨（NASE）侧面，表现为边界清晰的无回声结构。

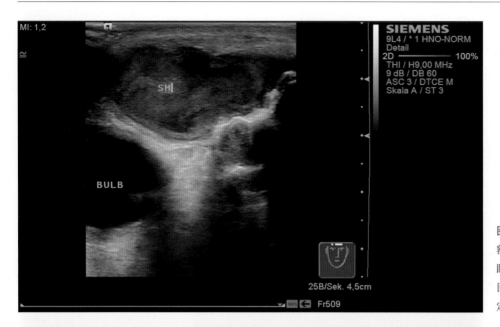

图 11-6 右侧额窦横切面。右侧额窦脓囊肿(SH),表现为紧邻眼眶(BULB)的不规则分叶状结构,回声不均匀。超声探头按压可判定为液性内容物。

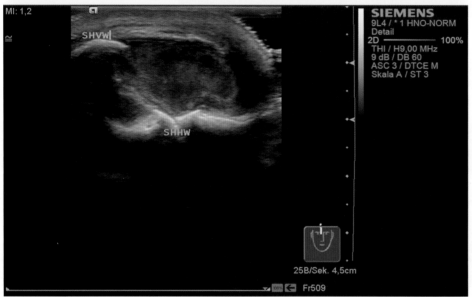

图 11-7 右侧额窦纵切面。右侧额窦脓囊肿 (SH), 导致前壁(SHVW)缺损,炎症侵入皮下。窦腔后壁(SHHW)显示清晰。结合上图(图 11-6),可以从多个方向判断病变范围。

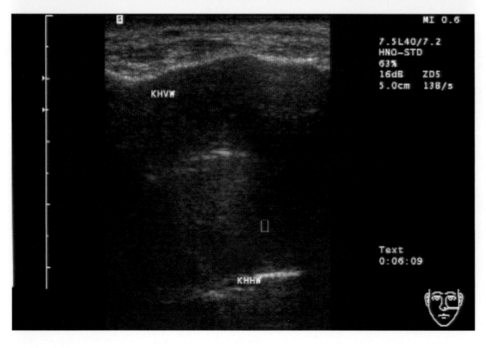

图 11-8 左侧上颌窦横切面。在显示后壁回声(KHHW)的同时,左侧上颌窦窦腔中央可见到稍高回声结构,勿将二者混淆。诊断:左侧上颌窦真菌性鼻窦炎 (足分支菌)。

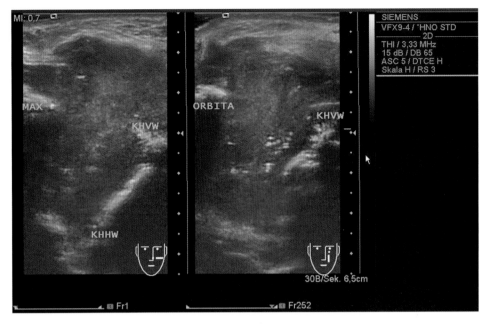

图 11-9　左侧上颌窦分屏图。左侧上颌窦腺癌(MAX)典型超声表现。前壁(KHVW)骨质破坏,肿瘤环绕眶下壁(ORBITA)向头侧生长。不均匀低回声肿瘤充满整个上颌窦窦腔。这种情况下,超声波可以到达上颌窦后壁,显示后壁回声(KHHW)。

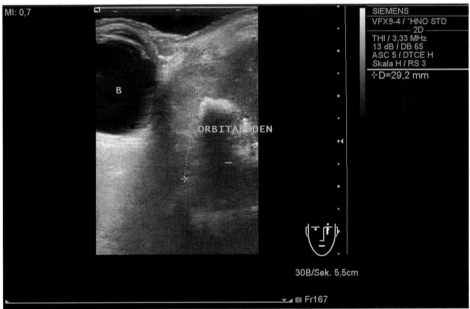

图 11-10　左侧上颌窦纵切面。超声显示左侧上颌窦腺癌,已突破眶底(ORBITABODEN)侵入眶内,毗邻眼球,眶周区域疑受累。

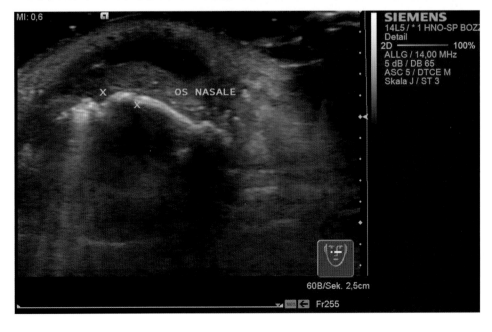

图 11-11　鼻梁中段横切面。皮肤下方软组织内见半月形疏松低回声结构,这是血肿的典型表现。鼻骨(OS NASALE)回声两处中断,即两处骨折(×,×),由于血肿的遮蔽临床不易检出。

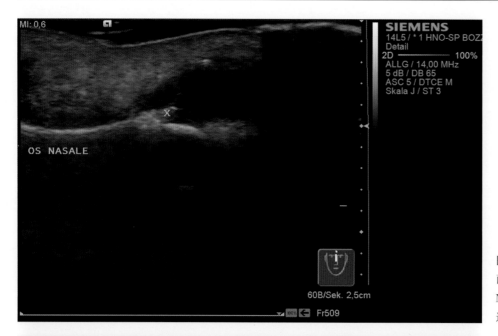

图 11-12 鼻梁中上 1/3 纵切面。可以纵向显示鼻骨 (OS NASALE) 远端血肿下方骨质不连续 (×)。这是骨折的典型表现。

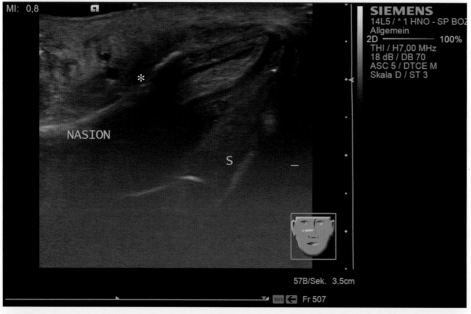

图 11-13 右侧鼻翼中内 1/3 横切面。鼻骨骨折 (星号)，可以看到错位的骨质碎片。还可以透过鼻软骨结构看到鼻 (NASION) 远端的鼻翼和鼻中隔软骨 (S) 等结构。

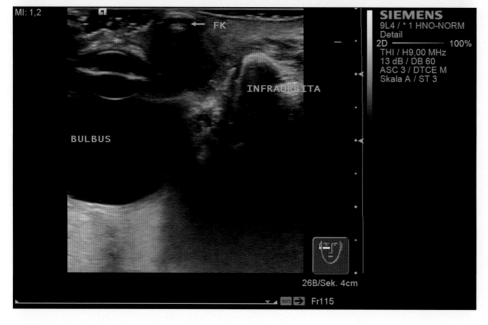

图 11-14 眶下缘斜纵切面。眶壁骨折伴眶下缘 INFRAORBITA 骨质明显移位。骨碎片向头侧移位 (FK) 压迫眼球 (BULBUS)。

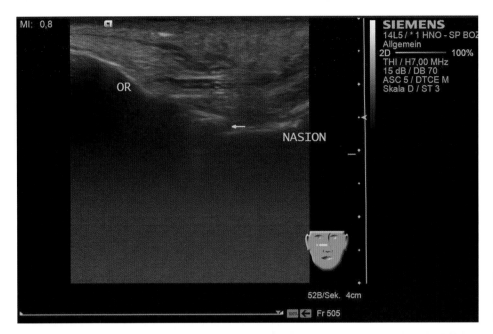

图 11-15　眶下缘横切面。眶下缘(OR)骨折伴眶下壁骨质移位(箭头所示)。

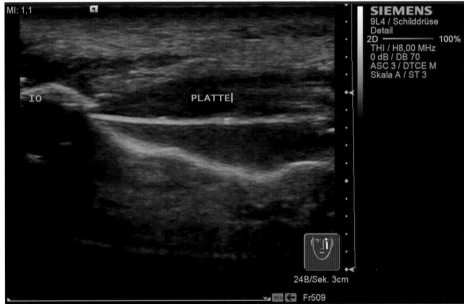

图 11-16　左侧上颌窦纵切面。上颌窦前壁骨质重建术后,超声扫描清晰显示 PDS 板(Poly-p-dioxanon;Ethicon,Johnson & Johnson,Norderstedt, Germany)覆于窦部前壁,其上缘位于眶下缘(IO)。

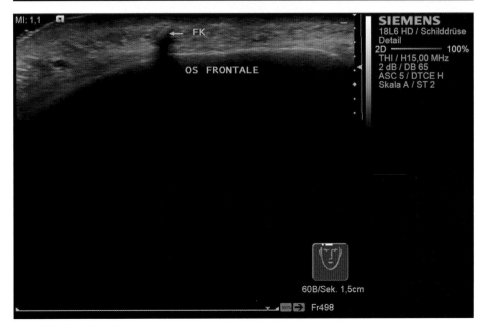

图 11-17　右侧额窦横切面。外伤后,一个玻璃碎片(FK),表现为额窦(OS FRONTALE)前方皮下软组织层内小片状高回声伴后方声影。

第 12 章 喉和下咽

解剖

一般认为超声不能很好地显示喉和下咽部。这与喉和下咽在解剖位置上被含气空腔环绕，以及成人甲状软骨板的不规则钙化有关。一般来说，由于位于咽腔后部，咽后间隙不能被完全显示（即便倾斜探头）。然而，在儿童与青少年，超声可以很好地显示喉和下咽部的结构。

行喉和下咽部超声检查时，患者应平卧，充分涂抹耦合剂，将喉部结构不规则凸起的轮廓填平。从伴后方声影的舌骨水平开始扫查，会厌前间隙可以在横切面上显示（图 12-1）。在横切面上，会厌表现为横置的弓形低回声带。

向中线侧方平移探头，横切面上还可以显示纺锤状或椭圆形、低回声的细羽状的喉前肌群，如甲状舌骨肌、胸骨舌骨肌以及胸骨甲状肌。在肌群的下方，可以看到两侧锥形的甲状软骨板（图 12-2 和图 12-3；▶ 视频 12-1）。甲状软骨板钙化后表现为高回声，后方伴声影，影响喉部内在结构的显示。

在喉内，喉旁间隙的脂肪、邻近 Morgagni 窦内气体的回声可能与室带回声重叠，所以室带常常不能被完整显示（图 12-4；▶ 视频 12-2）。

平静呼吸时，声带前方形成联合，游离缘为高回声线；患者发声时声带振动（▶ 视频 12-3 和视频 12-4）。

声带是三角形结构，构状软骨是低回声，构成声带的后缘。条件好的时候，超声还可显示构状软骨后方的梨状窝和环后区黏膜面与气体的交界（图 12-5；▶ 视频 12-5）。下咽侧壁为低回声和高回声双层结构，像唇一样向外侧延伸至甲状软骨板下缘。

对于成人，用线阵探头于单侧旁正中位横向探查喉部有时效果更好。

环状软骨位于甲状软骨下方，二者之间被环甲韧带分隔。超声可以显示环状软骨和第一气管环（图 12-6 和图 12-7）。受气管内气体干扰，声像图上只能显示气管环最浅表的部分，气管内的气体阻碍了其他部分的显示。气管环的前部在声像图上很容易辨认，呈"绳梯"样特征性表现。

颈段食管在解剖位置上紧邻甲状腺左叶（图 12-8 和图 12-9；▶ 视频 12-6），通过其环状形态和位置很容易被识别。其后方深侧是脊柱，超声还可以显示引起食管管腔狭窄以及导致吞咽困难的骨赘。

炎性病变

喉旁和咽后壁脓肿详见第 6 章和第 8 章（第 69~75 页和等 102 页）。

良性肿瘤

喉镜能够很好地诊断声带息肉和囊肿，超声也可以显示喉前部的病变，表现为边界清晰的低回声肿物。

即便在超声上发现了双侧声带运动不对称，声带麻痹还是需要喉镜确诊。

喉气囊肿内充满了液体或黏性分泌物，需要与颈部其他囊肿相鉴别（图 12-10）。观察病变与喉内和甲状软骨板上缘之间的关系有助于明确诊断。低回声、内部无血流信号以及 Valsalva 动作后体积增大有助于喉气囊肿的诊断。

喉部血管畸形除了用喉镜进行诊断外，在超声上也可以显示，表现为血流轻度或明显增多的占位性病变,回声不均匀,形态不规则(图 12-11 和图 12-12)。

软骨瘤是甲状软骨或环状软骨罕见的占位性病变。在声像图上表现为受累软骨的增厚,内部为实性。在甲状软骨,常表现为低回声的局部膨胀区域,边界清晰(图 12-13)。

食管憩室或咽囊表现为高回声占位性病变,后方有声影,典型位置是位于甲状腺左侧(图 12-14 和图 12-15;▶ 视频 12-7 和视频 12-8)。当其内充满食物残渣或分泌物时,其体积会增大。吞咽动作也可证实该占位性病变与食管有关。

恶性肿瘤

除了评价颈部淋巴结,超声也用于对喉癌患者进行肿瘤的分期。小的 T1、T2 期肿瘤常通过其前方的病变累及范围以界定(▶ 视频 12-9),侵犯甲状软骨板的 T4 期肿瘤尤其容易判定(图 12-16 至图 12-18;▶ 视频 12-10)。

声像图上,喉恶性肿物表现为形态不规则、边界不清的占位性病变,内部回声不均匀,血流杂乱(图 12-19)。有些患者可以观察到声带的固定,借此将肿瘤判定为 T3 期。方法为双侧对比,如果一侧高回声结构运动(振动)消失则提示声带固定(▶ 视频 12-11)。会厌前间隙和喉旁间隙需要借助横切面和纵切面联合评价。

下咽癌在声像图上的显示取决于其大小和位置。在甲状软骨板下 1/3 水平,位于侧壁的下咽癌可以被显示,表现为边界不清、回声不均匀的占位性病变(图 12-20 和图 12-21;▶ 视频 12-13 至视频 12-16)。

在检查喉部及下咽部恶性肿瘤时,需特别注意血管、甲状腺、颈丛和胸锁乳突肌是否受累。无论是肿瘤大小还是邻近结构的受累情况,超声评价的准确与否都关系到外科手术方案的制订。此外,超声还可以预估是否需要行区域性重建或微血管皮瓣重建。仅仅依靠超声鉴别肿瘤是来自椎前间隙、咽后间隙或来自纵隔是很困难的。必须强调的是,肿瘤切除后,喉和下咽结构的解剖变化是相当大的,这为特定细节观察和识别定位带来困难(图 12-22;▶ 视频 12-12)。

> **要点与误区**
>
> 可以用探头压迫肿瘤,判断肿瘤与邻近结构的关系是固定的还是可移动的(超声触诊)。

如果杓状软骨被清晰地显示,环后区和多层结构的梨状窝与气体交界的表面在声像图上也能得以显示。

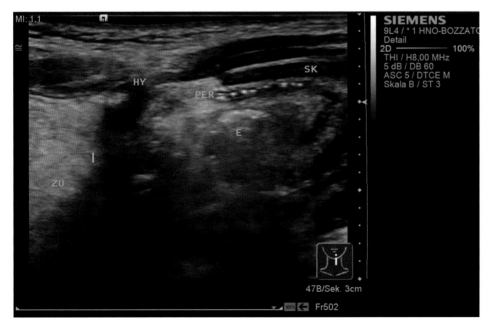

图 12-1　喉部纵切面。会厌软骨(E)和会厌前间隙(PER)为高回声。喉外,甲状软骨(SK)位于足侧;舌骨(HY)位于头侧,高回声,后方伴声影;ZU,舌根。

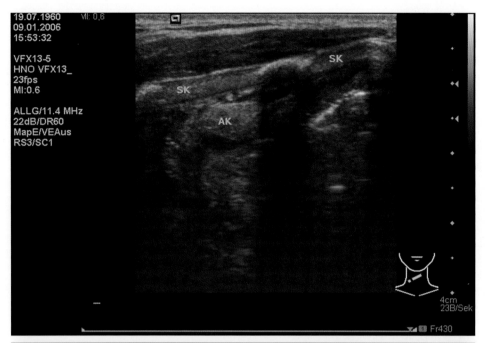

图 12-2　右侧颈部Ⅳ区旁正中斜切面。右侧甲状软骨板(SK)为低回声，边缘部为高回声（骨皮质）。甲状软骨板前 1/3 处见一高回声区，后方声影遮挡了内部结构。室带为前方的带状高回声结构，倾斜探头，还可以显示其后方的声带和杓状软骨突。诊断:右侧甲状软骨板钙化。

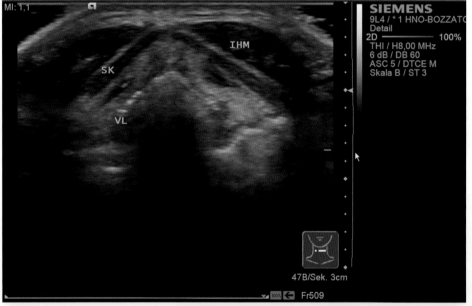

图 12-3　喉部横切面。两侧甲状软骨板(SK)清晰地显示为低回声帐篷样结构，其内侧的室带(VL)表现为不规则高回声结构。IHM,舌骨下肌。

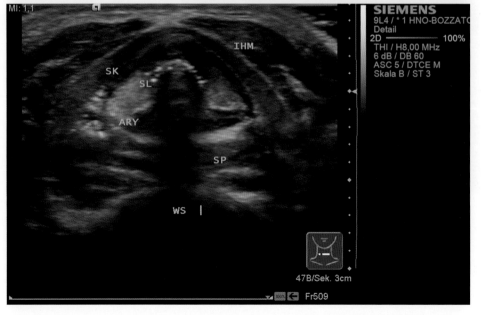

图 12-4　喉部横切面，图 12-3 下方层面。内部可以看到点状高回声，代表 Morgagni 窦内的气体。其后可见杓状软骨(ARY)和声带 (SL) 的部分高回声轮廓。IHM，舌骨下肌;SK，甲状软骨;SP,梨状窝;WS,脊柱。

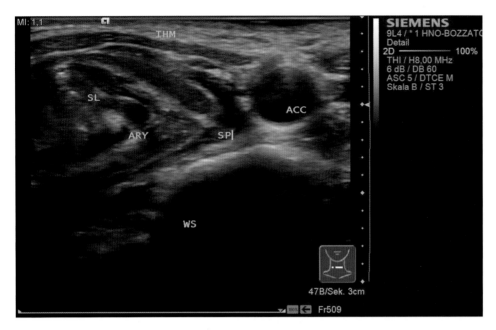

图 12-5　左侧喉部横切面。可以显示喉内声带(SL)和杓状软骨(ARY)，还有位于其上方的舌骨下肌(IHM)。向甲状软骨侧方延伸的是左侧咽缩肌或左侧梨状窝(SP)。紧邻颈总动脉(AAC)的是椎前筋膜和椎体(WS)。

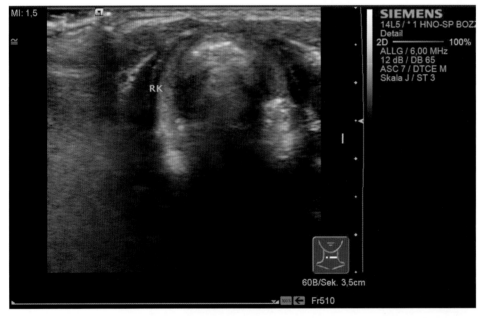

图 12-6　环状软骨（RK）横切面。外侧是低回声的环甲肌。

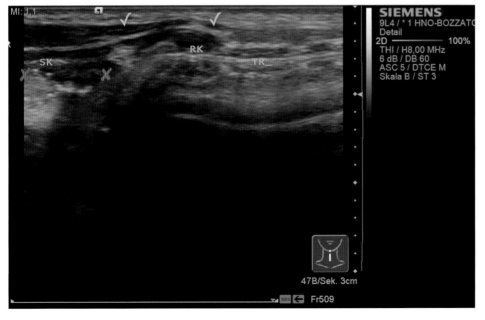

图 12-7　旁正中位气管纵切面。显示低回声的甲状软骨板(SK，红色叉号)。横切面上表现为椭圆形的环状软骨（RK，绿色钩号），其足侧为气管环(TR)切面，表现为更小的椭圆形低回声结构，间隔规律。

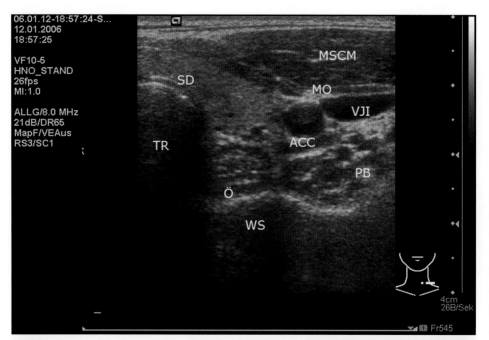

图 12-8 左侧颈部Ⅳ区横切面。颈段食管(ö)邻近甲状腺(SD),此切面为评价颈段食管的标准切面。环形轮廓显示食管壁的多层结构。MO,肩胛舌骨肌;MSCM,胸锁乳突肌;ACC,颈总动脉;VJI,颈内静脉;TR,气管;PB,臂神经丛;WS,脊柱。

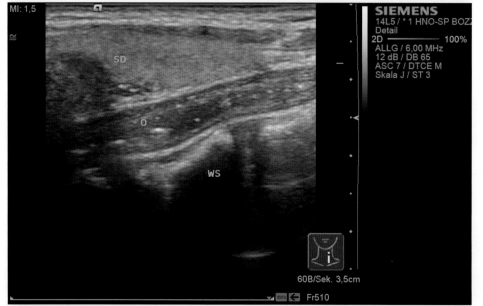

图 12-9 左侧颈部Ⅳ区纵切面。颈段食管(ö)纵切面显示其位于甲状腺(SD)和脊柱(WS)之间,椎体之间的椎间隙可以被显示。由骨赘引起的吞咽困难的患者声像图上可显示凸出的骨赘。高回声与低回声的双层结构展示了食管壁的分层。

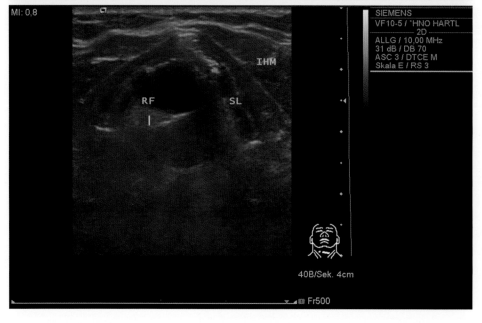

图 12-10 颈部Ⅵ区横切面。颈中线偏左、甲状软骨下方喉腔内见一个低回声占位性病变(RF),边界清晰,后方回声增强。注意其深侧的对称图像,此为镜面伪像,而非另一个占位。IHM,舌骨下肌;SL,声带。诊断:右侧声带息肉。

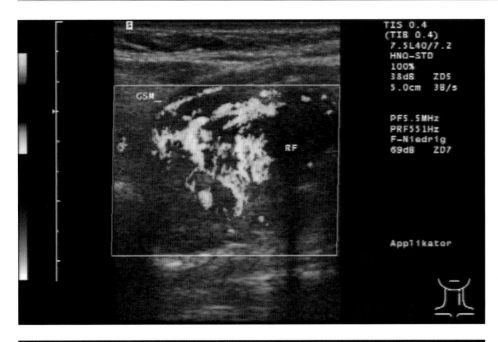

图 12-11　左侧颈部中段纵切面。喉部占位性病变(RF)，其上方与颌下腺(GSM)分界清晰，彩色多普勒显示其内血流弥漫性增多。诊断：血管瘤。

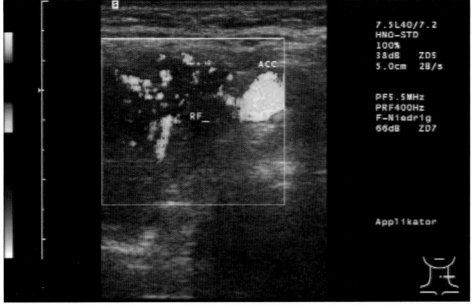

图 12-12　左侧颈部中段横切面。占位性病变(RF)向侧方颈动脉鞘延伸，由颈总动脉(ACC)的一个分支供血。诊断：血管瘤。

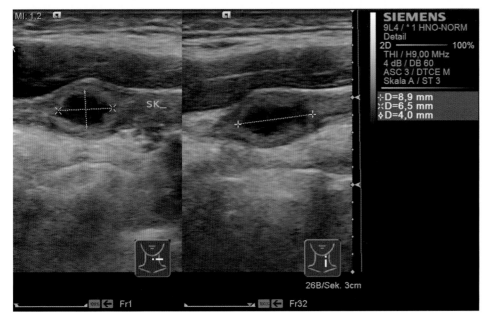

图 12-13　喉区分屏图。甲状软骨板软骨瘤。甲状软骨板(SK)中心处膨大，呈无回声。外层骨皮质完整。病变内部通常无血流信号。

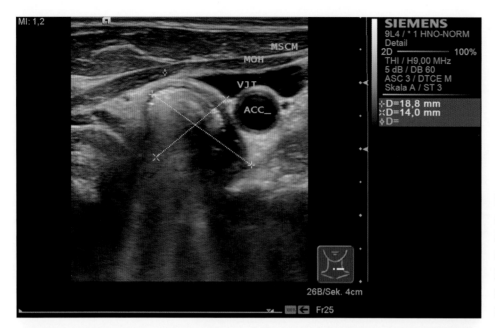

图 12-14 左颈部Ⅳ区横切面。肩胛舌骨肌（MOH）和胸锁乳突肌（MSCM）后方、颈总动脉（ACC）和颈内静脉（VIJ）内侧见一个圆形、高回声、边界清晰的占位性病变，后方见不规则高回声伪影，吞咽时更为明显。诊断：咽憩室。

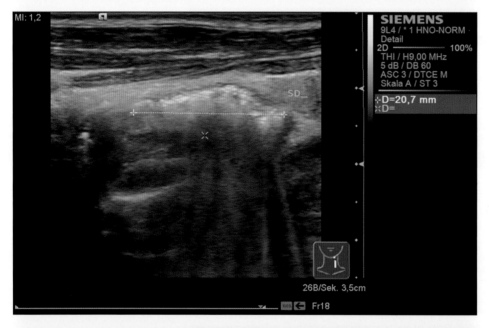

图 12-15 与图 12-14 为同一患者，纵切面。进一步证实为咽憩室（量标所示），位于甲状腺（SD）左侧。

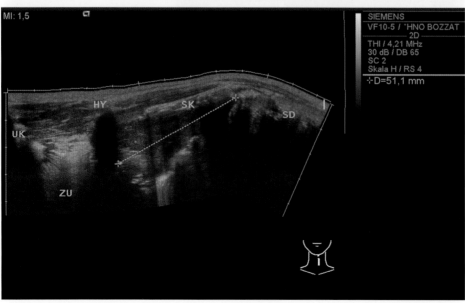

图 12-16 cT4 期喉癌宽景成像。癌组织从甲状软骨板（SK）下缘向舌骨（HY）后延伸。头侧可以看到下颌骨（UK）和舌根（ZU）。图中仅显示甲状腺（SD）下极少量腺体。

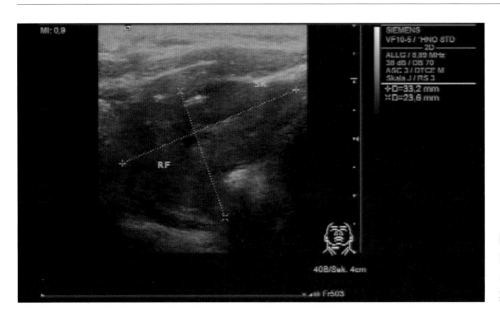

图 12-17 右侧颈部旁正中横切面。清晰显示右侧甲状软骨板 (SK) 被肿瘤 (RF) 侵犯。诊断:cT4 期喉癌。

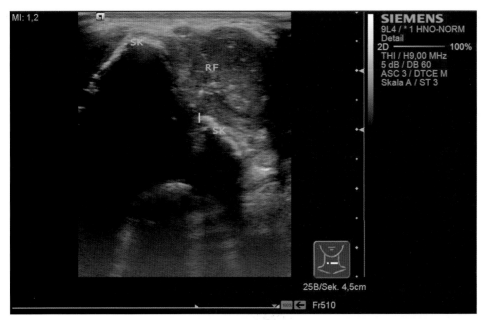

图 12-18 左侧喉部横切面。cT4 期喉癌。在图像的右侧,喉肿物 (RF) 清晰可见,为不均匀低回声病变,左侧甲状软骨板 (SK) 受侵。

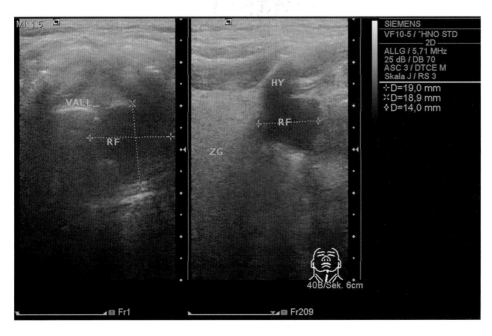

图 12-19 左侧会厌谷癌分屏图,cT1 期。左图为横切面,右图为纵切面。低回声占位性病变,位于舌根 (ZG,VALL) 下方或足侧、舌骨 (HY) 后方,形态不规则,边界不清晰,大小约 18mm×19mm×19mm。

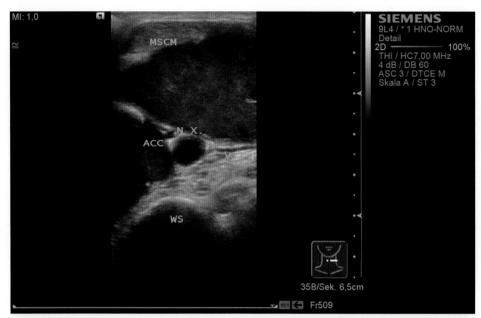

图 12-20 左侧颈部横切面。下咽癌侵及胸锁乳突肌(MSCM)；颈总动脉(ACC)和迷走神经(NX.)未受累。肿物与脊柱无关联。

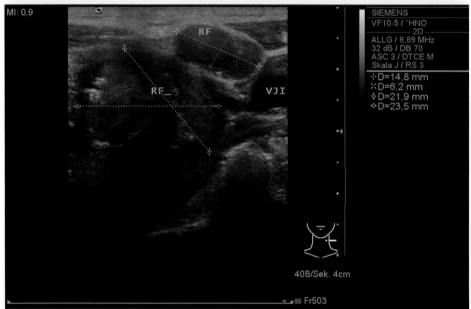

图 12-21 左侧颈部横切面。下咽癌(RF_)，伴随其旁的转移灶(RF)，表现为恶性占位性病变典型的不均匀回声。颈内静脉(VJI)也可显示，未被肿瘤累及。

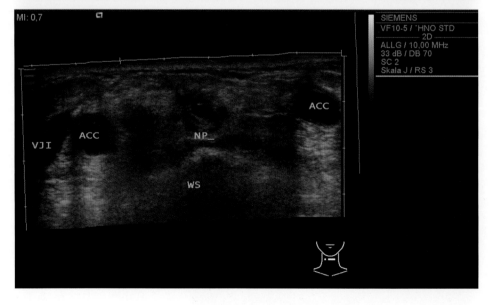

图 12-22 术后颈中线横切面。喉切除术后，再造咽部(NP)表现为脊柱前方的靶环状结构。同时显示双侧的颈动脉(ACC)。VJI，颈内静脉。

(王丽梅 译)

第 13 章　颅外血管

Werner Lang

引言

颅外颈动脉粥样硬化是引起缺血性脑卒中的重要危险因素。在德国，每年有 200 000~300 000 的患者发生缺血性脑卒中[1]。超声检查技术因其无创、准确的优点，已成为检测颅外血管病变的常规影像方法。颅外段颈动脉位置表浅，超声可以准确显示。为避免误诊，规范化的成像技术与流程是非常必要的。作为一种主要的影像检查手段，超声结果直接影响后续的治疗，因此要求其可信度高、重复性好。

颈动脉检查需要评估的主要内容包括内膜厚度与结构、斑块形态以及管腔狭窄程度等，其中最后一点很重要。

解剖

颈总动脉(CCA)位于颈部前外方、颈内静脉的内侧。颈动脉鞘内包含三个重要结构：颈总动脉、颈内静脉和迷走神经。颈总动脉在分叉以前无分支，但有时甲状腺上动脉自颈总动脉发出。颈总动脉分为颈内动脉(ICA)和颈外动脉(ECA)两支，其分叉部一般位于第 4 颈椎椎体水平，但存在个体解剖变异(图 13-1)。两侧之间也存在差异。

颈外动脉通常是颈总动脉两个分支中较细的一支，超过 80% 的颈外动脉走行于颈内动脉前内侧。有些分叉部存在侧支血管，使得颈内、外动脉难以辨别。主要分支的起始部位变异很大，但一般都能在灰阶声像图上清晰显示。颈内动脉没有大的分支，这是在灰阶声像图上辨认其的重要征象。

颈内动脉较颈外动脉粗大且在颈部没有分支，变异极少。如寰椎前动脉，它是一个永存型的胚胎期吻合支，位于颈内动脉与椎基底动脉之间、第 1 和第 2 颈椎椎体之前[2,3]。颈内动脉分为 4 段：颈段、岩段、海绵窦段和颅内段，只有颈段可以通过常规超声进行检查。颈内动脉起始部一般呈球状膨大，在灰阶声像图上表现为管腔的局部扩张。颈内动脉与颈内静脉伴行

入颅，走行平直，但也存在变异，表现为血管轻度或明显的冗长、迂曲(360°)甚至扭结，尤其在患有高血压的老年人中更为常见(图 13-2)。

椎动脉(VA)是锁骨下动脉的第一个分支(图 13-3)。在极少数情况下，椎动脉起自主动脉弓。椎动脉分为 4 段：V1 段(起始段或椎前段)，椎动脉自发出至进入第 6 颈椎横突孔前；V2 段(横突孔段)，椎动脉走行于第 6 颈椎至第 2 颈椎的横突孔内部分；V3 段(枕骨下段)，第 2 颈椎横突孔至枕骨大孔水平双侧椎动脉汇合处；V4 段(颅内段)，双侧椎动脉汇合处至椎基底动脉连接部。40% 的人双侧椎动脉管径不对称，这种不对称性可以在灰阶图像上显示，并可用优势和非优势来描述它们。椎动脉的走行存在变异，超声观察椎动脉进入横突孔的位置非常重要。从这一点上说，颈椎骨性结构形成的声影使椎动脉在声像图上不能连续显示[4]。

颈内静脉(IJV)起自颅底的颈静脉孔，与锁骨下静脉汇合形成头臂静脉。颈内静脉是颈部粗大的静脉干，其末端有静脉瓣，并收集多条颈外属支(▶视频13-1)。它通常走行在颈总动脉的外侧，但解剖研究表明，这种位置关系存在变异(前外侧和外侧)，与体重及颈内静脉的管径有关[5]。

颈动脉

检查方法

患者平卧或半卧位，头后仰并偏向检查者对侧。检查者位于患者身体一侧，或位于患者头侧，靠近超声诊断仪。通常使用 7.5~13MHz 的高频探头检查浅表血管。高频探头可以获得高分辨率的图像，这对观察斑块非常重要。多数情况下，线阵探头可以清晰显示颈动脉。然而对于颈部较短的患者，观察颈内动脉远段需选择低频凸阵探头。高频灰阶成像可以显示血管壁。

沿颈总动脉长轴进行多切面扫查可以获得最佳颈动脉分叉部图像(图 13-4)。很多时候，受声影干

扰,单一切面无法明确狭窄。

多普勒双功超声将实时二维图像与多普勒血流分析结合,用于测量血流速度。评估动脉狭窄程度,并不是直接测量狭窄处管径或引起狭窄的病变,而是通过狭窄处血流速度来判定[6]。观察颈部血管走行时最好采用横切面扫查。颈部血管长轴切面的显示有三个标准的扫查路径[1]:①探头置于喉和胸锁乳突肌之间行自前向后的矢状扫查[2];②通过胸锁乳突肌的侧向扫查;③探头置于胸锁乳突肌后方自侧后向前扫查。灰阶成像时先在横切面上观察血管壁,血管壁的解剖结构分三层(内膜、中膜和外膜),但是声像图上无法分辨内膜和中膜。

彩色多普勒成像用于显示动脉内湍流和血流方向的异常,不进行测量。脉冲多普勒(PW)用于分析血流

频谱和测量流速。对颈动脉分叉部的血管进行血流频谱分析和比较,有助于区分颈内、外动脉。脉冲多普勒测量都是在血管长轴切面上进行的。彩色多普勒图像上出现混叠信号的区域,提示该处血管狭窄,为脉冲多普勒测量提供了定位指导。如果怀疑某处颈动脉闭塞,该处管腔内一定未见血流充盈。如果颈动脉走行迂曲或扭结,在彩色多普勒上将出现血流信号颜色的反转。

脉冲多普勒用来测量血流速度。所有测量都必须调整至最佳的取样角度。多普勒角度越小,获得的多普勒频移越准确。如果角度达到90°,将无法获取多普勒频移。为避免测速出现严重误差,超声入射角应该小于60°。使用线阵探头一般即可获得小于60°的入射角,但针对颈部较短或颈动脉分叉位置较高的患

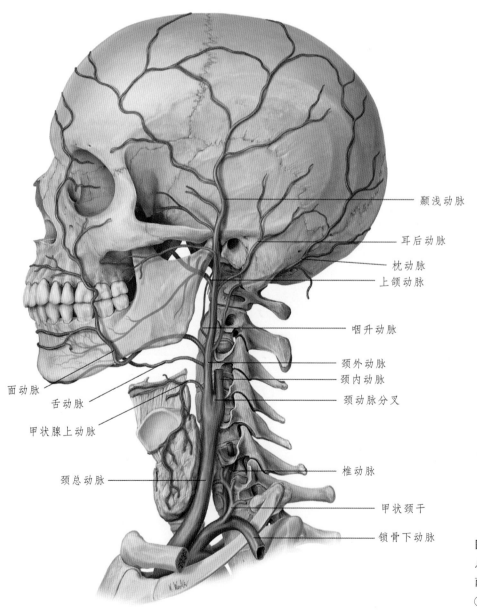

图 13-1　颈动脉分叉侧面观。颈总动脉分出颈外动脉和颈内动脉两支。(From Atlas of Anatomy, © Thieme 2008; illustration by Karl Wesker.)

者,使用凸阵探头时需对角度进行优化。要尽量达到45°。需要根据血流的方向调整多普勒角度,而不能根据血管的解剖走行进行调节(图 13-5 和图 13-6)。正确放置取样框也是获得满意频谱信号的必要条件之一。谨防高估流速,取样框应避免放置于仅仅是走行迂曲而非病变的管腔处。

正常图像

正常情况下,灰阶超声可显示动脉搏动性。探头在颈部轻度加压,颈内静脉呈扁椭圆形(图 13-7;▶ 视频 13-2)。彩色多普勒模式下,探头横切、略倾斜,颈内动脉和颈外动脉呈现不同的血流特点 (图 13-8;▶ 视频 13-3)。颈内动脉血流频谱表现为典型的连续性双期前向血流(图 13-9 和图 13-10;▶ 视频 13-4)。颈外动脉因其较高的外周阻力,表现为高搏动性频谱(图 13-11 至图 13-13;▶ 视频 13.5)。颈总动脉血流频谱形态介于颈内、外动脉血流频谱之间(图

13-14 至图 13-17;▶ 视频 13-6 至视频 13-8)。不能仅根据颈外动脉的解剖位置来区分颈内、外动脉。当颈内动脉狭窄或闭塞时, 颈外动脉血流代偿性增多,舒张期血流频带增宽,可造成误诊。不能确定时,可以通过轻拍耳屏前方的颞浅动脉,观察动脉频谱的变化来辨别颈外动脉。颈动脉球部出现典型的反向血流,表现为血流信号从红色变为蓝色(图 13-18)。彩色血流模式下,与颈外动脉开口相对的部分颈动脉球部区域可出现反转血流。

内-中膜厚度

灰阶声像图上测量的颅外段颈动脉内-中膜厚度(IMT)被认为是判断亚临床动脉粥样硬化的指标。灰阶超声操作简便、无创。IMT 与许多已知的冠心病(CHD)危险因素呈正相关,是预测心脑血管疾病的强效指标[8]。

选择颈总动脉后壁处测量 IMT。尽可能使声束通

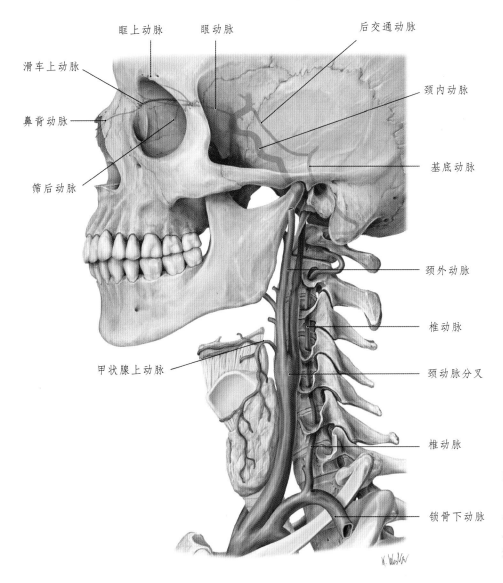

图 13-2 颈动脉分叉侧面观。颈内动脉自颈动脉球部发出直接入颅,其颅外段可迂曲冗长。(From Atlas of Anatomy,© Thieme 2008;illustration by Karl Wesker.)

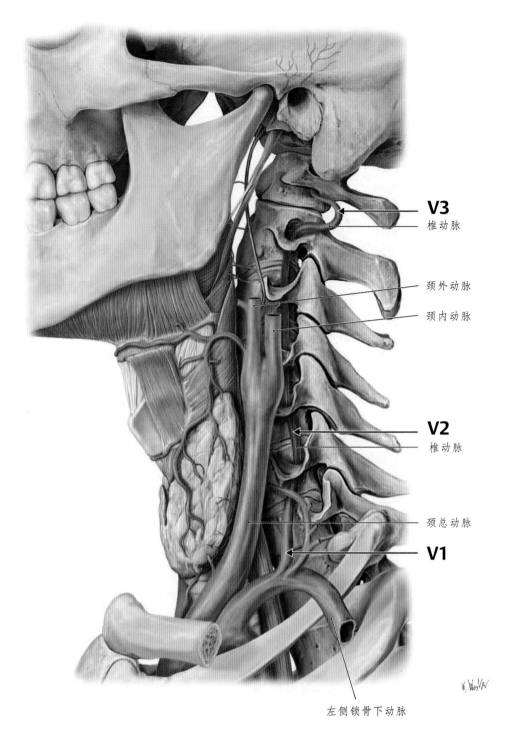

V3
椎动脉

颈外动脉

颈内动脉

V2
椎动脉

颈总动脉

V1

左侧锁骨下动脉

图 13-3 颈部动脉血管侧面观。颈段椎动脉分为三部分（V1~V3）。(From Atlas of Anatomy, © Thieme 2008；illustration by Karl Wesker.)

过颈内静脉进行扫查，利用其对超声信号的放大作用，优化成像效果。测量 IMT 时，探头垂直于颈总动脉长轴，测量内膜内侧缘至中膜外侧缘的垂直距离（图 13-19 和图 13-20）。推荐使用频率>10MHz 的高频线阵探头，以获得最佳图像。对 IMT 的随访观察，应在同一部位进行，一般选择在颈动脉分叉近心端 2cm 处。在舒张期冻结图像后，测量高回声的内膜层

及低回声的中膜层的厚度（图 13-21 至图 13-23）。IMT 的正常值范围是 0.5~0.7mm，≥0.9mm 有意义。

动脉粥样硬化性疾病

斑块图像

研究表明，动脉粥样硬化性疾病管腔狭窄程度的

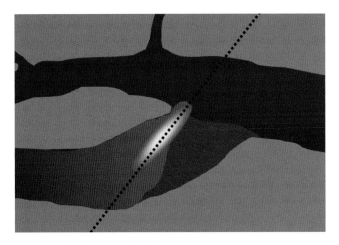

图 13-4　颈动脉纵切面成像时探头的不同位置。左图:探头置于喉与胸锁乳突肌之间自前向后扫查。中图:透过胸锁乳突肌侧向扫查。右图:探头自胸锁乳突肌侧后扫查。

图 13-5　角度校正示意图。多普勒角度应与彩色多普勒模式下显示的血流方向一致。明亮彩色血流信号显示了狭窄处的血流方向。

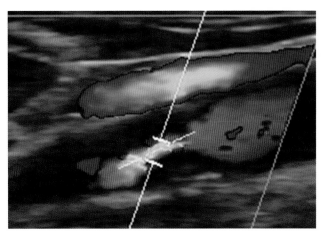

图 13-6　彩色多普勒图像上角度校正。管腔重度狭窄处血流信号混叠,表明该处为高速血流,清晰显示了血流方向。

判定对风险评估至关重要。也有研究证实,粥样硬化病灶的形态与发生脑卒中的风险相关。无论管腔狭窄程度如何,斑块表面不规则和斑块呈无回声的患者,发生单侧脑卒中的风险显著提高。

已有很多研究尝试通过用灰阶超声来准确判断斑块成分。斑块目测评分主观性强、不同观察者组间和组内差异大。一个典型的例子就是 Gray-Weale 斑块分级。对于均匀一致的高回声或无回声斑块,观察者很容易分辨。然而对于其他等级,由于各级别斑块回声差异较大,无法准确判断斑块成分。相较这些主观的分级,灰阶中位数(GSM)这一新引入的技术更为客观。通过一个较为复杂的程序,对颈动脉斑块的灰阶图像进行标准化处理,使管腔内血流的 GSM 值为0~5,包括动脉外膜在内的纤维成分 GSM 值的参考区间为 185~195。有证据表明这些"标准化"的 GSM 值与临床结局相关,如短暂性的脑缺血事件或脑卒中。由于斑块内各种成分的空间分布不同,尽管不断在尝试,目前仍无法实现斑块成分的全自动化分析。GSM

测量采用中位数, 意味着斑块信息的叠加 (图 13-24)。斑块中的弹力蛋白和钙质成分较脂质成分对 GSM 值的影响较大, 而脂质成分较钙质成分更易引发脑血管不良事件[1,9-11]。

对 GSM 值的准确分析取决于很多因素, 最重要的就是图像"规范化"。在数据采集的某些阶段, 甚至在进行标准化的初始也可能产生一些误差。目前, 斑块成像和多种其他方法(如超声造影)作为颈动脉超声检查的新兴技术, 旨在进一步提高成像质量。除此以外, 科研人员一直致力于寻找一种比灰阶超声更好地判断斑块稳定性的新方法[1]。

与主观分级相比, 斑块自动化分析目前并不能提供更可靠的斑块成分信息。后处理方法虽然是标准化的, 但由于超声仪器的特定设置, 原始数据存在较大的波动性。鉴于这个原因, 颈动脉斑块的主观分级在评估斑块风险性方面是更加实用的方法(图 13-25 和图 13-26; ▶ 视频 13-9)。表 13-1(来自 Schäberle 的研究)总结了颈动脉斑块评价标准。

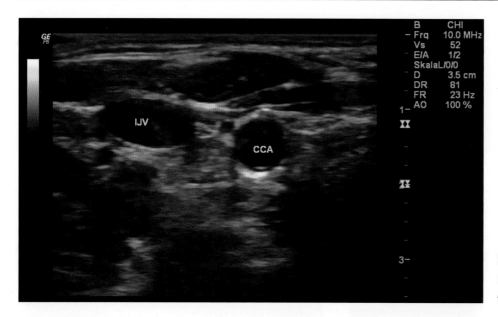

图 13-7　右侧颈部横切面。显示内侧的颈总动脉(CCA)和位于外侧的椭圆形的颈内静脉(IJV)。

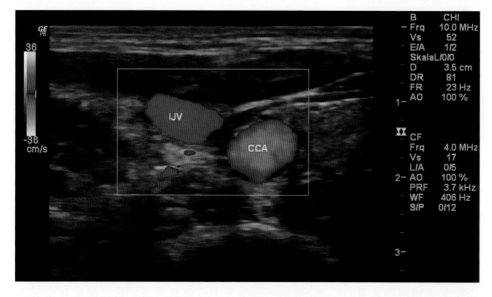

图 13-8　与图 13-7 为同一切面,彩色多普勒血流图。为利于彩色显像,应适度倾斜探头。

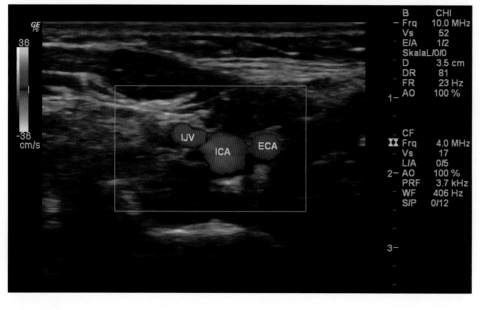

图 13-9　颈动脉分叉水平横切面,彩色多普勒血流图。颈内动脉(ICA)紧邻颈内静脉(IJV),通常情况下,颈内动脉比颈外动脉(ECA)管径粗,但这并不是鉴别颈内、外脉的可靠方法。

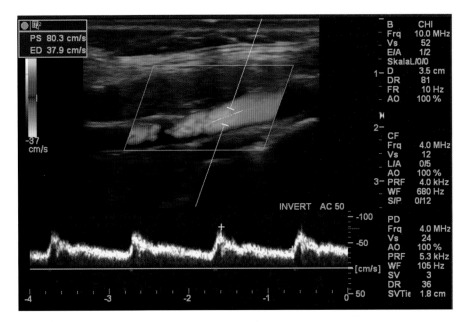

图 13-10　典型颈内动脉血流频谱。注意其明显的舒张期血流,收缩期的搏动性不如颈外动脉。

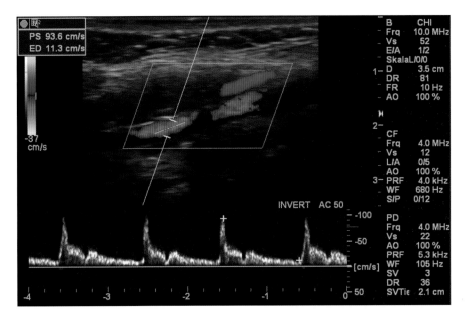

图 13-11　典型颈外动脉血流频谱。与颈内动脉相比(图 13.10),多普勒频谱上其搏动性更强。

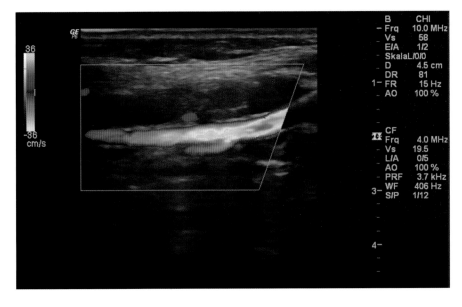

图 13-12　颈外动脉有多个分支,但受钙化的影响,彩色多普勒也难以显示其中的小分支。图中显示其较大的一个分支,这是颈外动脉的典型表现。

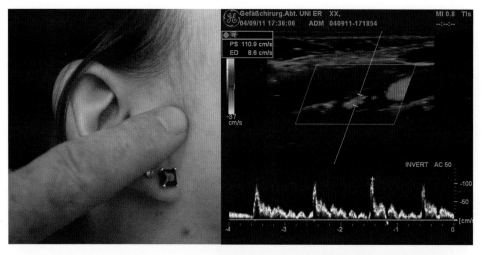

图 13-13　有节奏地敲击颞浅动脉，颈外动脉血流频谱会出现搏动性改变。在颈外动脉与颈内动脉血流频谱形态相似的情况下，这是一种可靠的判别手段。

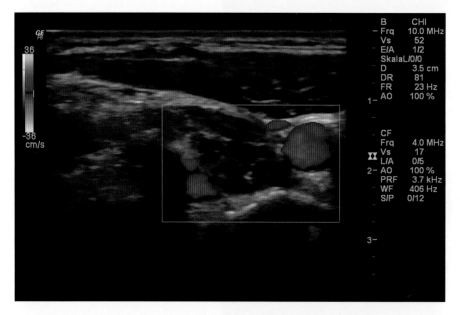

图 13-14　横切面声像图，显示椎动脉近端（左侧的动脉）和颈总动脉（位于右侧的较粗大的红色血管）。与颈总动脉相比，椎动脉因受颈椎横突的遮挡，不能连续显示，只能显示位于两个椎体之间的一段椎动脉。位于动脉旁的是伴行静脉（蓝色）。颈总动脉旁的颈内静脉很细，因为探头将其压闭了。

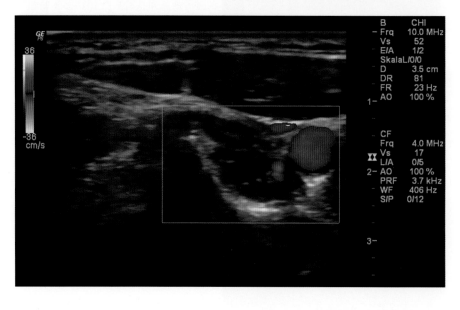

图 13-15　自图 13-14 的位置将探头略向头侧平移。椎动脉受横突声影的遮挡无法显示。

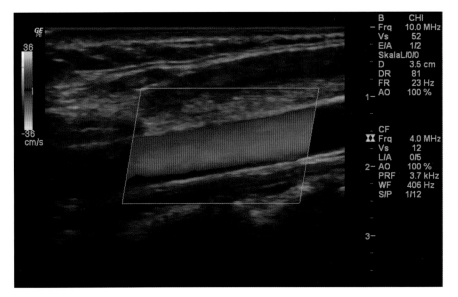

图 13-16 在灰阶图像上，声束垂直于颈总动脉管壁入射时，成像效果最好。彩色多普勒模式上，为了获得更好的图像，超声束与血管长轴之间的夹角应小于 60°，此时探头需适当倾斜，然后调整彩色取样框偏转的角度，这在使用线阵探头时尤为重要。此图显示了正常动脉血流，色彩均匀一致。

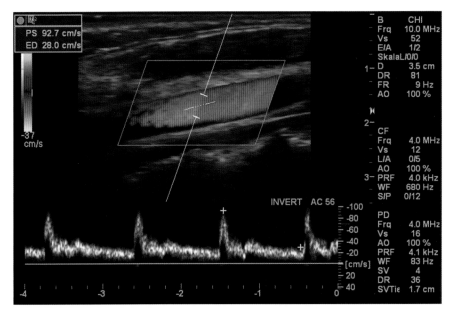

图 13-17 颈总动脉的多普勒血流频谱介于颈内动脉和颈外动脉血流频谱之间，既有类似于 ECA 的典型收缩峰，又有类似于颈内动脉的明显的舒张期频谱。颈总动脉起始部重度狭窄时，其频谱形态多变而没有特征性。

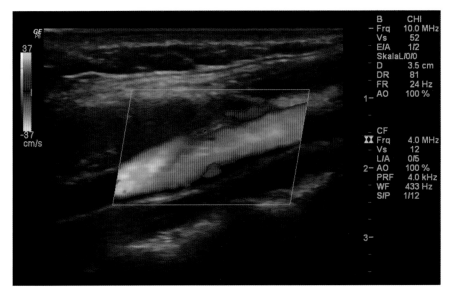

图 13-18 颈总动脉球部的典型反向血流表现为远场壁处小的蓝色区域。大多数情况下，这个区域正对着颈外动脉开口处。

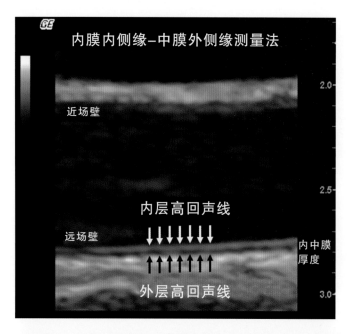

图 13-19　颈总动脉内–中膜厚度(IMT)测量采用内膜内侧缘–中膜外侧缘测量法。通过灰阶超声获得颈总动脉纵切面。测量部位选在颈总动脉分叉近心端约 2cm 处。两条高回声线之间的区域即内中膜复合体。常规情况下,IMT 值取 3 个或者更多不同部位测值的平均值。参考图 13-20。

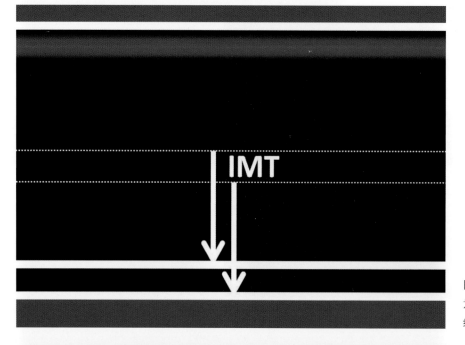

图 13-20　内–中膜厚度(IMT)测量示意图。测量远场管壁内层和外层高回声线之间的距离。

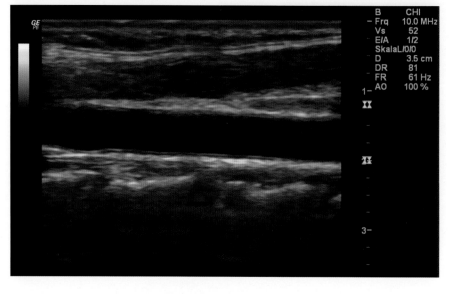

图 13-21　颈总动脉长轴切面的灰阶声像图。远场管壁上显示内中膜复合体。更加详细的显示见图 13-22。

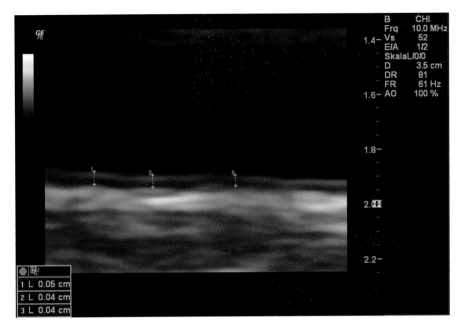

图 13-22 颈总动脉放大图像。于颈动脉分叉近心端 2cm 处取三个点测量内中膜厚度。测值(0.4~0.5mm)均在正常范围内。

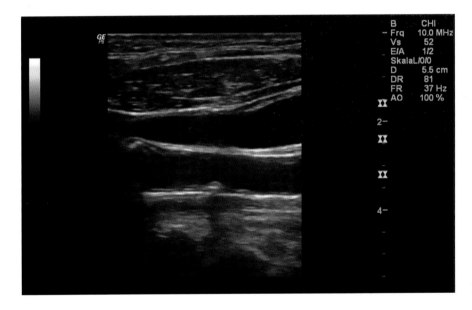

图 13-23 颈内静脉(位于上方)和颈总动脉的长轴切面。颈动脉后壁上见粥样硬化斑块。这种情况下,一般不进行 IMT 的测量。

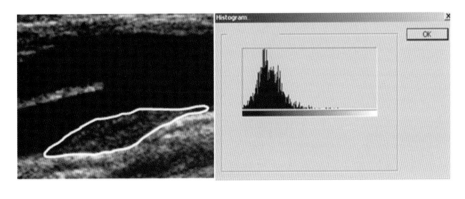

图 13-24 曲线描记的部分为颈动脉分叉部斑块。在测量灰阶中位数(GSM)之前, 先对灰阶图像进行标准化处理, 使血流的灰阶值介于 0~5 之间,血管壁外膜层的灰阶值介于 185~195 之间。用 Adobe Photoshop 对曲线描记区域进行分析,得出其灰阶中位数。

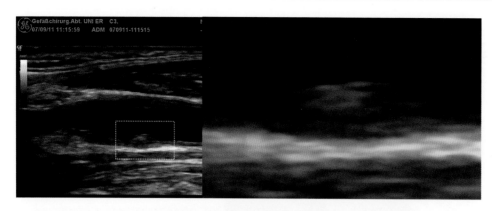

图 13-25 颈内动脉后壁斑块。斑块表面有一薄层纤维帽，表面平滑。与图 13-26 中不规则的斑块表面形成对比。

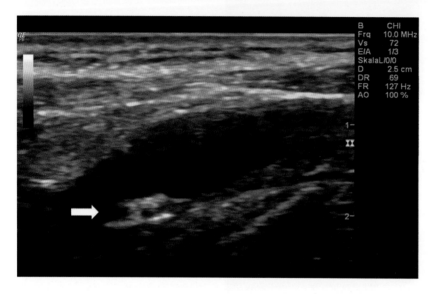

图 13-26 高回声斑块伴溃疡（箭头所示）。

表 13-1 颈动脉斑块评价标准（Schäberle）[7]

位置	前壁	后壁	
	远心端	近心端	
斑块范围	全周	半周	
	斑块直径		
斑块形态	同心性	偏心性	
斑块表面	边界清晰	边界模糊	无边界
	光滑	不规则	溃疡
		（深 0.4~2.0mm）	（深度>2.0mm）
斑块成分	均匀	不均匀	
回声性状	有回声	无回声	无法显示

狭窄程度分级

大量随机试验研究表明，脑血管症状与狭窄程度相关。表 13-2 汇总了颈内动脉和颈总动脉狭窄程度的判定标准。用于管腔狭窄程度判定的主要参数是灰阶声像图上的斑块和狭窄处收缩期峰值流速（图 13-27 至图 13-31；▶ 视频 13-10）。在不能准确判定狭窄程度或者狭窄程度与临床症状不符时，需结合其他参数，如颈内动脉与颈总动脉流速比值（ICA/CCA）和颈内动脉舒张末期流速。ICA/CCA 是指颈内动脉与颈总动脉收缩期峰值流速的比值。ICA/CCA>4 且颈内动脉舒张末期流速>100cm/s 为重度狭窄。关于颈动脉狭窄程度的判定，不同的试验所得结果不同，造成了一定程度的混乱。欧洲颈动脉内膜切除试验（ECST）与北美有症状颈动脉内膜切除试验（NASCET）对颈动脉狭窄程度的判定有所不同。两个

表 13-2 颈内动脉狭窄程度分级

狭窄程度(NASCET)(%)		10	20~40	50	60	70	80	90	闭塞(100)
狭窄程度(ECST)(%)		45	50~60	70	75	80	90	95	闭塞(100)
重要标准(主要的)	灰阶图	可见							
	彩超		可见						
	狭窄段收缩期峰值流速(cm/s)			200	250	300	350~400	100~500	
	狭窄后段峰值血流速度(cm/s)					>50	<50	<30	
	侧支(眶周区域)						可见	明显可见	明显可见
侧支(眶周区域)	狭窄前段颈总动脉舒张期流速下降						可见	明显可见	明显可见
	狭窄后段血流的湍流								
	最窄处舒张末期流速(cm/s)			<100	<100	>100	>100		
	"闪烁征"(低脉冲重复频率)					可见	可见		
	ICA/CCA			≥2	≥2	≥4	≥4		

注:CCA,颈总动脉;ECST,欧洲颈动脉内膜切除试验;NASCET,北美有症状颈动脉内膜切除试验。

试验测量管腔狭窄率的方法不同,ECST 计算狭窄处管径缩窄率,NASCET 测量狭窄远端管径计算缩窄率。根据 ECST 标准,狭窄程度与狭窄处初始管径有关,而 NASCET 标准则认为与狭窄远端管径有关。NASCET 测量方法更适合在数字减影血管成像中应用,因为后者无法直观显示"狭窄处"的管壁,只能通过充盈造影剂显示管腔。超声则不然,灰阶超声可以用来评价管壁情况。这就是德国的超声诊断标准采用 ECST 标准的原因[12]。

目前已经认可使用 NASCET 标准来描述颈动脉狭窄程度,问题在于,到底如何给狭窄程度定级,因为 ECST 标准颈动脉狭窄率 70% 相当于 NASCET 标准的 50%。两者间换算公式是:ECST%=40+0.6×NASCET%,或者是 NASCET%=(ECST-40)%/0.6。检查者应根据 NASCET 标准计算狭窄率。

颈动脉闭塞

判别颈内动脉管腔是否完全闭塞对于有症状的患者非常重要。未完全闭塞的患者还存在进行血管重建术的可能,完全闭塞的患者则不然。任何情况下,都不能只依赖超声检查,还需要结合 CT 或 MR 血管造影。为了获得最佳成像效果,以判别管腔是否完全闭塞,推荐调节以下参数:降低壁滤波、降低脉冲重复频率、调高增益至恰出现背景噪声、降低血流速度标尺至 15cm/s 以下、调节聚焦深度至病变水平以及增大取样门至 2.5mm 以上。在管腔闭塞处,可以观察到典型的血流"往复"表现(图 13-32 和图 13-33;▶ 视频 13-11)。如果在闭塞区域的远端发现开放的血管,则须鉴别这个血管是颈内动脉还是颈外动脉。颞浅动脉敲击试验有助于识别颈外动脉[13]。

颈动脉夹层的病因主要有三个:自发形成、创伤所致和主动脉夹层延续而来。由主动脉夹层延续而来的夹层主要发生在颈总动脉,而自发性和创伤性夹层多发生在颈内动脉。多数情况下,夹层的起源部位都在颈部的远心端,有时会接近颅底。不是所有病例都能观察到撕脱内膜的漂动,这是因为有时内膜撕脱会合并壁内出血。由于壁内出血和假腔内血栓形成,可能导致假腔扩张而压迫真腔。

灰阶及彩色多普勒超声检查不一定能直接显示所有的颈内动脉夹层。但是真腔局部受压时会导致颈内动脉血流量减少,这可以通过双功超声上的血流频谱参数反映出来。

为了判定夹层的范围,需要另行 MRI 或 MR 血管成像。

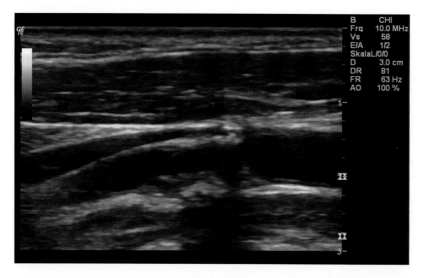

图 13-27 颈内动脉起始部斑块,内有钙化伴声影。

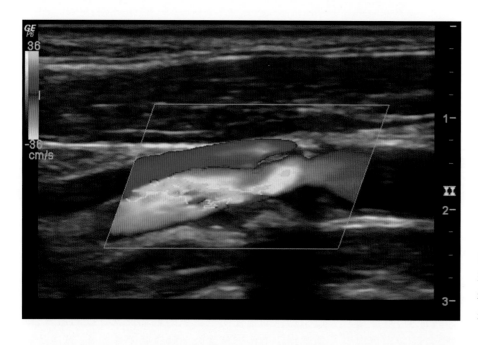

图 13-28 与图 13-25 为同一切面。彩色多普勒超声显示斑块处血流信号增多。彩色混叠提示管腔狭窄处血流速度增高。

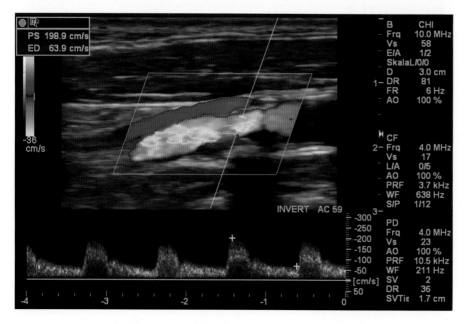

图 13-29 与图 13-26 为同一切面。颈内动脉频谱显示收缩期峰值流速增高。参照表 13-2,狭窄程度为 50%。

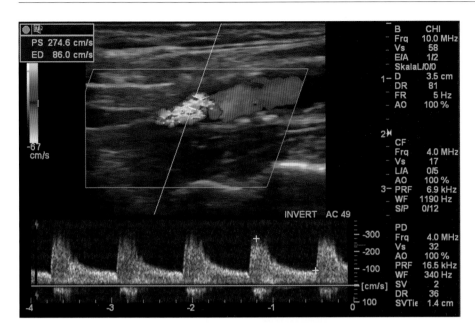

图 13-30　颈内动脉管腔狭窄，收缩期峰值流速>270cm/s。频谱多普勒基线下方的信号提示湍流。

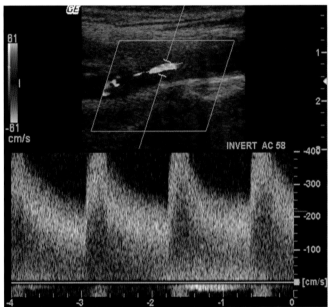

图 13-31　颈内动脉重度狭窄，收缩期峰值流速>400cm/s。

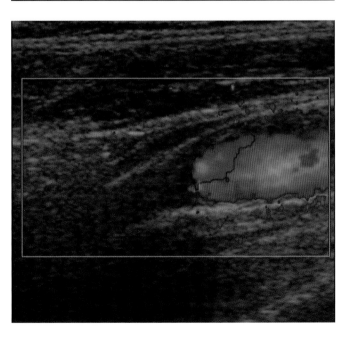

图 13-32　颈内动脉闭塞，其入口处呈典型的"往复"血流。颈总动脉内见从颈内动脉方向返回的血流。管腔周边的彩色点状回声是背景噪声。

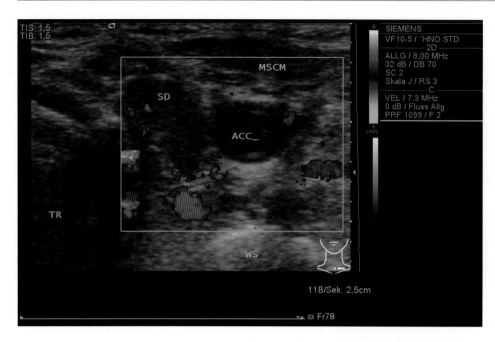

图 13-33 颈总动脉闭塞。探测血流时，降低脉冲重复频率 (PRF)并调高增益直到出现背景噪声。此病例,颈总动脉腔内可见高回声。SD,甲状腺;MSCM,胸锁乳突肌。

颈动脉瘤

颅外颈动脉瘤罕见，其发生原因包括动脉夹层 (假性动脉瘤)、肌纤维发育不良、外伤、动脉粥样硬化、感染和先天性发育异常如马方综合征等。颈动脉瘤表现为颈部搏动性肿块,有时可闻及杂音。管腔内的血栓可以引起颅内的栓塞或脑卒中。灰阶成像可以显示颅外颈动脉瘤,需与其他颈部实性或囊性肿瘤鉴别。彩色多普勒血流成像可用于显示血流信号 (图 13-34 和图 13-35;▶视频 13-12)。

椎动脉

检查方法

椎动脉(VA)图像可通过纵切面和横切面扫查获得。纵切获得颈总动脉长轴图像后,将探头稍向外侧摆动并指向颈椎方向,即可获得椎动脉的图像。彩色多普勒成像能更好地显示椎动脉。良好的成像可以观察到椎动脉的 V1 段 (从起始部到入第 6 颈椎横突孔)(图 13-36 和图 13-37;▶视频 13-13)以及 V2 段 (横突孔段、穿第 6 至第 2 颈椎横突孔)(图 13-38 至图 13-40;▶视频 13-14)。如果 V1、V2 段频谱多普勒波形正常,V3、V4 段椎动脉无需常规检查。

动脉粥样硬化性疾病

椎动脉的粥样硬化性病变主要发生在近锁骨下动脉的起始段。椎动脉的管径和峰值流速差异很大,因此，没有像颈内动脉一样的狭窄判定标准可以参照,使得椎动脉狭窄程度的判定有一定难度。当椎动脉起始部收缩期峰值流速高于远段峰值流速50%时,提示存在狭窄。当收缩期峰值流速(PSV)显著升高时(>150cm/s),提示椎动脉严重狭窄[7]。

锁骨下动脉窃血综合征

虽然双功超声难以精确判断椎动脉的狭窄程度,却能容易显示椎动脉的血流方向。其血流方向与颈总动脉血流方向一致,与颈内静脉血流方向相反。颈部横切面可以在一帧图像上同时显示三条血管的血流方向。一旦发现椎动脉血流反向,即可明确锁骨下动脉窃血综合征的诊断,这是由锁骨下动脉狭窄或闭塞造成的(图 13-41 和图 13-42)。但是,部分患者静息状态不会出现椎动脉血流反向,可于上肢运动后诱发。

颈内静脉

检查方法

颈内静脉检查采用纵切面和横切面扫查相结合的方法。灰阶超声横切面扫查简单易行。探头轻度加压时,颈内静脉会受压变形,表现为颈总动脉外侧的椭圆形结构。例如,头臂静脉血栓造成的中心静脉梗阻,可以通过颈内静脉血流频谱的改变反映出来。受肿瘤压迫时,会导致其随心脏搏动的节律性消失。在检查时采用 Trendelenburg 体位,可以增加静脉的充盈。

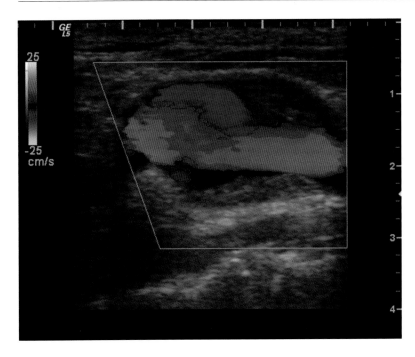

图 13-34 颅外颈总动脉瘤，彩色多普勒血流图。该患者数年前曾行颈动脉内膜切除术。此例为真性动脉瘤，瘤壁血栓形成。

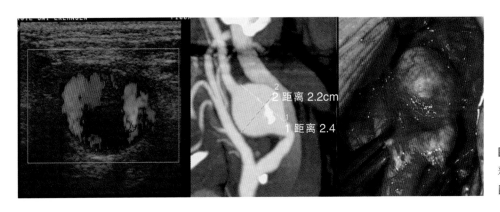

图 13-35 颈内动脉瘤横切面，彩色多普勒血流图。中间为 CTA 图像，右侧为术中图像。

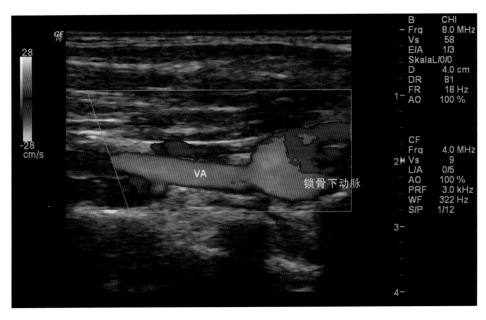

图 13-36 椎动脉 V1 段，发自锁骨下动脉至第 6 颈椎横突孔。注意椎动脉自起始部发出后垂直走行。VA，椎动脉。

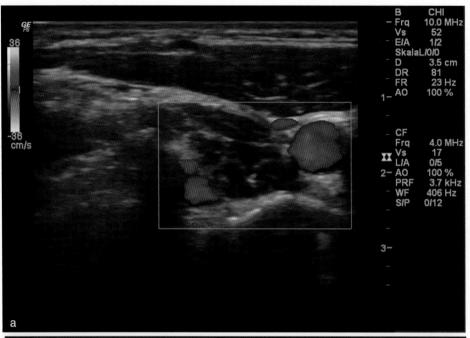

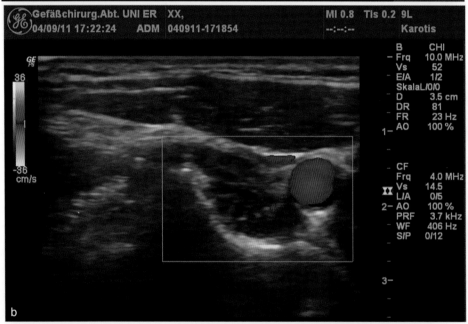

图 13-37 右侧椎动脉的一个节段。图(a)中椎动脉为管径相对较细的红色血管断面（管径较粗的是颈总动脉）；图(b)中椎动脉受骨骼声影的遮挡无法显示。

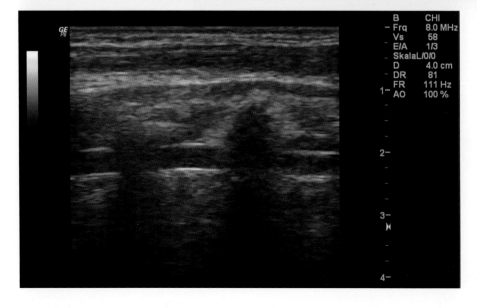

图 13-38 椎动脉 V2 段长轴切面。由于椎体横突的声影遮挡，椎动脉呈节段性显示。

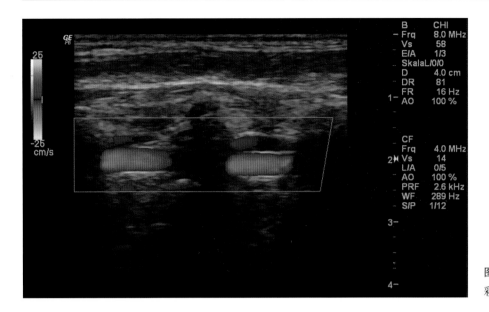

图 13-39　与图 13-38 为同一切面。彩色多普勒有助于椎动脉的显示。

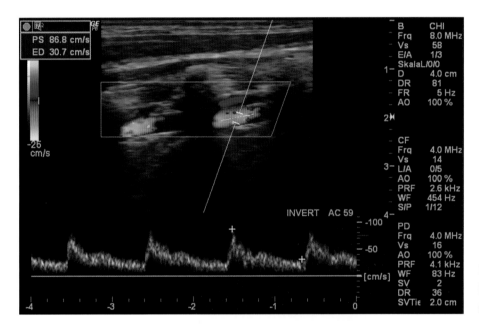

图 13-40　椎动脉 V2 段长轴切面。彩色双功超声显示椎动脉血流呈连续的双期频谱。

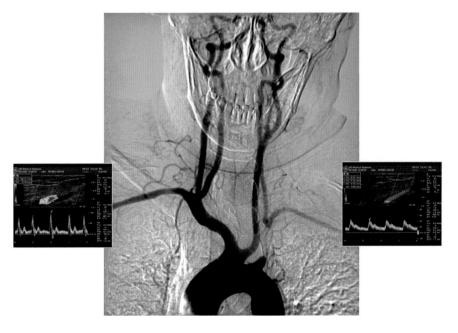

图 13-41　数字减影血管成像,显示主动脉弓以上的血管。左侧锁骨下动脉近端闭塞,其远端通过左侧椎动脉作为侧支供血。多普勒频谱显示,与右侧相比,左侧锁骨下动脉的搏动性减低。

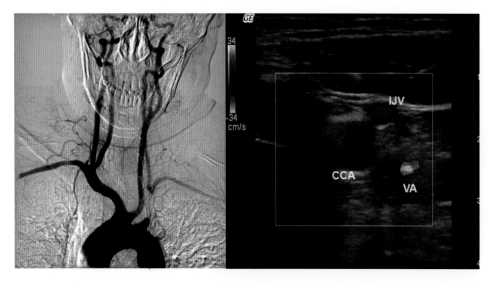

图 13-42 数字减影血管成像，显示主动脉弓以上的血管。左侧锁骨下动脉近端闭塞，左侧椎动脉作为侧支供血，血流反向。颈部横切面的彩色多普勒图像可以清晰显示椎动脉内的反向血流。CCA，颈总动脉；IJV，颈内静脉；VA，椎动脉。

血栓

颈内静脉完全性或部分性血栓单纯依靠灰阶超声即可显示（图 13-43）。探头加压时，静脉管腔无法被压扁。有些情况下，尤其在颈内静脉置管后，灰阶超声可以观察到孤立性血栓或附着于静脉壁的小血栓。灰阶超声无法确定时，可以借助彩色多普勒（▶视频13-15）。颈内静脉血栓比较少见。然而，由于许多做术前准备的患者需要经颈内静脉进行中心静脉置管，穿刺前还是需要了解颈内静脉管腔是否通畅。在穿刺放置中心静脉导管前，对颈内静脉做一个常规的灰阶超声扫查，直观了解其腔内情况，可以减少严重并发症的出现。

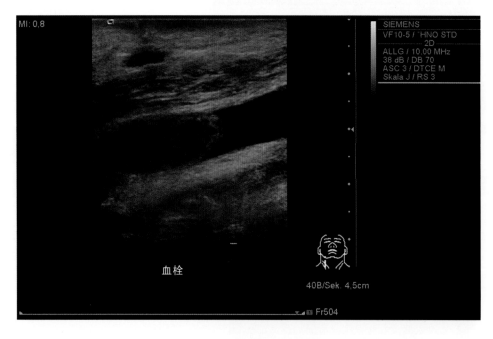

图 13-43 颈内静脉长轴灰阶成像。颈内静脉管腔内出现血栓回声。

（周亚静 译）

参考文献

1. Eyding J, Geier B, Staub D. Current strategies and possible perspectives of ultrasonic risk stratification of ischemic stroke in internal carotid artery disease. Ultraschall Med 2011;32(3):267–273

2. Geibprasert S, Pongpech S, Armstrong D, Krings T. Dangerous extracranial–intracranial anastomoses and supply to the cranial nerves: vessels the neurointerventionalist needs to know. AJNR Am J Neuroradiol 2009;30(8):1459–1468

3. Siqueira M, Piske R, Ono M, Marino Júnior R. Cerebellar arteries originating from the internal carotid artery. AJNR Am J Neuroradiol 1993;14(5):1229–1235

4. George B, Cornelius J. Vertebral artery: surgical anatomy. Oper Tech Neurosurg. 2001;4(4):168–181

5. Lamperti M, Caldiroli D, Cortellazzi P, et al. Safety and efficacy of ultrasound assistance during internal jugular vein cannulation in neurosurgical infants. Intensive Care Med 2008;34(11):2100–2105

6. Brott TG, Halperin JL, Abbara S, et al. 2011 ASA/ACCF/AHA/AANN/ AANS/ACR/ASNR/CNS/SAIP/SCAI/SIR/SNIS/SVM/SVS guideline on the management of patients with extracranial carotid and vertebral artery disease: executive summary: a report of the American College of Cardiology Foundation/American Heart Association Task Force on practice guidelines, and the American Stroke Association, American Association of Neuroscience Nurses, American Association of Neurological Surgeons, American College of Radiology, American Society of Neuroradiology, Congress of Neurological Surgeons, Society of Atherosclerosis Imaging and Prevention, Society for Cardiovascular Angiography and Interventions, Society of Interventional Radiology, Society of NeuroInterventional Surgery, Society for Vascular Medicine, and Society for Vascular Surgery. Stroke 2011;42(8):e420–e463

7. Schäberle W. Extracranial cerebral arteries. In: Schäberle W, ed. Ultrasonography in Vascular Diagnosis. Berlin, Heidelberg: Springer; 2011

8. Lorenz MW, Markus HS, Bots ML, Rosvall M, Sitzer M. Prediction of clinical cardiovascular events with carotid intima–media thickness: a systematic review and meta-analysis. Circulation 2007;115(4):459–467

9. Denzel C, Balzer K, Merhof D, Lang W. 3D cross sectional view to investigate the morphology of internal carotid artery plaques. Is 3D ultrasound superior to 2D ultrasound? Ultraschall Med 2009;30(3):291–296

10. Denzel C, Balzer K, Müller KM, Fellner F, Fellner C, Lang W. Relative value of normalized sonographic in vitro analysis of arteriosclerotic plaques of internal carotid artery. Stroke 2003;34(8):1901–1906

11. Denzel C, Fellner F, Wutke R, Bazler K, Müller KM, Lang W. Ultrasonographic analysis of arteriosclerotic plaques in the internal carotid artery. Eur J Ultrasound 2003;16(3):161–167 Arning C, Widder B, von Reutern GM, Stiegler H, Görtler M. [Revision of DEGUM ultrasound criteria for grading internal carotid artery stenoses and transfer to NASCET measurement]. Ultraschall Med 2010;31(3):251–257

12. Tahmasebpour HR, Buckley AR, Cooperberg PL, Fix CH. Sonographic examination of the carotid arteries. Radiographics 2005;25(6):1561–1575

第 3 部分

超声新技术及展望

第 14 章　图像处理方法　　　　　　　　　　211

第 14 章 图像处理方法

Gert Hetzel

先进计算机技术的应用提供了多种图像处理的方法,这些方法共同促进了对组织变化的识别和评价(图 14-1)。

利用图像处理技术,视野可以延伸为二维宽景成像或形成三维(3D)图像。组织的弹性性能不仅能通过视觉观察(弹性成像)来确定,使用者还可以借助高频超声信息(超声射频,或射频,数据)进行超声组织特征分析(一种统计模式分析),可发现视觉发现不了的信息。数学分类算法能够识别特征性模式,随着经验的积累,能够识别特定组织的模式。这个程序的优势在于它的客观性。下文将介绍几种创新性的程序,它们要么有助于组织分型,要么有望成为未来的常规检查方法。

宽景成像

手持探头在扫查平面上移动,通过对一系列独立重叠图像进行计算,无需额外的位置检测便可实时生成一幅宽景图像(图 14-2)。从最初的两张连续的图像开始,按图像顺序连续性分析。每幅图像被细分为很多具有特征的区域,在下一幅图像同样对这些特征进行识别,可以确认探头移动和(或)旋转的方向。最终,新生成的图像被叠加到前一幅图像之中(图 14-3 至图 14-5)。

经过以上过程生成的宽景图像,细节更详尽,对比分辨率更高,并且最大长度可达 600mm。不同的组织结构如果显示在一张图像上,则更加容易区分。

宽景成像尤其适用于不能在单张图像中完整显示病变的情况,并且能够更清楚地显示邻近的结构(图 14-6)。

谐波成像;组织谐波成像

谐波成像,也称组织谐波成像(THI),是由组织反射的超声回波信号的非线性部分(例如谐波)形成的(图 14-7)。

与常规超声图像相比,THI 图像的对比度更高,利用的是不同组织结构对正压和负压反应的差别,而不是它们声阻抗的差别,后者是常规超声成像的基础(图 14-8)。

THI 最初是超声造影的副产物;谐波成像原理仅被用于抑制组织信号,来突出显示超声造影剂信号。后来发现超声在组织内部传播时也能产生谐波。由于在正压和负压组织中声波传播速度不同,声波的畸变取决于组织的特性,这样就产生了谐波频率,进而被用于成像(THI)。

超声系统制造商提供了多种将谐波与基波分离的方法。基础的系统配备了高通滤波技术(窄频带),而更先进的系统配备了减法滤波器和宽频技术(图 14-9)。利用 THI,对谐波组织的特征进行宽频可视化,从而形成更加清晰且没有伪像的图像(例如,血管壁的显示;图 14-10)。

宽频谐波成像,相位反转技术

宽频谐波成像能够用一种特别有效的方式,将谐波从基波图像信号中分离出来。

THI 包括相位反转(PI)技术等程序。应用 PI,两个形态相同但是相位不同(180°=反转或两极反转)的发射脉冲波从身体的同一位置发射。两束超声的回波被接收后予以数字化内插处理,同相成分(非线性部分)相加,反相成分(线性部分)抵消,从而获得非线性的谐波频率(图 14-11)。

THI 主要适用于那些成像困难的患者,有助于提高患者的确诊率。

应用 THI 能够形成格外清晰且无伪像的图像(例如血管壁或近场图像),激活状态下还有助于评估远场的声传播情况。然而,近场图像对比度增加会导致图像颗粒较粗,对于显示不同组织的超声结构来说不是最佳选择(图 14-12 至图 14-15)。

空间复合成像

应用空间复合程序可以获得不同方向上的断面图像(图 14-16)。这些不同断面上的单一图像通过几何学的校正被复合组成一幅图像。这种成像方法的优势包括:有相似组织特性的区域显示为回声更均匀的区域;更清楚地显示组织间的区别;弧形轮廓的显示被强化并且几乎无角度依赖性（对比图14-12和图14-17）。

大多数情况下，空间复合成像的成像效果更好。原因之一是来源于组织不同方向的各种斑点噪声,相互间模糊的叠加,而实际组织结构信息保持不变并累积。结果,图像中的轮廓更光滑、柔和。现已明确无论是否应用THI,复合成像(CI)技术可用于近场头颈部软组织中,因此,默认预设中的CI应被激活、应用(图14-18和图14-19)。

三维超声成像:3D成像,4D成像

将探头垂直于扫查平面手动或自动扫查,可以从三维数据集中获取数据进行三维重建。采集的容积可以包括灰阶图像和(或)(彩色编码)血流信息。经过计算和重建的容积图像可显示为三维透明成像,表面成像或最大密度投影(MIP)(图14-20)。三维成像的优点之一是可以自由选择任意的视平面（▶视频14-1)。此外,三维模式可以呈现形态分布和容量信息。

4D成像是指将高水平的3D容积演示速率用于呈现容积的运动变化,在这个过程中,实时获取帧序列(▶视频14-2和视频14-3)。

到目前为止,三维超声成像技术在头颈部的应用还没有得到公认(图14-21和图14-22;▶视频14-4)。在不久的将来,模块重建和实时演示的发展可能会发挥其优势,尤其是在教学和患者信息领域。

超声造影

用于显示造影剂的程序多种多样（表14-1),其中格外有意思的是利用具有低机械指数的二代造影剂的成像方法。通过造影剂与周围组织的清晰对比,评价造影剂的灌注和存留。

起初,滤波处理程序用于造影剂的显示。造影剂微泡以谐波频率振动(例如,两倍的激发频率:二次谐波)的特性,是利用适当的基波频率激发产生的,这些"振动"的频率被过滤掉。

应用二代造影剂(低机械指数),通过使用优化的激发程序和对所接收到的回波信号依次进行不同的处理,使组织和造影剂信号的区分得到显著改善。这

个程序使组织信号几乎完全被抑制,仅显示造影剂这一想法得以实现。其中的一个特殊程序是对比脉冲序列(CPS)程序,这是基于造影剂微泡(激发频带,还包括基带,基频带)对压力差非线性反应方式。

通过此程序检测到的是"非线性基波"信号。非线性基波信号使组织和造影剂信号之间的差别比谐波信号增强大约30分贝。这是更清晰地分辨造影剂与组织的基础,意味着该组织信号可以几乎完全被抑制。

该程序是基于以下原理:不同振幅和不同相位的发射脉冲序列被发送到每个超声图像线（图14-23;▶视频14-5),这对大量数组元素发射器的可控性要求很高。

接收采用的是类似相位反转的程序(但需要考虑到幅度和准确的相位)。在头颈部区域,造影剂用于区分未灌注和未充分灌注的肿物,并显示灌注模式或血管构造,例如对淋巴结和血管疾病的诊断。对造影剂的动力学或廓清模式的评价也可以反映组织区域灌注的特点(图14-24和图14-25;▶视频14-6)。

将过氧化氢小心地向瘘管内注射,也可以很容易获得"造影效果"。在多数情况下,管道的深度范围显示的更清楚(图14-26和图14-27)。

弹性成像

超声弹性成像是一种新的超声成像方法,是以传统的手触诊法为基础。

与手触诊法类似,弹性成像的事实依据是:肿瘤组织的可压缩性常与健康组织不同,肿瘤组织更硬,更致密。这个程序用于显示组织的黏弹特性。在超声弹性成像过程中,对受检组织施压,根据显像中结构的变化进行诊断(图14-28;▶视频14-7)。

在多数情况下,检查者通过超声探头向器官施加轻微的外部压力,用软件评估各个图像之间轻微的组织位移,并显示应力与空间分辨率。应力变化大的区域质软,而实性区域是不可压缩的。根据灰阶或彩色编码的级别,可识别组织弹性的差异。自此,超声可显示一个新的组织特征,并将其作为正常的形态学图像特征的补充(图14-29至图14-31;▶视频14-8至视频14-11)。

应用声辐射力脉冲(ARFI)方法,探头位置不变的情况下,通过一个强有力的超声波脉冲施加压力,然后评价图像的改变。评价有不同的方法,包括通过剪切波计算进行定量(图14-28)。

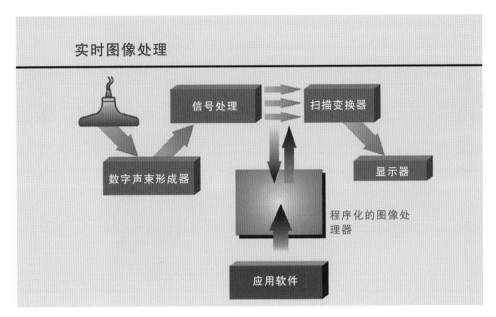

图 14-1　处理器在图像处理中的应用。实时图像处理。高速图像处理器的发展并集成于超声系统极大地增强了后处理性能,并为复杂图像处理算法应用于新的成像方法做好了准备。这种图像处理器包含一个或多个视频处理器。每个处理器每秒可以执行数十亿次操作,并能存储数百张灰阶、彩色多普勒、能量多普勒图像。在超声系统的信号处理链中,图像处理器安装在信号预处理器和扫描变换器之间。数据可以在信号处理后立即传输,也可以从扫描变换器传入图像处理器的本地存储。后者,正如扫描变换器一样,能够产生图像或检索已存储图像并对它们进行处理。这一发展已经超越了传统的后处理,后者仅限于静态分配灰阶输入值到一个专用的输出值,并进行简单的过滤。新型的图像处理器可程序化,并为新应用提供大量发展潜能,例如应用于轮廓的自动计算、图像对比度的自动适配优化,以及 2D 和 3D 的宽景成像。(Courtesy of Siemens AG.)

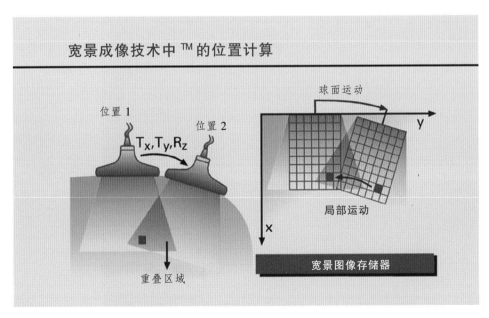

图 14-2　宽景成像信息的获取。无需位置传感器的探头位置的计算对宽景成像(灰阶模式)和彩色宽景成像(包括能量多普勒模式)构成了特殊的挑战。它建立在连续扫查获得的单张图像存在相似性的基础上。为了获得一个二维宽景图像,应手持探头沿水平方向 $(x-y)$ 移动。从位置 1 到位置 2 的运动可以描述为两个平移运动,Tx 和 Ty,及一个绕着 z 轴(垂直于 $x-y$ 平面)的旋转运动 Rz。探头无法直接在 z 平面移动。利用重叠区域图像内容的相似性可以计算 Tx,Ty 和 Rz。图像首先被分为多个片段,然后计算出每个图像片段的局部运动。通过分析局部运动,可以获得估计的球面运动。通过与实际图像信息和校正的运动参数反复对比,球面运动变得越来越精确,这样原始图像就能够组合成为宽景图像。获得运动数据的精确性使更长距离的常规测量成为可能。(Courtesy of Siemens AG.)

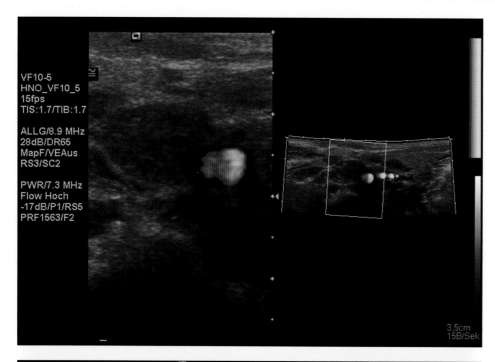

图 14-3 同步应用能量多普勒的宽景成像。左图显示的是单张组织断面图像，经过处理可以形成右侧的宽景图像。

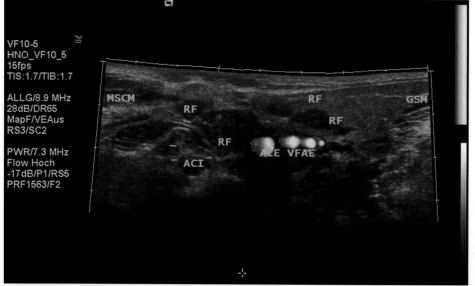

图 14-4 处理后，肌肉和血管结构在连续的断层图像上显示得更好，譬如图例中淋巴结与腺体和血管的相对位置关系。ACE，颈外动脉；ACI，颈内动脉；GSM，颌下腺；MSCM，胸锁乳突肌；RF，淋巴结；VFAE，面静脉。

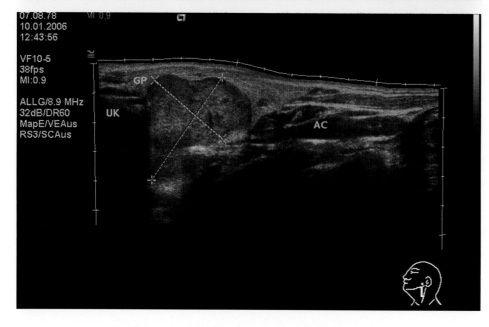

图 14-5 腮腺区纵切面。宽景成像模式下，可以显示肿物（量标）延伸到下颌骨水平支（UK）深侧的范围，并显示肿物与颈动脉（AC）以及腮腺下极（GP）的相对关系。诊断：肿瘤冰山征。

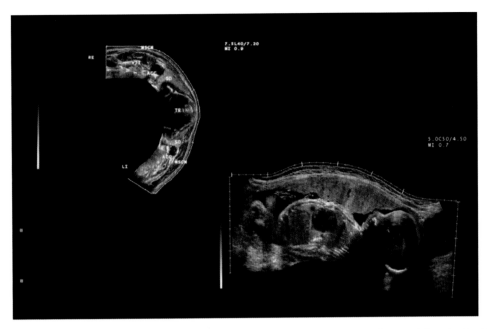

图 14-6　宽景成像的应用。左图:颈 V 区甲状腺横切面宽景成像。右图:纵切面宽景成像显示胎儿面部、躯干及肢体轮廓。

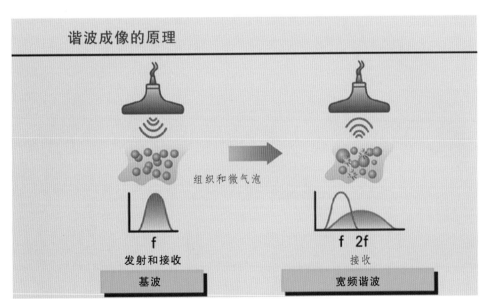

图 14-7　谐波成像原理。当超声信号在组织中传播,或其被超声造影的微气泡散射时,会出现非线性效应,这时超声信号不仅包括基波频率(回波频率,发射频率),还包括数倍于发射频率的信号(二次谐波,三次谐波,……谐波),后者被应用于谐波成像。常规超声成像中,回波信号的频带宽度与发射脉冲的频带宽度一致。谐波超声信号还没有投入应用。宽频谐波成像是一种利用探头的宽频特性和处理链的技术,它利用信号中的谐波成分,并将它们从基波成分中分离出来。(Courtesy of Siemens AG.)

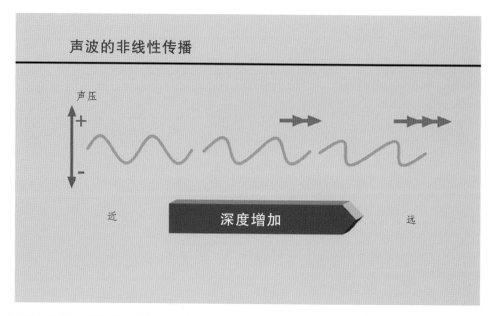

图 14-8 声波的非线性传播。不同级别、不同压缩性的压力对声波在组织中传播的影响方式不同。低压振幅时,脉冲波形几乎保持不变,因为组织的压缩和拉伸对声波速度的影响很小。脉冲波的传播是线性的,脉冲频率的组成不变(除衰减效应外)。传统的灰阶成像正是利用了这种线性回波信号(接收频率,发射频率)。随着振幅的增高,声波的传播逐渐呈非线性,这是因为信号穿透组织时发生了畸变。当组织被压缩时,声波的速度增加,压力波的峰值前移。如果组织被拉伸,声速将减低,压力波的波谷移动的更慢。这种效应是累积的,并随着穿透深度的增加而增加。由于这些信号的畸变,"谐波频率"(例如二次或三次谐波)和发射信号中的基波频率混合。"组织谐波成像"仅利用了信号中的谐波部分进行成像。(Courtesy of Siemens AG.)

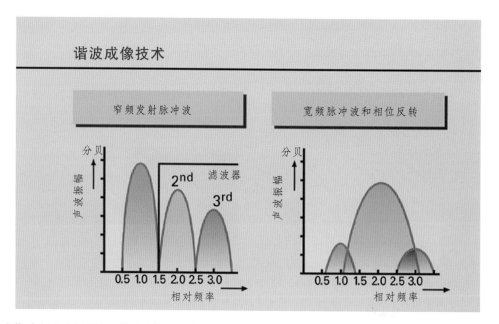

图 14-9 谐波成像:窄频和宽频程序。将基波信号和谐波信号分离有两种方法。以频率为基础的"二次谐波成像"应用带通滤波器将谐波(主要是更强的二次谐波频率)从基波中分离。为了实现有效的分离,发射脉冲波需要频宽比较窄。这个技术可能会降低轴向分辨率和对比分辨率。宽频谐波成像与相位反转技术相结合,能够利用探头的全带宽来收集所有的超声信号,与谐波频率信号相比,基波信号显著减少,且两者重叠更少,这样就可以选择更宽的带通滤波器。正如灰阶图像一样,带通滤波器能够自动优化以获取不同深度的最佳成像质量。(Courtesy of Siemens AG.)

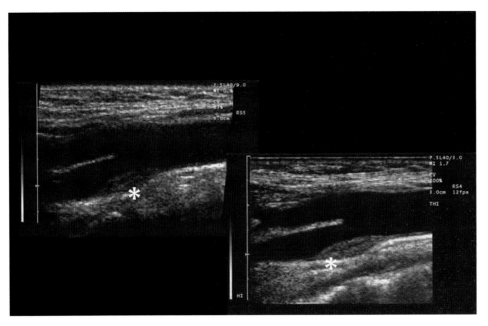

图 14-10　相位反转技术：宽频谐波成像。颈总动脉长轴切面。左图：原始的灰阶图像。右图：使用组织谐波成像后，低回声动脉粥样硬化斑块（星号）的对比度增加，边缘显示更清晰。（Courtesy of Siemens AG.）

图 14-11　宽频组织谐波成像（THI）的应用。相位反转。相位反转技术是宽频谐波成像的前提，它以超声系统的全数字信号处理能力为基础。连续发射两个脉冲波进入人体，相对于第一个脉冲波，第二个脉冲波的相位反转180°。当发射脉冲波的回波信号叠加时，线性基波成分相互抵消，而非线性的回波信号没有抵消。这种叠加的结果，使基波和奇次谐波成分被抑制，而偶次谐波，尤其是二次谐波频率成分被加强。这样，就可以获得对比度和空间分辨率显著增强的灰阶图像。（Courtesy of Siemens AG.）

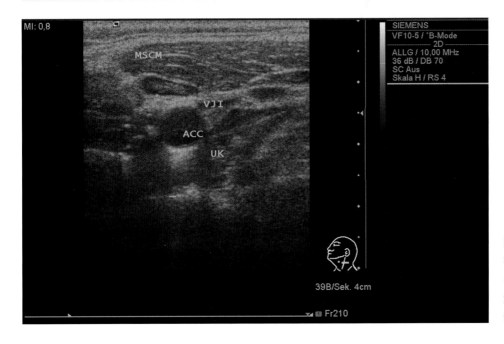

图 14-12　左颈部Ⅳ区横切面。在常规灰阶图像中，颈总动脉（ACC）和胸锁乳突肌（MSCM）等解剖标志能清晰显示。VJI，颈内静脉；UK，下颌骨。

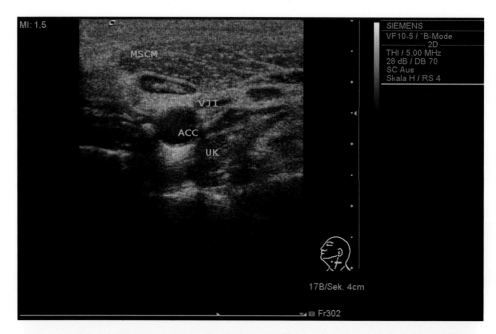

图 14-13 左颈部Ⅳ区横切面（同图 14-12）。组织谐波成像功能激活后，能够更清晰地显示颈总动脉（ACC）的侧方声影和后方回声增强等声学现象。但是胸锁乳突肌（MSCM）的组织边界显示得较模糊。VJI，颈内静脉；UK，下颌骨。

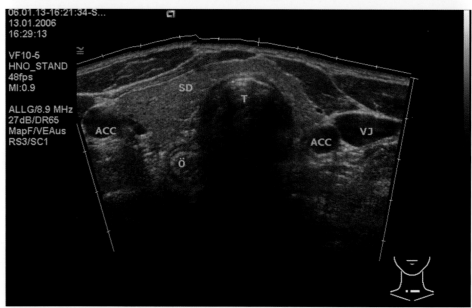

图 14-14 颈中部横切面宽景成像。在常规灰阶图像中，解剖标志，如颈总动脉（ACC）、甲状腺（SD）和胸锁乳突肌（MSCM）能清晰显示。右位的食管（ö）显而易见，这很容易解释，因为患者的头转向左侧引起食管滑向右侧。T，气管；VJ，颈内静脉。

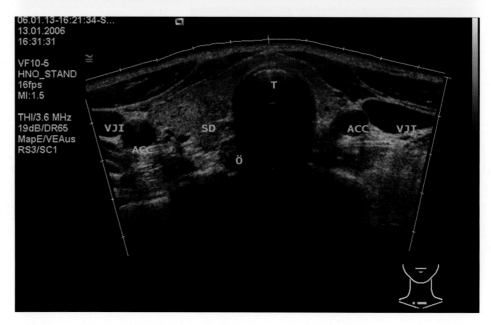

图 14-15 颈中部横切面宽景成像（同图 14-14）。启用组织谐波成像功能后，成像更暗，因为仅有谐波用于生成图像。与常规灰阶模式相比，THI 模式的发射频率降低了一半。ACC，颈总动脉；MSCM，胸锁乳突肌；ö，食管；SD，甲状腺；T，气管；VJI，颈内静脉。

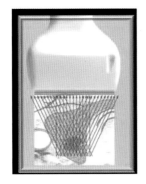

图 14-16 复合成像原理示意图。空间复合成像方法从不同的方向发射和接收信号。固定探头位置,通过应用探头亚孔径,从一个方向(平行向下)发射信号,而从与之不同的方向接收信号。也可以用相同的方法控制发射。(Courtesy of Siemens AG.)

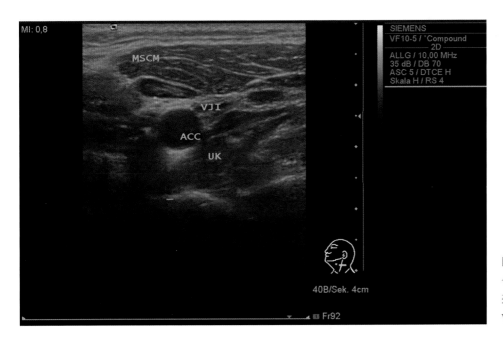

图 14-17 左颈部Ⅳ区横切面复合成像。组织成像有所改善。ACC,颈总动脉;MSCM, 胸锁乳突肌;VJI,颈内静脉;UK,下颌骨。

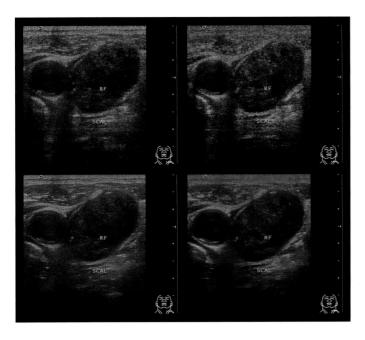

图 14-18 左颈部 V 区转移灶横切面。转移灶(RF)位于斜角肌(SCAL)上。左上图:灰阶图像横切面显示一枚淋巴结呈分叶状而没有淋巴结门。右上图:同一图像应用 THI 后,淋巴结与周围组织分界更清,但组织回声增粗。左下图:应用复合成像(CI)后,肿物的边界、组织对比度、内部结构的显示都有所改善。右下图:THI 联合 CI(THICI)后,淋巴结的内部结构显示得更清楚。

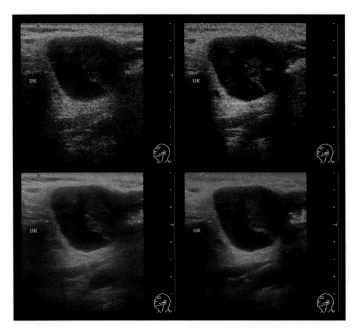

图 14-19 左侧腮腺横切面。位于腮腺内邻近下颌骨(UK)的多形性腺瘤。左上图:灰阶横切扫描显示腺体下极的一个圆形低回声肿物。右上图:同一图像应用 THI 后,内部回声的对比度增加,远场回声增强显示得更清楚,但是组织回声更粗。左下图:应用复合成像(CI)后,肿物轮廓和内部结构显示得更清楚。右下图:相较之下,右下图联合应用 THI 和 CI(THICI),图像质量几乎没有改善。

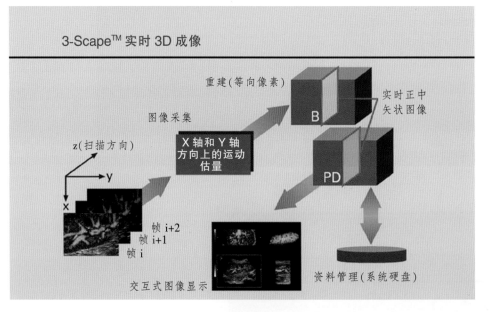

图 14-20 3D/4D 图像。高性能的图像处理器和运动校正程序是获得实时 3D 图像的关键。为了获得灰阶模式和能量多普勒模式的 3D 图像,探头需要平行于 z 轴,即垂直于剖面(x-y)手动移动,或者绕着 y 轴摆动,或者沿着探头中央转动。位置传感器一般用来提高几何精度。针对图像和运动注册的算法,建立在邻近层面的超声信息的基础上,用于确定探头位置和排列图像信息。分别重建灰阶模式和能量多普勒模式的三维图像,同时进行后期的常规图像的后处理。3D 数据集包括了存储器中的等向的像素,即最小信息单元的大小在三个方向上是相同的。实时使用 3D 时,使用者直接控制着图像数据的数量与质量,因为在图像采集过程中,显示器上可以显示实时正中矢状宽景图像。之后,使用者能够立刻在任意方向上重建和描绘高分辨的器官和血管结构,也能从任意角度(360°)获得表面成像和容积成像[例如,最大密度投影(MIP)]。同时,灰阶模式和能量多普勒模式数据能够选择性地开启或关闭。(Courtesy of Siemens AG.)

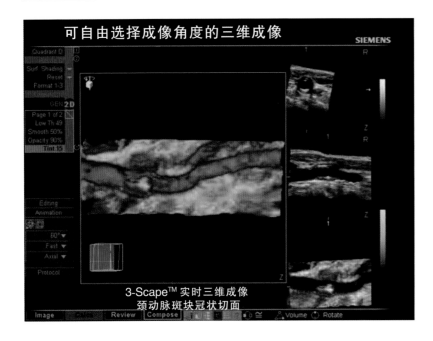

图 14-21 图例:三维重建应用于颈动脉。颈动脉窦部可见一动脉粥样硬化斑块 (箭头所示)。(Courtesy of Siemens AG.)

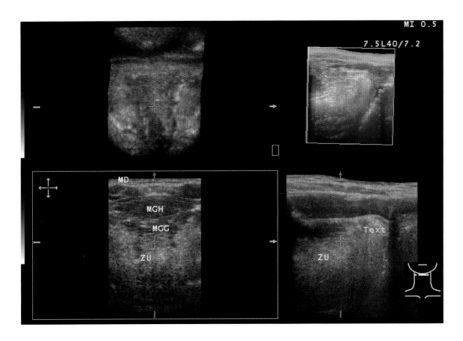

图 14-22 口底横切面。舌的数据集被用于三维重建。左下图:口底和舌的"标准"横切面。右下图:对应的"标准"纵切面图像。左上图:舌的三维重建图像,舌在前后方向上的"水平断面"呈三角形。右上图:用表面模式来显示舌的三维重建图像。立方体(黄色框)可以随意移动并从任意角度观察,光影效应使图像呈现出塑化的效果。MD,二腹肌;MGH,颏舌骨肌;MGG,颏舌肌;ZU,舌。

表 14-1 造影程序

过滤器,谐波

- 相位调制,相位反转(PI),宽频谐波
  - 沿着扫描线反转脉冲
- 功率调制(PM),谐波
  - 沿扫描线振幅调制
- 自相关
  - 能量多普勒,谐波
- 受激声发射(SAE)
- 对比脉冲序列(CPS)
  - 振幅及相位的同步调制

超声组织特征分析

除了弹性成像和超声造影外,超声组织特征分析是另一种不仅仅提供定性参数的方法。在常规的灰阶图像中,不同灰度值表示不同类型的组织。但是,这种视觉的分析和解读是由超声医师知识和经验决定的。对超声常见的诟病在于其对于操作人员的依赖性。因此,先进的和计算机化的方法如超声组织特征分析用来寻求新的不依赖于检查者的客观参数。在超声组织特征分析中,所有静态图像的信息被划分成几部分。

这几部分的数据量远远超过用于成像的数据量,统计分析算法评估相关组织特性(例如,衰减、反向散射、结构),并且可以识别这些特定的组织模式。目前这种方法仍然处于研究阶段,但在最初的试点研究中表现出非常可喜的结果(图 14-32)。

展望

持续的发展表明,超声诊断及其相关技术的发展绝不会停滞。一个面向未来的方法被称为"分子成像",即超声波可视化粒子联合,如造影剂微泡,与诊断或治疗成分的组合。这些粒子在可视化的操作下被导入组织,并且在可控的超声能量激发下发生相互作用。例如,化疗药物的超声激活可以使肿瘤治疗方法得到革新。

诊断性超声识别及评估组织和血管变化的能力将在未来继续得到优化,使由经验丰富的检查者操作的超声成像成为头颈部区域的主要影像学检查方法。

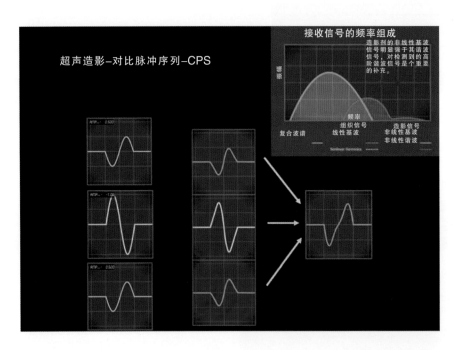

图 14-23 造影现象中特殊对比脉冲序列成像(CPS)程序用于发现和鉴别肿物。(Courtesy of Siemens AG.)

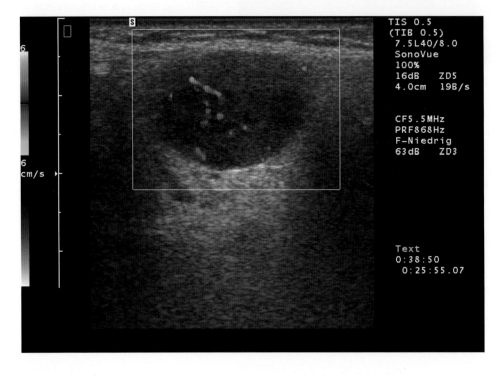

图 14-24 左侧腮腺结节。彩色编码双功能超声(CCDS)只显示微弱的血流信号。与图 14-25 比较。

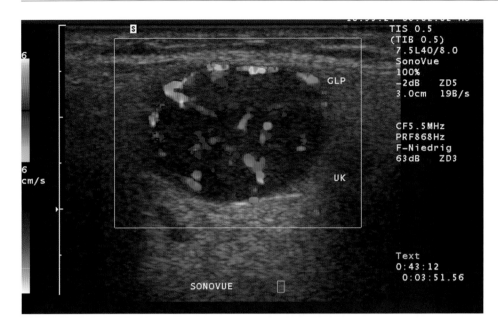

图 14-25　（与图 14-24 比较）
注射造影剂（SonoVue®）后弥漫
但外周增强的灌注模式清晰可
见。

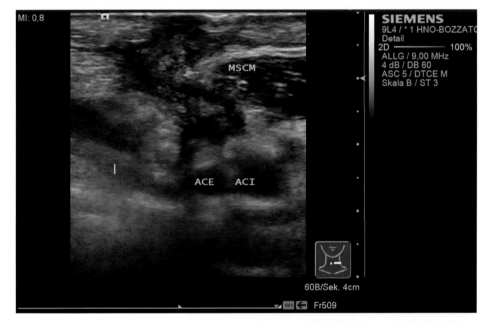

图 14-26　左侧颈部横切面。一
个术后伤口显示为分界不清的低
回声。可疑瘘管的范围及其与血
管[颈内动脉（ACI）和颈外动脉
（ACE）] 的关系仍显示不清楚。
MSCM,胸锁乳突肌。与图 14-27
比较。

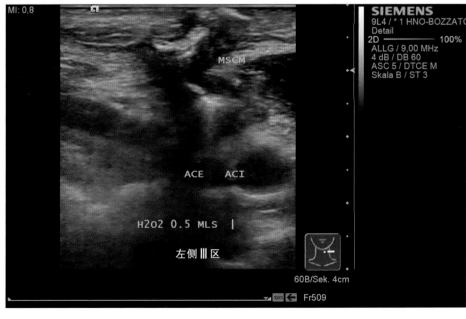

图 14-27　（与图 14-26 比较）
左侧颈部横切面。注射过氧化氢
后,瘘管清晰可见。ACE,颈外动
脉；ACI,颈内动脉；MSCM,胸锁
乳突肌。

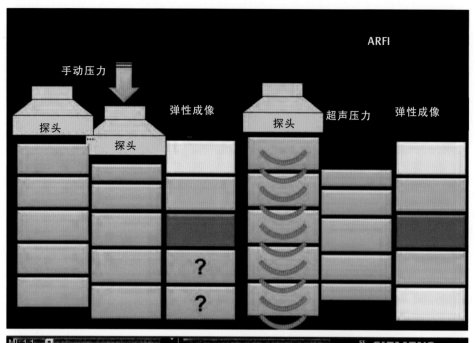

图 14-28 加压弹性成像和压缩声辐射力脉冲(ARFI)弹性成像的对比。(Courtesy of Siemens AG.)

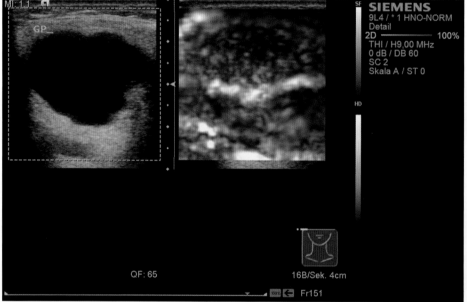

图 14-29 腮腺囊肿的弹性成像。弹性特征的灰阶模式显示一个中央水平带(牛眼征)。图像右侧上方的刻度是指从亮-软(SF)到暗-硬(HD)的变化。QF表示测量的可重复性受探头施加在患者皮肤上压力的影响。

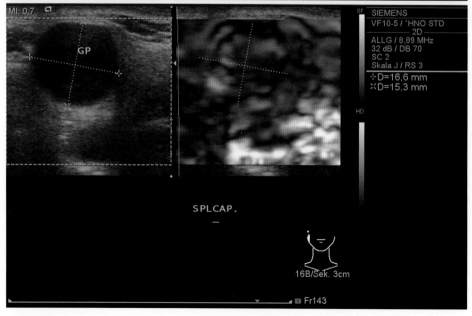

图 14-30 恶性腮腺肿瘤的灰阶弹性成像图。质硬组织和质软组织的花环图案似乎是恶性肿瘤的特性。左图同时显示的是常规灰阶模式。GP,腮腺。

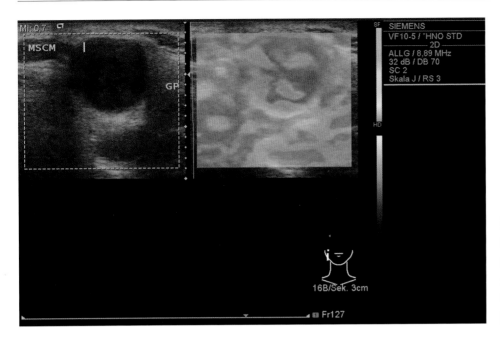

图 14-31 恶性腮腺肿瘤的彩色弹性成像图。软、硬组织交织形成的花环图案(红色和绿色)似乎是恶性肿瘤的特征。图的左侧同时显示的是常规灰阶模式。MSCM,胸锁乳突肌;GP,腮腺。

超声组织特征分析

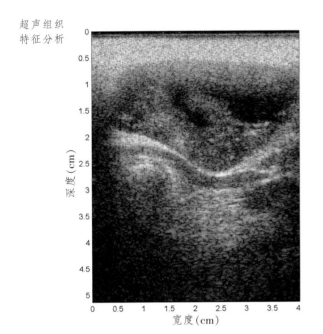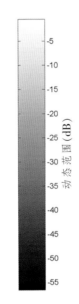

图 14-32 超声组织特征分析用于腮腺肿物的检查。图像采集后,经过一系列的统计方法对高频数据进行分析,来提取特定组织的特征信息。

(方亚琦 郭宁 译)

Adibelli ZH, Unal G, Gül E, Uslu F, Koçak U, Abali Y. Differentiation of benign and malignant cervical lymph nodes: value of B-mode and color Doppler sonography. Eur J Radiol 1998;28(3):230–234

Ahuja A, Ying M. Grey-scale sonography in assessment of cervical lymphadenopathy: review of sonographic appearances and features that may help a beginner. Br J Oral Maxillofac Surg 2000;38(5):451–459

Ahuja A, Ying M. An overview of neck node sonography. Invest Radiol 2002;37(6):333–342

Ahuja A, Ying M. Sonography of neck lymph nodes. Part II: abnormal lymph nodes. Clin Radiol 2003;58(5):359–366

Ahuja A, Ying M, Evans R, King W, Metreweli C. The application of ultrasound criteria for malignancy in differentiating tuberculous cervical adenitis from metastatic nasopharyngeal carcinoma. Clin Radiol 1995;50(6):391–395

Ahuja AT, Chow L, Chick W, King W, Metreweli C. Metastatic cervical nodes in papillary carcinoma of the thyroid: ultrasound and histological correlation. Clin Radiol 1995;50(4):229–231

Ahuja A, Ying M, Leung SF, Metreweli C. The sonographic appearance and significance of cervical metastatic nodes following radiotherapy for nasopharyngaeal carcinoma. Clin Radiol 1996;51(10):698–701

Ahuja A, Ying M, Yang WT, Evans R, King W, Metreweli C. The use of sonography in differentiating cervical lymphomatous lymph nodes from cervical metastatic lymph nodes. Clin Radiol 1996;51(3):186–190

Ahuja A, Ying M, King W, Metreweli C. A practical approach to ultrasound of cervical lymph nodes. J Laryngol Otol 1997;111(3):245–256

Ahuja A, Leung SF, Ying M, Metreweli C. Echography of metastatic nodes treated by radiotherapy. J Laryngol Otol 1999;113(11):993–998

Ahuja AT, King AD, Metreweli C. Second branchial cleft cysts: variability of sonographic appearances in adult cases. AJNR Am J Neuroradiol 2000;21(2):315–319

Ahuja AT, King AD, Metreweli C. Sonographic evaluation of thyroglossal duct cysts in children. Clin Radiol 2000;55(10):770–774

Ahuja AT, Marshall JN, Roebuck DJ, King AD, Metreweli C. Sonographic appearances of preauricular sinus. Clin Radiol 2000;55(7):528–532

Ahuja AT, Ying M, Yuen HY, Metreweli C. "Pseudocystic" appearance of non-Hodgkin's lymphomatous nodes: an infrequent finding with high-resolution transducers. Clin Radiol 2001;56(2):111–115

Ahuja AT, Ying M, Ho SS, Metreweli C. Distribution of intranodal vessels in differentiating benign from metastatic neck nodes. Clin Radiol 2001;56(3):197–201

Ahuja AT, Ying M, Ho SY, et al. Ultrasound of malignant cervical lymph nodes. Cancer Imaging 2008;8:48–56 Review

Alberico RA, Husain SH, Sirotkin I. Imaging in head and neck oncology. Surg Oncol Clin N Am 2004;13(1):13–35

Arens C, Weigt J, Schumacher J, Kraft M. Ultrasound of the larynx, hypopharynx and upper esophagus. HNO 2011;59(2):145–154

Ariji Y, Kimura Y, Hayashi N, et al. Power Doppler sonography of cervical lymph nodes in patients with head and neck cancer. AJNR Am J Neuroradiol 1998;19(2):303–307

Arning Ch. Ultrasonographic imaging of carotidynia: syndrome or entity?. [Article in German]. Nervenarzt 2004;75(12):1200–1203

Attie JN, Setzin M, Klein I. Thyroid carcinoma presenting as an enlarged cervical lymph node. Am J Surg 1993;166(4):428–430

Baatenburg de Jong RJ, Rongen RJ, Laméris JS, Harthoorn M, Verwoerd CD, Knegt P. Metastatic neck disease. Palpation vs ultrasound examination. Arch Otolaryngol Head Neck Surg 1989;115(6):689–690

Benzel W, Zenk J, Iro H. [Color Doppler ultrasound studies of parotid tumors]. HNO 1995;43(1):25–30

de Bondt RBJ, Nelemans PJ, Hofman PAM, et al. Detection of lymph node metastases in head and neck cancer: a meta-analysis comparing US, USgFNAC, CT and MR imaging. Eur J Radiol 2007;64(2):266–272

Bozzato A, Zenk J, Gottwald F, Koch M, Iro H. [Influence of thyroid cartilage ossification in laryngeal ultrasound]. Laryngorhinootologie 2007;86(4):276–281

Bozzato A, Zenk J, Greess H, et al. Potential of ultrasound diagnosis for parotid tumors: analysis of qualitative and quantitative parameters. Otolaryngol Head Neck Surg 2007;137(4):642–646

Bozzato A, Hertel V, Bumm K, Iro H, Zenk J. Salivary simulation with ascorbic acid enhances sonographic diagnosis of obstructive sialadenitis. J Clin Ultrasound 2009;37(6):329–332

Bozzato A, Loika A, Hornung J, et al. Comparison of conventional B-scan, tissue harmonic imaging, compound imaging and tissue harmonic compound imaging in neck lesion characterisation. Eur Arch Otorhinolaryngol 2010;267(10):1593–1598

van den Brekel MW, Stel HV, Castelijns JA, et al. Cervical lymph node metastasis: assessment of radiologic criteria. Radiology 1990;177(2):379–384

Bruneton JN, Normand F. Cervical lymph nodes. In: Bruneton JN, ed. Ultrasonography of the Neck. Berlin: Springer; 1987:81

Bruneton JN, Roux P, Caramella E, Demard F, Vallicioni J, Chauvel P. Ear, nose, and throat cancer: ultrasound diagnosis of metastasis to cervical lymph nodes. Radiology 1984;152(3):771–773

Bruneton JN, Caramella E, Héry M, Aubanel D, Manzino JJ, Picard JL. Axillary lymph node metastases in breast cancer: preoperative detection with US. Radiology 1986;158(2):325–326

Bruneton JN, Normand F, Balu-Maestro C, et al. Lymphomatous superficial lymph nodes: US detection. Radiology 1987;165(1):233–235

Bruneton JN, Balu-Maestro C, Marcy PY, Melia P, Mourou MY. Very high frequency (13 MHz) ultrasonographic examination of the normal neck: detection of normal lymph nodes and thyroid nodules. J Ultrasound Med 1994;13(2):87–90

Callen PW, Marks WM. Lymphomatous masses simulating cysts by ultrasonography. J Can Assoc Radiol 1979;30(4):244–246

Capaccio P, Cuccarini V, Ottaviani F, et al. Comparative ultrasonographic, magnetic resonance sialographic, and videoendoscopic assessment of salivary duct disorders. Ann Otol Rhinol Laryngol 2008;117(4):245–252

Carrig CB, Pyle RL. Anatomic models and phantoms for diagnostic ultrasound instruction. Vet Radiol Ultrasound 2001;42(4):320–328

Cervin JR, Silverman JF, Loggie BW, Geisinger KR. Virchow's node revisited. Analysis with clinicopathologic correlation of 152 fine-needle aspiration biopsies of supraclavicular lymph nodes. Arch Pathol Lab Med 1995;119(8):727–730

Chang DB, Yuan A, Yu CJ, Luh KT, Kuo SH, Yang PC. Differentiation of benign and malignant cervical lymph nodes with color Doppler sonography. AJR Am J Roentgenol 1994;162(4):965–968

Chikui T, Yonetsu K, Nakamura T. Multivariate feature analysis of sonographic findings of metastatic cervical lymph nodes: contribution of blood flow features revealed by power Doppler sonography for predicting metastasis. AJNR Am J Neuroradiol 2000;21(3):561–567

De Jong SA, Demeter JG, Jarosz H, Lawrence AM, Paloyan E. Primary papillary thyroid carcinoma presenting as cervical lymphadenopathy: the operative approach to the "lateral aberrant thyroid". Am Surg 1993;59(3):172–176, discussion 176–177

Delorme S. Sonography of enlarged cervical lymph nodes. [Article in German]. Bildgebung 1993;60(4):267–272

DePeña CA, Van Tassel P, Lee YY. Lymphoma of the head and neck. Radiol Clin North Am 1990;28(4):723–743

Dragoni F, Cartoni C, Pescarmona E, et al. The role of high resolution pulsed and color Doppler ultrasound in the differential diagnosis of benign and malignant lymphadenopathy: results of multivariate analysis. Cancer 1999;85(11):2485–2490

Esen G. Ultrasound of superficial lymph nodes. Eur J Radiol 2006;58(3):345–359

Evans RM, Ahuja A, Metreweli C. The linear echogenic hilus in cervical lymphadenopathy—a sign of benignity or malignancy? Clin Radiol 1993;47(4):262–264

Fischer T, Paschen CF, Slowinski T, et al. Differentiation of parotid gland tumors with contrast-enhanced ultrasound. Rofo 2010;182(2):155–162

Forsberg F. Ultrasonic biomedical technology; marketing versus clinical reality. Ultrasonics 2004;42(1–9):17–27

Gallipoli A, Manganella G, De Lutiodi di Castelguidone E, et al. Ultrasound contrast media in the study of salivary gland tumors. Anticancer Res 2005;25(3c):2477–2482

Gritzmann N. Sonography of the neck: current potentials and limitations. Ultraschall Med 2005;26(3):185–196

Gritzmann N, Czembirek H, Hajek P, Karnel F, Frühwald F. [Sonographic anatomy of the neck and its importance in lymph node staging of head and neck cancer]. Rofo 1987;146(1):1–7

Gritzmann N, Czembirek H, Hajek P, Karnel F, Türk R, Frühwald F. Sonography in cervical lymph node metastases. [Article in German]. Radiologe 1987;27(3):118–122

Gritzmann N, Hollerweger A, Macheiner P, Rettenbacher T. Sonography of soft tissue masses of the neck. J Clin Ultrasound 2002;30(6):356–373

Groppo ER, Glastonbury CM, Orloff LA, Kraus PE, Eisele DW. Vascular malformation masquerading as sialolithiasis and parotid obstruction: a case report and review of the literature. Laryngoscope 2010;120(Suppl 4):S130

Hajek PC, Salomonowitz E, Turk R, Tscholakoff D, Kumpan W, Czembirek H. Lymph nodes of the neck: evaluation with US. Radiology 1986;158(3):739–742

Ho SS, Ahuja AT, Yeo W, Chan TC, Kew J, Metreweli C. Longitudinal colour Doppler study of superficial lymph nodes in non-Hodgkin's lymphoma patients on chemotherapy. Clin Radiol 2000;55(2):110–113

Hollerweger A, Macheiner P, Neureiter D, Dietze O. Uncommon cystic appearance of lymph nodes in malignant lymphoma. [Article in German]. Ultraschall Med 2008;29(3):308–310

Holtel MR. Emerging technology in head and neck ultrasonography. Otolaryngol Clin North Am 2010;43(6):1267–1274, vii

Ishii J, Fujii E, Suzuki H, Shinozuka K, Kawase N, Amagasa T. Ultrasonic diagnosis of oral and neck malignant lymphoma. Bull Tokyo Med Dent Univ 1992;39(4):63–69

Ishii JI, Amagasa T, Tachibana T, Shinozuka K, Shioda P. US and CT evaluation of cervical lymph node metastasis from oral cancer. J Craniomaxillofac Surg 1991;19:123

Jakobsen JA. Ultrasound contrast agents: clinical applications. Eur Radiol 2001;11(8):1329–1337

Jeong HS, Baek CH, Son YI, et al. Use of integrated ^{18}F-FDG PET/CT to improve the accuracy of initial cervical nodal evaluation in patients with head and neck squamous cell carcinoma. Head Neck 2007;29(3):203–210

Johnson JT. A surgeon looks at cervical lymph nodes. Radiology 1990;175(3):607–610

Kalyvas D, Tsiklakis K, Rentis A. [Ultrasonography. Interpretation of physiologic structures of the neck and face]. Odontostomatol Proodos 1990;44(1):37–43

King AD, Tse GMK, Ahuja AT, et al. Necrosis in metastatic neck nodes: diagnostic accuracy of CT, MR imaging, and US. Radiology 2004;230(3):720–726

Kiricuta IC, Willner J, Kölbl O, Bohndorf W. The prognostic significance of the supraclavicular lymph node metastases in breast cancer patients. Int J Radiat Oncol Biol Phys 1994;28(2):387–393

Klem C. Head and neck anatomy and ultrasound correlation. Otolaryngol Clin North Am 2010;43(6):1161–1169, v

Koischwitz D, Gritzmann N. Ultrasound of the neck. Radiol Clin North Am 2000;38(5):1029–1045

Komisar A. Treatment of the node negative neck. In: Vogl SE, ed. Head and Neck Cancer. New York: Churchill Livingstone; 1988:19

Kotecha S, Bhatia P, Rout PG. Diagnostic ultrasound in the head and neck region. Dent Update 2008;35(8):529–530, 533–534

Lamont JP, McCarty TM, Fisher TL, Kuhn JA. Prospective evaluation of office-based parotid ultrasound. Ann Surg Oncol 2001;8(9):720–722

Lee YLP, Antonio GE, Ho SSY, et al. Serial dynamic sonographic contrast enhancement changes in cervical lymph nodes: before and after treatment for lymphoma. International & 9th National Head and Neck Cancer Conference, 7–11 September 2007, Urumqi, China; 2007

Lee YY, Van Tassel P, Nauert C, North LB, Jing BS. Lymphomas of the head and neck: CT findings at initial presentation. AJR Am J Roentgenol 1987;149(3):575–581

Lefor AT, Ord RA. Multiple synchronous bilateral Warthin's tumors of the parotid glands with pleomorphic adenoma. Case report and review of the literature. Oral Surg Oral Med Oral Pathol 1993;76(3):319–324

Leicher-Dueber A, Bleier R, Dueber C, Thelen M. [Cervical lymph node metastases: a histologically controlled comparison of palpation, sonography and computed tomography.] Rofo 1990;153:575–579

Lewin PA. Quo vadis medical ultrasound? Ultrasonics 2004;42(1–9):1–7

Liao LJ, Wang CT, Young YH, Cheng PW. Real-time and computerized sonographic scoring system for predicting malignant cervical lymphadenopathy. Head Neck 2010;32(5):594–598

Lindberg R. Distribution of cervical lymph node metastases from squamous cell carcinoma of the upper respiratory and digestive tracts. Cancer 1972;29(6):1446–1449

McCurdy JA Jr, Nadalo LA, Yim DW. Evaluation of extrathyroid masses of the head and neck with gray scale ultrasound. Arch Otolaryngol 1980;106(2):83–87

Mäurer J, Willam C, Schroeder R, et al. Evaluation of metastases and reactive lymph nodes in Doppler sonography using an ultrasound contrast enhancer. Invest Radiol 1997;32(8):441–446

Moritz JD, Ludwig A, Oestmann JW. Contrast-enhanced color Doppler sonography for evaluation of enlarged cervical lymph nodes in head and neck tumors. AJR Am J Roentgenol 2000;174(5):1279–1284

Na DG, Lim HK, Byun HS, Kim HD, Ko YH, Baek JH. Differential diagnosis of cervical lymphadenopathy: usefulness of color Doppler sonography. AJR Am J Roentgenol 1997;168(5):1311–1316

Nakamura T, Sumi M. Nodal imaging in the neck: recent advances in US, CT and MR imaging of metastatic nodes. Eur Radiol 2007;17(5):1235–1241

Oeppen RS, Gibson D, Brennan PA. An update on the use of ultrasound imaging in oral and maxillofacial surgery. Br J Oral Maxillofac Surg 2010;48(6):412–418

van Overhagen H, Laméris JS, Berger MY, et al. Supraclavicular lymph node metastases in carcinoma of the esophagus and gastroesophageal junction: assessment with CT, US, and US-guided fine-needle aspiration biopsy. Radiology 1991;179(1):155–158

van Overhagen H, Laméris JS, Zonderland HM, Tilanus HW, van Pel R, Schütte HE. Ultrasound and ultrasound-guided fine needle aspiration biopsy of supraclavicular lymph nodes in patients with esophageal carcinoma. Cancer 1991;67(3):585–587

van Overhagen H, Laméris JS, Berger MY, et al. Improved assessment of supraclavicular and abdominal metastases in oesophageal and gastro-oesophageal junction carcinoma with the combination of ultrasound and computed tomography. Br J Radiol 1993;66(783):203–208

Probst R, Grevers G, Iro H. Hals-Nasen-Ohren-Heilkunde. 3rd ed. Stuttgart: Thieme; 2008

Restrepo R, Oneto J, Lopez K, Kukreja K. Head and neck lymph nodes in children: the spectrum from normal to abnormal. Pediatr Radiol 2009;39(8):836–846

Rettenbacher T. Sonography of peripheral lymph nodes part 1: normal findings and B-image criteria. Ultraschall Med 2010/ 31/ (4):344–362

Rettenbacher T, Tzankov A, Hollerweger A. [Sonographic appearances of subcutaneous and cutaneous oedema—correlation with histopathology]. Ultraschall Med 2006;27(3):240–244

Richards PS, Peacock TE. The role of ultrasound in the detection of cervical lymph node metastases in clinically N0 squamous cell carcinoma of the head and neck. Cancer Imaging 2007;7:167–178

Rottey S, Petrovic M, Bauters W, et al. Evaluation of metastatic lymph nodes in head and neck cancer: a comparative study between palpation, ultrasonography, ultrasound-guided fine needle aspiration cytology and computed tomography. Acta Clin Belg 2006;61(5):236–241

Rubaltelli L, Proto E, Salmaso R, Bortoletto P, Candiani F, Cagol P. Sonography of abnormal lymph nodes in vitro: correlation of sonographic and histologic findings. AJR Am J Roentgenol 1990;155(6):1241–1244

Rubaltelli L, Khadivi Y, Tregnaghi A, et al. Evaluation of lymph node perfusion using continuous mode harmonic ultrasonography with a second-generation contrast agent. J Ultrasound Med 2004;23(6):829–836

Sakaguchi T, Yamashita Y, Katahira K, et al. Differential diagnosis of small round cervical lymph nodes: comparison of power Doppler US with contrast-enhanced CT and pathologic results. Radiat Med 2001;19(3):119–125

Sakai F, Kiyono K, Sone S, et al. Ultrasonic evaluation of cervical metastatic lymphadenopathy. J Ultrasound Med 1988;7(6):305–310

Schade G. Use of Ensemble tissue harmonic imaging to improve the resolution in ultrasound investigations of the head and neck area. [Article in German]. Laryngorhinootologie 2002;81(6):413–417

Scheible W. Recent advances in ultrasound: high-resolution imaging of superficial structures. Head Neck Surg 1981;4(1):58–63

Scheipers U, Siebers S, Gottwald F, et al. Sonohistology for the computerized differentiation of parotid gland tumors. Ultrasound Med Biol 2005;31(10):1287–1296

Schulte-Altedorneburg G, Demharter J, Linné R, Droste DW, Bohndorf K, Bücklein W. Does ultrasound contrast agent improve the diagnostic value of colour and power Doppler sonography in superficial lymph node enlargement? Eur J Radiol 2003;48(3):252–257

Shimizu M, Ussmüller J, Hartwein J, Donath K, Kinukawa N. Statistical study for sonographic differential diagnosis of tumorous lesions in the parotid gland. Oral Surg Oral Med Oral Pathol Oral Radiol Endod 1999;88(2):226–233

Shozushima M, Suzuki M, Nakasima T, Yanagisawa Y, Sakamaki K, Takeda Y. Ultrasound diagnosis of lymph node metastasis in head and neck cancer. Dentomaxillofac Radiol 1990;19(4):165–170

Silverman PM. Lymph node imaging: multidetector CT (MDCT). Cancer Imaging 2005;23(5) Spec No A:S57–S67

Sniezek JC. Head and neck ultrasound: why now? Otolaryngol Clin North Am 2010;43(6):1143–1147, v

Soeding P, Eizenberg N. Review article: anatomical considerations for ultrasound guidance for regional anesthesia of the neck and upper limb. Can J Anaesth 2009;56(7):518–533

Sofferman RA. Interpretation of ultrasound. Otolaryngol Clin North Am 2010;43(6):1171–1202, v–vi

Solbiati L, Rizzatto G, Bellotti E, Montali G, Cioffi V, Croce F. High-resolution sonography of cervical lymph nodes in head and neck cancer. Radiology 1988;169(P):113

Solbiati L, Rizzatto G, Bellotti E, et al. High resolution sonography of cervical lymph nodes in head and neck cancer: criteria for differentiation of reactive versus malignant nodes. Proceedings of the 74th Meeting of the Radiologic Society of North America, Chicago; 1988:113

Solbiati L, Cioffi V, Ballarati E. Ultrasonography of the neck. Radiol Clin North Am 1992;30(5):941–954

Som PM. Lymph nodes of the neck. Radiology 1987;165(3):593–600

Som PM. Detection of metastasis in cervical lymph nodes: CT and MR criteria and differential diagnosis. AJR Am J Roentgenol 1992;158(5):961–969

Som PM, Brandwein M, Lidov M, Lawson W, Biller HF. The varied presentations of papillary thyroid carcinoma cervical nodal disease: CT and MR findings. AJNR Am J Neuroradiol 1994;15(6):1123–1128

Som PM, Curtin HD, Mancuso AA. Imaging-based nodal classification for evaluation of neck metastatic adenopathy. AJR Am J Roentgenol 2000;174(3):837–844

Steinhart H, Zenk J, Sprang K, Bozzato A, Iro H. Contrast-enhanced color Doppler sonography of parotid gland tumors. Eur Arch Otorhinolaryngol 2003;260(6):344–348

Steinkamp HJ, Mäurer J, Cornehl M, Knöbber D, Hettwer H, Felix R. Recurrent cervical lymphadenopathy: differential diagnosis with color-duplex sonography. Eur Arch Otorhinolaryngol 1994;251(7):404–409

Steinkamp HJ, Teske C, Knöbber E, Schedel H, Felix R. Sonography in tumor after-care of head-neck tumor patients. Value of sonomorphologic criteria and sonographic M/Q quotients. [Article in German]. Ultraschall Med 1994;15(2):81–88

Steinkamp HJ, Mueffelmann M, Böck JC, Thiel T, Kenzel P, Felix R. Differential diagnosis of lymph node lesions: a semiquantitative approach with colour Doppler ultrasound. Br J Radiol 1998;71(848):828–833

Steinkamp HJ, Wissgott C, Rademaker J, Felix R. Current status of power Doppler and color Doppler sonography in the differential diagnosis of lymph node lesions. Eur Radiol 2002;12(7):1785–1793

Steinkamp HJ, Beck A, Werk M, Rademaker J, Felix R. Extracapsular spread of cervical lymph node metastases: diagnostic relevance of ultrasound examinations. [Article in German]. Ultraschall Med 2003;24(5):323–330

Sugama Y, Kitamura S. Ultrasonographic evaluation of neck and supraclavicular lymph nodes metastasized from lung cancer. Intern Med 1992;31(2):160–164

Sumi M, Ohki M, Nakamura T. Comparison of sonography and CT for differentiating benign from malignant cervical lymph nodes in patients with squamous cell carcinoma of the head and neck. AJR Am J Roentgenol 2001;176(4):1019–1024

Sumi M, Van Cauteren M, Nakamura T. MR microimaging of benign and malignant nodes in the neck. AJR Am J Roentgenol 2006;186(3):749–757

Swartz JD, Yussen PS, Popky GL. Imaging of the neck: nodal disease. Crit Rev Diagn Imaging 1991;31(3-4):413–469

Teymoortash A, Schrader C, Shimoda H, Kato S, Werner JA. Evidence of lymphangiogenesis in Warthin's tumor of the parotid gland. Oral Oncol 2007;43(6):614–618

Tiedjen KU, Hildmann H. [Sonography of the neck—indications and value]. HNO 1988;36(7):267–276

To EW, Tsang WM, Cheng J, et al. Is neck ultrasound necessary for early stage oral tongue carcinoma with clinically N0 neck? Dentomaxillofac Radiol 2003;32(3):156–159

Tohnosu N, Onoda S, Isono K. Ultrasonographic evaluation of cervical lymph node metastases in esophageal cancer with special reference to the relationship between the short to long axis ratio (S/L) and the cancer content. J Clin Ultrasound 1989;17(2):101–106

Tregnaghi A, De Candia A, Calderone M, et al. Ultrasonographic evaluation of superficial lymph node metastases in melanoma. Eur J Radiol 1997;24(3):216–221

Tschammler A, Wirkner H, Ott G, Hahn D. Vascular patterns in reactive and malignant lymphadenopathy. Eur Radiol 1996;6(4):473–480

Vassallo P, Wernecke K, Roos N, Peters PE. Differentiation of benign from malignant superficial lymphadenopathy: the role of high-resolution US. Radiology 1992;183(1):215–220

Vassallo P, Edel G, Roos N, Naguib A, Peters PE. In-vitro high-resolution ultrasonography of benign and malignant lymph nodes. A sonographic–pathologic correlation. Invest Radiol 1993;28(8):698–705

Wu CH, Chang YL, Hsu WC, Ko JY, Sheen TS, Hsieh FJ. Usefulness of Doppler spectral analysis and power Doppler sonography in the differentiation of cervical lymphadenopathies. AJR Am J Roentgenol 1998;171(2):503–509

Yang WT, Ahuja A, Tang A, Suen M, King W, Metreweli C. Ultrasonographic demonstration of normal axillary lymph nodes: a learning curve. J Ultrasound Med 1995;14(11):823–827

Yao ZH, Wu AR. Supraclavicular lymph node metastasis from carcinoma of the uterine cervix after radiotherapy—analysis of 219 patients. [Article in Chinese]. Zhonghua Zhong Liu Za Zhi 1988;10(3):230–232

Ying MTC. Ultrasound evaluation of cervical lymph nodes in a Chinese population. [MPhil thesis]. Hong Kong: Department of Optometry and Radiography, The Hong Kong Polytechnic University; 1996. 235 p.

Ying MTC. Power Doppler sonography of normal and abnormal cervical lymph nodes. [PhD thesis]. Hong Kong: Department of Optometry and Radiography, The Hong Kong Polytechnic University; 2002. 236 p.

Ying M, Ahuja A, Brook F, Brown B, Metreweli C. Sonographic appearance and distribution of normal cervical lymph nodes in a Chinese population. J Ultrasound Med 1996;15(6):431–436

Ying M, Ahuja AT, Evans R, King W, Metreweli C. Cervical lymphadenopathy: sonographic differentiation between tuberculous nodes and nodal metastases from non-head and neck carcinomas. J Clin Ultrasound 1998;26(8):383–389

Ying M, Ahuja A, Metreweli C. Diagnostic accuracy of sonographic criteria for evaluation of cervical lymphadenopathy. J Ultrasound Med 1998;17(7):437–445

Ying M, Ahuja A, Brook F, Brown B, Metreweli C. Nodal shape (S/L) and its combination with size for assessment of cervical lymphadenopathy: which cut-off should be used? Ultrasound Med Biol 1999;25(8):1169–1175

Ying M, Ahuja A, Brook F, Metreweli C. Power Doppler sonography of normal cervical lymph nodes. J Ultrasound Med 2000;19(8):511–517

Ying M, Ahuja A, Brook F, Metreweli C. Vascularity and grey-scale sonographic features of normal cervical lymph nodes: variations with nodal size. Clin Radiol 2001;56(5):416–419

Ying M, Ahuja A, Brook F. Repeatability of power Doppler sonography of cervical lymph nodes. Ultrasound Med Biol 2002;28(6):737–744

Ying M, Ahuja A, Brook F. Sonographic appearances of cervical lymph nodes: variations by age and sex. J Clin Ultrasound 2002;30(1):1–11

Yonetsu K, Ohki M, Kumazawa S, Eida S, Sumi M, Nakamura T. Parotid tumors: differentiation of benign and malignant tumors with quantitative sonographic analyses. Ultrasound Med Biol 2004;30(5):567–574

Yuan WH, Hsu HC, Chou YH, Hsueh HC, Tseng TK, Tiu CM. Gray-scale and color Doppler ultrasonographic features of pleomorphic adenoma and Warthin's tumor in major salivary glands. Clin Imaging 2009;33(5):348–353

Zajkowski P, Białek EJ. [Ultrasound imaging in laryngology]. Otolaryngol Pol 2007;61(4):544–549

Zajkowski P, Jakubowski W, Białek EJ, Wysocki M, Osmólski A, Serafin-Król M. Pleomorphic adenoma and adenolymphoma in ultrasonography. Eur J Ultrasound 2000;12(1):23–29

Zenk J, Bozzato A, Steinhart H, Greess H, Iro H. Metastatic and inflammatory cervical lymph nodes as analyzed by contrast-enhanced color-coded Doppler ultrasonography: quantitative dynamic perfusion patterns and histopathologic correlation. Ann Otol Rhinol Laryngol 2005;114(1 Pt 1):43–47

Zenk J, Bozzato A, Hornung J, et al. Neck lymph nodes: prediction by computer-assisted contrast medium analysis? Ultrasound Med Biol 2007;33(2):246–253

Zenk J, Iro H, Klintworth N, Lell M. Diagnostic imaging in sialadenitis. Oral Maxillofac Surg Clin North Am 2009;21(3):275–292

索 引